戴礼坦 著

新健康学

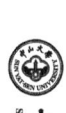

中山大学出版社
·广州·

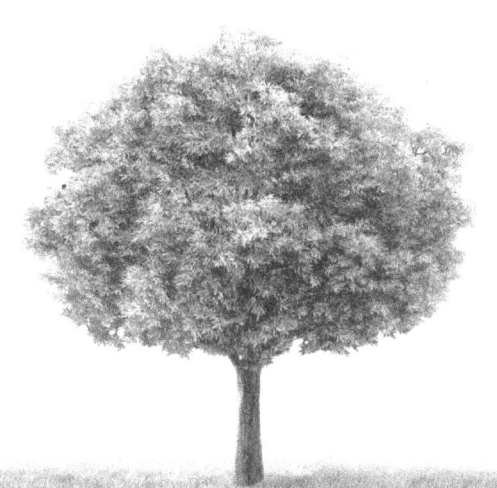

版权所有　翻印必究

图书在版编目（CIP）数据

新健康学/戴礼坦著. —广州：中山大学出版社，2014.10
ISBN 978-7-306-05048-9

Ⅰ.①新… Ⅱ.①戴… Ⅲ.①健康—基本知识 Ⅳ.①R161

中国版本图书馆 CIP 数据核字（2014）第 229275 号

出 版 人：徐　劲
策划编辑：鲁佳慧
责任编辑：鲁佳慧
封面设计：林绵华
责任校对：周　玢
责任技编：黄少伟
出版发行：中山大学出版社
电　　话：编辑部 020-84111996，84113349，84111997，84110779
　　　　　发行部 020-84111998，84111981，84111160
地　　址：广州市新港西路 135 号
邮　　编：510275　传真：020-84036565
网　　址：http://www.zsup.com.cn　E-mail：zdcbs@mail.sysu.edu.cn
印 刷 者：虎彩印艺股份有限公司
规　　格：787mm×960mm　1/16　14 印张　350 千字
版次印次：2014 年 10 月第 1 版　2019 年 7 月第 3 次印刷
定　　价：45.00 元

如发现本书因印装质量影响阅读，请与出版社发行部联系调换

前　言

健康问题人人关注，当今对健康概念的新认识和新理解，可分为传统健康概念和健康新概念。传统健康概念是身体健壮、没有疾病，又称躯体健康；健康新概念既包括躯体健康，又包括心理、道德、社会健康和健康是基本人权。

健康新概念的产生与发展主要与医学模式的转变有关。医学模式是哲学思想在医学领域的反映，又称医学哲学，是医学领域的世界观和方法论的具体体现，简称医学观。它是建立在社会生产力的基础上，是医疗、卫生工作的指导思想。人类社会经历社会生产力发展的不同阶段，相应在医学领域也出现医学模式的多次转变，每次转变都会对健康现象和疾病现象有新的认识和新的理解，这种新认识和新理解既推动了医学进步和发展，也促进了新的医学模式稳健和成熟。

17世纪中叶生物医学模式在英国产生，推动了实验医学的发展后很快在西欧及北美建立和发展起来，推动了整个世界医学进步和发展，为世人所瞩目。20世纪中叶，人类跨入信息社会，以高科技为基础的信息社会生产力也就应运而生。医学模式从生物医学模式转变为生物—心理—社会医学模式。生物—心理—社会医学模式认为：人的个体是生活在变化无常、各种有害因素不断侵害的世界里，人体神经系统的主导作用和神经体液的调控，保证人体主动、积极发挥生理功能的主观能动性、调动潜能和自身免疫功能抵御各种有害因素侵袭，所有这些都要有心理、道德、社会健康及人权因素来促进调节控制作用。可见健康关键是能否调动人体生理功能的主观能动性，积极、主动抵御各种有害因素侵袭，其中心理、道德、社会健康及人权因素的促进和协调作用是很重要的深层次因素。

随着医学模式的转变，医疗、卫生工作面临着很多新课题，如：怎样认识和理解医学范围的不断扩大，扩大到什么程度？怎样认识和理解心理、道德、社会健康是健康深层次因素？怎样认识和理解人权对人类健康的影响？医患关系的处理是否属于医疗、卫生工作领域？当前出现的对健康长寿的误区应如何对待？

现今医患关系的紧张更显示了人权问题在医疗卫生工作中的重要性。每个医务工作者都要尊重病人，是人权在医患关系中的重要体现。主要表现在医德、医风上，如关心、体贴、劝慰、鼓励病人，服务周到；重视病人意见，耐心听取，妥善处理。相应的，病人也应尊重医务人员。在医学模式转变过程中，医务人员也要与时俱进，既要提高医疗科技水平，更要修炼和提升自身的心理、道德、社会健康的素质。

目前，大众对健康长寿十分重视。笔者是一位从医40多年的临床医生，所接触的健康长寿老人几乎都有一个共同点，就是心态好。用本书观点来看就是具备心理、道德和社会健康及基本人权保障，心态好不是用钱可以买来的，而是长期意志品质修炼的结果。

躯体健康是健康新概念的重要组成部分，由于躯体健康几乎涉及整个医学领域，很难在一本书的一个篇章中阐述清楚，且相关著作繁多，故躯体健康不在此书叙述。现当代医学以躯体健康为主体，以社会健康为核心，以生物—心理—社会医学模式为指导思想，使健康内涵大大超过疾病范围，走向综合发展趋势，为社会所关注。故本书定名为《新健康学》。由于篇幅所限，本书在内容取舍等方面难求尽善尽美，不妥之处，恳请广大读者批评指正，并提出宝贵意见。

戴礼坦
2013年12月18日于合肥市第一人民医院

目 录

第一章 健康概述 ·· 1

第一节 健康新概念 ·· 1
第二节 影响健康的因素 ·· 2
  一、环境因素 ·· 3
  二、生物遗传因素 ·· 5
  三、行为和生活方式因素 ······································ 6
  四、健康医疗服务 ·· 6
第三节 医学模式 ·· 9
  一、医学模式的概念 ·· 9
  二、医学模式的转变 ·· 9

第二章 心理健康 ·· 12

第一节 心理健康概述 ·· 12
  一、心理健康的认识过程 ······································ 12
  二、心理健康的概念 ·· 14
第二节 心理健康的评估 ·· 16
  一、心理不健康的表现 ·· 16
  二、心理健康水平评估 ·· 20
  三、心理健康标准 ·· 24
第三节 心理健康服务 ·· 26
  一、心理健康教育 ·· 26
  二、心理咨询 ·· 30
  三、心理治疗 ·· 34

第三章　道德健康 …… 40

第一节　概述 …… 40
一、道德形成 …… 40
二、道德 …… 41
三、品德 …… 43
四、伦理 …… 44

第二节　道德理论探索 …… 45
一、休谟难题 …… 45
二、新伦理学 …… 47
三、现实生活例证 …… 51

第三节　道德原则 …… 54
一、利己的道德价值 …… 54
二、道德原则 …… 55

第四节　道德评价 …… 62
一、海因茨买药两难故事 …… 62
二、道德评价概述 …… 63
三、道德评价的形式 …… 67

第五节　道德健康的表现 …… 70
一、智慧 …… 70
二、诚实 …… 71
三、勇敢 …… 73
四、节制 …… 74
五、公正 …… 75
六、尊重 …… 79
七、豁达 …… 83
八、妥协 …… 84
九、节约 …… 86
十、人性 …… 88

第四章　社会适应良好 …… 94

第一节　格兰特研究 …… 94
一、主要名词解释 …… 94
二、格兰特研究简介 …… 95
三、格兰特研究的贡献 …… 97

第二节　学习能力 …… 99
一、概述 …… 100
二、教师在教学中的主导地位 …… 103
三、教学过程中学生的主观能动性 …… 116

第三节　实践能力 …… 119
一、概述 …… 119
二、实践的特征 …… 122
三、实践基本形式 …… 124
四、实践和认识的关系 …… 126

第四节　人际交往能力 …… 128
一、人际交往的概念 …… 128
二、人际交往过程 …… 129
三、人际交往的重要性 …… 134
四、人际交往的美学价值 …… 137

第五节　沟通能力 …… 138
一、沟通的概念 …… 139
二、沟通的先决条件——做人 …… 139
三、沟通的艺术 …… 146
四、沟通的技巧 …… 155

第六节　社会适应能力 …… 157
一、概述 …… 157
二、意志品质 …… 160
三、认识能力 …… 164
四、高级情感 …… 166

五、情商与智商 …………………………………………… 170
　　六、健康的人际关系 ………………………………………… 176
第七节　家庭处理能力 …………………………………………… 177
　　一、概述 …………………………………………………… 177
　　二、夫妻关系的处理能力 …………………………………… 178
　　三、与子女关系的处理能力 ………………………………… 181
　　四、与父母关系的处理能力 ………………………………… 183
　　五、高危家庭 ………………………………………………… 184

第五章　健康是基本人权 ……………………………………… 185

第一节　人权概述 ………………………………………………… 185
　　一、人权的概念 ……………………………………………… 185
　　二、人权的认识和发展过程 ………………………………… 186
　　三、人权的渊源 ……………………………………………… 187
　　四、西欧中世纪人权 ………………………………………… 190
　　五、西欧文艺复兴与人权思想理论 ………………………… 191
　　六、欧洲宗教改革运动的人权思想理论 …………………… 192
　　七、西欧启蒙运动与人权思想理论 ………………………… 195
第二节　人权对人类健康的影响 ………………………………… 200
　　一、健康是基本人权 ………………………………………… 200
　　二、没有人权是战争的根源 ………………………………… 202
　　三、中国残酷专制的封建社会对中国人民健康的影响 …… 204
　　四、帝国主义侵略对中国人民健康的影响 ………………… 205

[附]　世界人权宣言 …………………………………………… 207

参考文献 ………………………………………………………… 212

第一章 健康概述

"人有悲欢离合，月有阴晴圆缺，此事古难全。但愿人长久，千里共婵娟。"这是苏轼的感怀词。身体健康才能面对多变的人生。可见健康自古以来就是人人关心的问题，既是个人问题，又是社会问题，健康和幸福连接在一起，健康和社会进步连接在一起。没有健康很难有个人幸福，没有社会进步很难有群体健康水平的提高和稳定。《黄帝内经》指出："圣人不治已病治未病。"关注生命、关注健康从防病开始。什么是人生？什么是健康？笔者认为人生就是为了生存和追求。一个人如果没有健康的体魄就不能解决个人生存问题，更谈不上追求。人的生存是维持个人生活的最低保证，包括衣、食、住、行等。追求是人类特有的社会行为，个体差异、年龄段、社会环境和社会地位不同，追求也不同，生存有标准，追求无止境。人类没有追求，社会就不能进步，人生就没有活力。人生追求要切合实际，否则会产生各种人生悲剧。生存是生物层面的意义，追求是社会层面的意义。对健康的理解不能离开人们生存的时代大背景。笔者认为，可以把健康分为大健康和小健康：小健康指躯体健康；大健康既包括躯体健康，又包括心理健康、道德健康、社会适应良好及健康是基本人权这几层含义。我们现从上述几方面诠释新的科学健康观。

第一节 健康新概念

1908年，美国人比尔斯第一次提出"心理健康"这一名词。当时这一名词被认为是精神病代名词，未引起学术界重视，因为那时认为无病就是健康。我国《新华词典》对健康的解释是："身体强壮，没有疾病。"我国《辞海》对健康的解释是："人体各器官系统发育良好，功能正常，体质健壮，精力充沛，并有良好的劳动状态。"虽然它比《新华词典》多了"精力充沛"和"良好的劳动状态"，但解释仍偏于体质。

美国慈善家格兰特与阿里·博克医生认为医学研究偏重于对疾病的研究，

很少有人对那些身心健康的人进行系统的研究和探讨。于是格兰特与博克医生于1938年发起并组织成年人心理发育研究。这是世界上第一次对社会健康即社会适应良好进行系统的、长时间追踪随访的研究。

1946年，世界卫生组织（WHO）首次提出健康的新概念："健康乃是一种在身体上、心理上和社会上的完满状态。"1978年，WHO在《阿拉木图宣言》中再次重申"健康不仅是没有疾病或不虚弱，而是身体的、精神的健康和社会幸福的完满状态"。并指出："健康是基本人权，达到尽可能的健康水平，是世界范围内一项重要的社会目标。"这是人们首次提出健康是基本人权，可见健康内涵大大超过疾病范围，为社会所关注，成为了重要的社会目标。

1975年，"格兰特研究"第三任领导人乔治·范伦特出版了《怎样适应生活——保持心理健康》一书，在世界上引起轰动。此书为怎样适应和应付社会生活、怎样取得事业成就和生活美满的研究作出可喜的贡献，为这方面的研究开辟了道路。该书总结了4层次18种社会心理的适应机制，成为继安娜·弗洛伊德之后社会心理适应机制理论研究的权威著作。

1985年，《简明大不列颠百科全书》（中文版）对健康的定义是："健康是个体能长期适应环境的身体、情绪、精神及社会交往能力。"1989年，WHO对健康新概念作了进一步补充："健康包括躯体健康，社会适应良好和道德良好。"这是首次提出道德健康，把道德良好列为健康的概念，是健康概念的又一次深化。健康概念的发展、深化引起了各国政府的关注，同时引起了教育、医疗乃至整个社会的高度关注。至此，WHO关于健康的新概念基本形成，它既包括躯体健康，又包括心理道德、道德健康、社会适应良好，及健康是基本人权几个方面。

第二节　影响健康的因素

1976年，美国人布鲁（Blurm）提出决定个体人群的健康状态的公式：

$$HS = (f) E + ACHS + B + LS$$

式中：HS代表健康状态；f代表函数；E代表环境因素；ACHS代表健康医疗服务；B代表生物遗传因素；LS代表行为和生活方式。根据美国1976年相关报告，美国1976年死亡人数的50%是由于不良行为和生活方式所致，20%由于环境因素，20%由于生物遗传因素，10%由于健康医疗条件。

一、环境因素

现代社会中人的健康不仅受到生物遗传因素影响,更受到环境因素影响。环境因素包括自然环境、社会环境和家庭环境。

(一) 自然环境

自然环境是人们生活的主要环境,自然界不仅给我们提供了栖息的场所,还给我们提供了生存的物质基础。

1. 自然风光

自然风光是大自然赠予我们的得天独厚的大家园。世界各国都有不同的自然风光。比如,我国有惊涛拍岸、海岸线辽阔的海湾、岛屿,有南海的椰风海韵,有千里冰封、万里雪飘的北国风光,有生长着黄杨和红柳的浩瀚无垠的戈壁滩,有大江南北的富饶美丽的各类自然保护区,有神奇的青藏高原,有"天似穹庐,笼盖四野,天苍苍,野茫茫,风吹草低见牛羊"的草原风光。人们生活在这里或在这度假,能够怡情健身。

2. 创造身边的小环境

创造我们身边的生活小环境,如植树种草、开辟绿地、建造街心小型公园,增加生活区小气候的氧的储量,能使人们生活在清新美好的自然风光中。

3. 保护生活的大环境

我们生活的大环境中有我们生存的必备条件:空气、水、阳光、土壤。空气新鲜、水质洁净、阳光灿烂、土壤肥沃,人们才能健康地生活。但是,人类有意识或无意识地破坏了大自然生物链,使多种生物濒临灭绝。保护生活的大环境就是保护大自然生物链,保护现存的物种,使江、河、湖泊、海洋、湿地森林不受污染、不被破坏,这样,人类才能在良好的环境中生存、生活、工作。

4. 劳动保护

劳动保护是指保护我们自身,避免接触有害物质,不受各种有害物质的侵害,如粉尘、有毒气体和有害金属(铅、汞等)。

(二) 社会环境

1. 社会制度

法制社会人权得到保障,人们就能生活在社会管理有序、有章可循、有法可依、违章必纠、犯法必惩、清正廉洁、奉公守法、相互扶持、仁爱守信的社会中,心情舒畅、工作生活愉快,从而促进人体各种调节、应激系统功能正常发挥或超常发挥，使个体思想活跃、体魄健壮。

人治社会没有人权可言，社会管理无序、有章不循、有法不依、执法犯法、践踏人权，其后果可想而知。

2. 社会经济状况

经济发达的国家，各种社会保障系统健全，如义务教育、失业保障、养老保障、医疗保障、住房保障等。在祥和安逸的社会环境中，儿童能健康成长，老人能很好地安度晚年，中年人能拼搏进取，为社会多作贡献。

（三）家庭环境

家庭是婚姻和血缘关系组成的社会基本单位，人出生后接受社会化的第一个社会环境就是家庭。家庭结构、功能和关系处于完好状态的健康家庭，有利于增进家庭成员的健康。

1. 家庭结构

家庭按人际关系可分为核心家庭、主干家庭、联合家庭、单身家庭。最常见的是父母和子女组成的核心家庭。家庭结构被破坏，如丧偶、子女死亡、离异等，可能会对家庭成员造成巨大的精神创伤，长此以往可引起身心疾病。

2. 家庭功能

（1）教育子女。生了孩子就要"育"，既是哺育又是教育，哺育就是"一把尿、一把屎拉扯长大"，使孩子茁壮成长；教育就是教会孩子学会做人做事，使其成长。光养不教，孩子虽然长大，但不能成人，不仅影响家庭和睦，也会给社会带来不安定的因素。

（2）生产消费。若不能好好地生产劳动、工作，就不可能有生活来源，又怎么能营造一个和睦的家庭？同时也要合理安排好家庭的收支，盲目乱花费或过分的节约都不利于家庭生活的和谐。

（3）赡养父母。不能很好地赡养父母有悖中华民族的传统美德。世界上最大的恩人莫过于父母，他们不仅给了你身体，而且教育你如何做人做事。

（4）感情交流。家庭中感情交流是家庭和睦、家庭成员健康生活的关键。凡有人群的地方就有不同的观念，解决办法就是沟通、交流、化解或存异，这样感情才能日益加深，家庭才能成为很好的休养生息、娱乐、生活的场所。

（5）夫妻生活。夫妻生活和谐美满是夫妻情感交融的表现，更是夫妻感情交融的结果，没有感情融洽的夫妻生活是生物性的交配，是不能持久和谐的。只有做好前述四点，夫妻生活才能持久和谐美满；否则就只是本能欲望的满足，家庭可能最终走向解体或痛苦地凑合在一起生活，在这样的家庭中生活身心能健康吗？

（6）休闲娱乐。幸福家庭是人生的港湾，只有经营好家庭，才能使家庭变成人生的港湾，经营好家庭首先要过好日子。过好日子从衣食住行做起，如学好烹调技术，不断改善一日三餐的伙食；根据时尚潮流，本着节省实用的原则，不断改善衣着服饰；美化居住生活环境、提高生活质量。根据家庭情况和个人的特长兴趣，可以自娱自乐，可以读书看报，可以旅游观光，可以相互交流探讨人生、探讨理想、探讨抱负。

3. 家庭社会关系

有人说爱情是两个人，家庭就不一样，现代家庭是以夫妻为核心，上有长辈、下有晚辈所组成的核心家庭，各自亲戚、朋友再构成松散的较为庞大的关系网群体。在这个群体中彼此和谐相处，能增进家庭个体的健康；反之，稍有不慎，都会给家庭带来纷繁复杂的矛盾，影响家庭关系，影响家庭成员的身心健康。

二、生物遗传因素

（一）人体的生理功能与健康

人体是生活在变化无常、各种有害因素不断侵袭的世界里。个体的神经系统的主导作用和神经体液的调节控制。使个体能有序、稳定、密切协调、分工协作，统一完成各种物理、化学、生物、信息交换、新陈代谢、生长发育、防御侵袭、免疫反应、修复愈合和再生代偿功能，保证个体生存、生活、成长，保证个体旺盛的生命力和创造力，这些都是个体的生理功能。个体生理功能是主动、积极的。所谓的"补"不是主要的养生健身方法，过分注意"补"是人的养生健身的重要误区，人的健康关键是要调动人的生理功能的主观能动性、潜能和自身免疫功能，主动抵御各种对人体不利的侵害。

（二）遗传因素

遗传是人类的生命现象之一，它是人的个体繁衍的唯一方式。遗传也是人类体细胞新陈代谢的主要形式之一，没有人类的细胞新陈代谢就没有人类的延年益寿，人体将成为衰老细胞堆积的场所。人类的很多疾病与遗传有关，称遗传性疾病。人类能适应自然界各种恶劣环境，主要与人的适应能力有关，人的适应能力是通过人体各种生理功能的调节来适应外界环境的，人的生理功能是通过遗传方式传承的。但适应有一定的限度，如人体对温度的适应范围是 $-20 \sim 45$℃，超过限度人就会因不能适应而死亡。

（三）心理因素

心理因素主要包括心理过程、心理状态、个性心理。保持积极良好的心理状态是保持和增进健康的必备条件。

（四）机体外的生物因素

机体外生物因素是指致病微生物，包括细菌、病毒、螺旋体、支原体、衣原体、真菌。

1. 病毒性疾病

很多病毒类疾病可以通过预防接种来彻底预防疾病的发生，如天花、麻疹、乙型脑炎、脊髓灰白质（小儿麻痹症）、病毒性感冒等。

2. 螺旋体疾病和细菌性疾病

梅毒螺旋体可致梅毒，梅毒是性病的一种，主要为接触传染，其特效药为青霉素。勾端螺旋体可致勾端螺旋体病，此病是自然疫原性传染病，以鼠类和家畜（猪、狗、牛、马、羊等）为宿主，在它们之间传染，动物被传染无症状的为带菌者，居肾脏内，随尿排出污染周围河水、水塘、沟渠和土壤，人接触疫水、疫土可引起此病。防治方法主要是灭鼠、圈养家畜，早期应用抗菌素疗效佳。细菌性疾病很常见，如大叶性肺和细菌性痢疾等。

三、行为和生活方式因素

不良行为和生活方式对人的健康能造成较大影响和危害。春秋战国时期齐国管仲就指出"起居大时，饮食节，寒暑适，则身利，而寿命益；起居不时，饮食不节，寒暑不适，则形体累而命损"。不良行为生活方式一般指吸烟、酗酒、吸毒、滥用药物、饮食不当、缺乏运动和生活缺乏规律等。

四、健康医疗服务

健康医疗服务包括健康服务和医疗服务两个方面。

（一）健康服务

健康服务主要是预防保健。预防保健的改善对提高人民的健康状况起着重要作用，它是国家对人民实施预防疾病、保护健康和促进健康的综合措施。随着经济水平的提高、科学技术及医疗卫生技术的发展、人民生活的不断改善，人民的健康观也在改变，所以预防保健也随着形势变化而有新的应变措施。

（二）医疗服务

医疗服务主要是指对疾病的诊疗，使病人尽快解除病痛，彻底治愈或康复。1978年世界卫生组织的《阿拉木图宣言》指出,"健康是基本人权,达到尽可能的健康水平,是世界范围内的一项重要的社会目标",这引起了世界各国政府和相关组织的高度重视,西方发达国家基本建立、建全了医疗保障体系,不但全民免费医疗,还有其他相关保障措施。

(三) 我国健康医疗服务

1. 计划生育、保护环境是我国基本国策

(1) 计划生育。人口增长过快不仅给社会带来就业困难、住房拥挤、能源短缺、营养不良、文盲人数增加等许多社会问题,而且对人类本身的生存也带来威胁,自然资源不是取之不尽用之不竭的,地球对废弃物的容纳也不是无限制的。

(2) 保护环境。人类对资源无节制的、掠夺性的开发,过度消耗能源,对环境任意污染和破坏,最终会毁掉人类生存和经济发展所依赖的物质基础。特别是18世纪工业革命以来,人类社会由农业文明(黄色文明)跨入工业文明(黑色文明),人类与自然的关系也急剧恶化,资源面临枯竭、污染日渐严重、环境日趋恶化、温室效应、臭氧层破坏、森林面积减少、土地沙漠化。人类应正视自己的行为,不要以牺牲环境为代价换取"黑色文明",要加强环保力度,最大限度地减少污染或根除污染,建立一个与大自然和谐相处的"绿色文明"。1992年在巴西里约热内卢召开的联合国环境与发展大会,讨论并通过了《地球宪章》、《21世纪行动议程》、《保护生物多样性公约》等一系列防治环境污染和生态恶化、保护人类生存环境、实现人类可持续发展的原则和措施。所以,我国提出保护环境的基本国策是及时的、有效的、合理的措施。

2. 推行对民生影响较大的空气、水、食品和各种物理因素卫生标准

《空气卫生标准》,规定了车间空气及大气有害物质的最高容许浓度;《水卫生标准》,规定了饮用水应达到的标准、地面水有害物质的最高容许浓度标准、工业废水最高容许排放浓度标准;《食品卫生标准》,规定了每日营养供给量标准,食品中有害物质容许量标准,各种物理因素卫生标准如噪音、振动、放射线等,我国均对其制定了最高容许剂量。卫生标准是进行卫生监督工作的依据,卫生标准也是保护人民群众健康的法律依据。我国目前最大的难题就是关于这些标准的执法问题。当前食品卫生是全民关注的头等大事。

3. 推行三级保健医疗、实行医院等级制

(1) 推行三级保健医疗。针对疾病的发病前期、发病期和发病后期三个

不同时期采取不同措施。第一级预防（发病前期）：主要是预防接种，针对不同人群的好发病进行卫生宣教。第二级预防（发病期）：也称"三早预防"，即早期发现、早期诊断、早期治疗，如发现传染病及时报告、及时隔离，如非典、手足口病发病地区及时将疫情报告上级卫生主管单位，使政府和主管部门能够及时采取应急措施以避免疫病大规模地流行；另外癌症早期发现、及时手术就能够根治，使以往的不治之症成为可治之病，使人民的生命财产得到最大的保护。第三级预防（发病后期）：亦称康复治疗，是对疾病后期的预防措施，可促进患者康复。随着三级医疗保健政策的实施，县、乡、村三级医疗预防保健网就建立起来了。

（2）实行医院等级制。实行医院等级制是20世纪90年代后期开始实行的，即把全国综合医院和专科医院划分为一、二、三级，每等又分为甲、乙、丙三等（如三级甲等医院一般简称三甲医院，是等级最高的医院），定期评估可升可降，以促进医院硬件设施和软件水平建设，提高医院的诊疗质量。"等"是硬件设施，如医疗设备、病床数、医务人员数量等；"级"是软件的水平，如医疗服务质量、医院环境美化、医院管理等。

4. 逐步实行医疗保障制度

我国医疗保障制度尚不健全。在改革开放前，城乡国家工作人员、全民和集体所有制的工人实行公费医疗，大病小病国家统包，解除了其医疗保障之忧。但负面作用也逐渐产生，小病大治、小病大养、无病也养，药品滥开滥用，甚至出现一人公费全家治疗的情况，造成国家财力、物力及药品的浪费。当时农村没有医疗保障，看病完全自费，后来实行农村合作医疗，由于种种原因最后也"流产"了，生病就医对当时的农民来说是很大的难题，小病不愿治、大病无钱治，他们处于自生自灭的状态，这造成了制度性的城乡差别。现在农村卫生医疗趋向于小病能够及时治疗、大病治疗能够报销。目前城乡医疗保健制度正在改革中，不断趋向完善，逐渐消除了看病难、看病贵等重大社会问题。

5. 实行计划免疫，普及预防接种

新中国成立后，我国实行了普及预防接种，20世纪50年代初就根除了鼠疫、天花、霍乱、黑热病和斑疹伤寒等烈性传染病；随着计划免疫的深入开展，麻疹、白喉、百日咳、流行性脑脊髓膜炎（流脑）和流行性乙型脑炎明显下降并基本上得到控制；危害中国人民健康的结核病虽已于60年代基本受到控制，但现在由于种种原因又有上升流行的趋势。

6. 城乡卫生事业的发展

新中国成立后，我国加大了卫生事业经费投入，促进了农村基层三级医疗卫生保健网的建立和发展，逐步改变了农村缺医少药的落后状况。县一级设有县医院、县卫生防疫站、县妇幼保健站、县药品检验所等；乡一级设防治结合的乡卫生院；村一级设合作医疗室。每个省、市和自治区都有一至五所高等本科医学院校、一所本科中医院校及数量不等的医学专科学校，使全国地市以上都有一所或多所综合性的医院，都有门类齐全的专科医生，也有各类专科医院，医学科学理论研究和临床医学研究硕果累累。

第三节　医学模式

一、医学模式的概念

医学模式即医学观，它是一门医学哲学思想，是人们对健康和疾病现象的看法以及在这些观点的指导下观察、分析、研究和处理有关人类健康和疾病。既要对健康和疾病领域各门类学科进行观察、分析，又要进行宏观研究和思考；逐步形成正确医学观，促进医学科学发展、指导卫生工作实践、发展卫生事业所不可缺少的思想基础，以对保护人类健康、疾病防治、卫生服务方面起到重要作用。

二、医学模式的转变

医学模式是医学观，也是医学哲学思想。哲学思想和生产力发展水平相适应，不同生产力水平有不同的哲学思想水平。现简述医学模式的转变。

（一）神灵主义的医学模式

古代生产力水平低下，科学技术思想尚未确立，人们对健康和疾病的理解与认识是超自然的，认为生命与健康是上帝神灵所赐，疾病和灾祸是天谴神罚。因此，人们对健康的保护和疾病的防治主要依赖祈祷和巫术，以求神灵的宽恕和保佑。

（二）自然哲学医学模式

随着生产力的发展，人类对健康与疾病的认识也逐渐发生改变，开始把健康与疾病和人类生活的自然环境与社会环境联系起来观察和思考，产生了朴素唯物主义的思辨思想。

1. 西方早期医学理论

古希腊希波克拉底在《论人的本性》一书中最早提出体液说。他认为人体有四种液体，即生于脑的黏液，生于肝的黄胆汁，生于胃的黑胆汁，生于心脏的血液。这四种液体的不同组合会影响人的健康，四种液体调和人体就健康，如果失调人就会得病。这就是以古希腊"四体液"学说为主的代表西方整体医学的医学模式。此模式一直延续到英国产业革命才开始转变。

2. 中医理论体系

中国的《内经》（又称《黄帝内经》）提出了阴阳五行，精、气、血、津液，八纲辨证等医学哲学思辨思想，对人体生理、病理、疾病诊断、治疗和防御，初步作出了较为系统全面的论述，奠定了中国医学的理论基础。此模式以朴素唯物主义和自然辩证法为理论基础，在中国延绵两千多年，但发展不大，没有什么进步。自鸦片战争后西方医学传入中国，在中国逐渐形成三种模式，即中医模式、西医模式和中西医结合模式。这些医学模式将逐步融合形成中国医学模式，但有还漫长的路要走。

（三）机械论的医学模式

欧洲文艺复兴运动的兴起，带来了工业革命和商业繁荣，推动了科学技术进步，也带来了实验科学的兴起。实验科学家培根提出"用实验方法研究自然"，在其影响下，笛卡儿的"生物是机器"、拉美特利的"人是机器"，都把人体当作"是自己发动的机器，疾病是机器某部分发生故障，需要修补完善"，人和动物的不同在于"多几个弹簧和齿轮"，保护健康就像保护机器一样。这就形成了机械论的医学模式。机械论的自然观和实验科学观直接影响着医学研究，使医学各门类有较大的发展。如哈维发现了血液循环，莫尔干尼创立了器官病理学，魏尔啸进而提出了细胞病理学，巴斯德发现了微生物。正是由于这些医学科学的发展，促进了医学模式的转变。所谓"机械论医学模式"就是把人当作机器，把人体疾病当作是人体某部分故障或失灵。

（四）生物学医学模式

工业革命的浪潮，为自然科学和医学发展提供了有利的条件和方法。能量守恒和转化定律、细胞学说创立、进化论的提出称为19世纪三大科学发现，进一步揭示了自然界固有规律和辩证法，动摇了形而上学、机械论的自然观。传染病问题的凸显，带来了细菌学研究的深入，开拓了细菌学新时代，使人们认识到是宿主、环境和病因之间动态平衡的破坏，导致了疾病的发生。这从某种程度上揭示了急慢性传染病流行的规律。这种从纯生物学角度理解，维持生态平衡的观念，称为生物医学模式。此模式只重视人的自然属性，只重视生物因素对疾病的影响；而忽视了社会性，忽视了社会及心理因素在人的健康与疾病的过程中的重要作用。

（五）生物—心理—社会医学模式

随着生产力更高程度的发展，社会经济、文化和医学科技的快速发展，历史上曾经是人类健康主要威胁的烈性传染病、严重的寄生虫病、营养缺乏病等已明显减少，有的已经被控制，甚至已经被消灭。而心脑血管疾病、恶性肿瘤和意外伤害等日益增多，上升为前三位的死因。这些疾病与人的心理、社会因素有密切关系。公害病、职业病、意外伤害等与人的心理、自然和社会环境因素也有密切关系。吸烟、吸毒、酗酒、自杀等更是直接与人的心理、社会行为、生活方式有关，有的学者把这类疾病称为"人为疾病"或"自我创伤性疾病"。美国学者布鲁（Blurm）把现代致病因素分为环境、行为生活方式、生物遗传和医疗服务四大类。环境因素在致病过程中居于主导地位。

现代医学的使命是：不但治好病，力争不生病，健康长寿。因此，原有的单纯生物医学模式是不够的，向新的医学模式转变是理所当然的，这需要医学走综合发展的道路，超出单纯防治疾病范围，走出病房、教室、实验室，迈向广阔的社会。因此，WHO提出并完善的健康新概念是适应信息社会生产力的医学模式，这个医学模式既肯定生物医学模式在医学发展进程中和现当代医疗、卫生工作中的历史地位及作用，也体现了心理、道德、社会健康和人权因素在医学方面的历史使命。

因此，医学模式从单一的生物医学模式转变为了生物—心理—社会医学模式，是从多角度、多层面认识健康、疾病和致病因素。借助实验方法进行生物学量化测定、形态学的观察、社会调查、病史采集，结合心理、社会和行为生活方式等进行综合分析，才能更全面、更深刻地认识健康与疾病相互关系的本质。采取综合防治措施，才能取得良好的防治效果。这就是当代医学模式即生物—心理—社会医学模式，这既是医学哲学模式，也是新健康学的理论基础。

医学模式植根于医学科学各领域，又高于医学科学各领域，是各门类医学的总结和概括，是一种科学的升华，是一门医学哲学；它既体现现代医学观，也体现现代医学方法论。它指导医学科学，又引领人们认识健康和疾病的本质。

第二章 心理健康

心理健康是一门新兴学科。本章分为心理健康概述、心理健康评估和心理健康服务三部分。

第一节 心理健康概述

真正把心理健康列为人类健康的重要组成部分,是从1946年联合国卫生组织(WHO)提出健康新概念开始的。

一、心理健康的认识过程

(一) 心理健康认识源远流长

1. 古代中国

产生于春秋战国的《内经》(公元前770—前222年)又称《黄帝内经》,强调"圣人不治已病治未病,不治已乱治未乱",认为"恬淡虚无,真气从之,精神内守,病安从来",认识到"故智者养生也,必须四时而适寒暑,和喜怒而安居处,节阴阳而调刚柔,如是,则避邪不至,长生久视",通过修身养性可达到健康和延年益寿的目的。

2. 古代西方

西方医学的先驱希波克拉底注意到了心理因素对健康的重要性。阿维森纳的《医典》把情感列为保护健康所必需的六项内容之一,其他五项内容为阳光和空气、食物和饮料、运动和安静、睡眠和兴奋、新陈代谢。千变万化的情绪使人烦恼、苦闷、心神不定,使人生不得安宁。善于调节和控制情绪与心理健康密切相关。

(二) 心理卫生运动的发展

1. 心理卫生运动启蒙

心理卫生运动是从如何正确认识精神病和给精神病患者以人道主义待遇

开始的。法国大革命（1789年）以后，P. Pinel 医生在他所管辖的精神病院中迈出了解放病人的一大步，他在1792年指出要使病人易于康复，除了使其不受束缚之外，还应该以关心的态度倾听其诉说，鼓励和支持其从事有益的劳动。他被认为是倡导心理卫生的启蒙者和先驱者。

2. 近代心理卫生运动的开始

欧洲文艺复兴以来，人们认识到了精神病产生的自然原因和社会原因，否认其超自然和超社会原因的妖、魔、鬼、怪论。当时精神病院和监狱相差无几，因此，治疗精神病应从改善精神病院的条件着手。本杰明、罗斯、魏尔啸、邵尔茨、费赫特斯列宾、弗洛伊德、巴甫洛夫等心理卫生先驱的理论和学说奠定了心理卫生运动的思想基础、积蓄了心理卫生运动发展的力量。

3. 现代心理卫生运动的发展

（1）世界上第一个心理卫生协会成立并提出"心理健康"这一名称。现代心理卫生运动的发起人比尔斯（Beers），其本身是一名精神病患者，他耳闻目睹并亲身经历了当时对精神病患者的非人道待遇，因此立志要改变社会对精神病患者的误解、歧视和偏见。在社会各界的支持下，美国康奈狄州心理卫生协会于1908年5月成立了，这是世界上第一个心理卫生协会。该协会宗旨为：保持心理健康，防止精神病，改善精神病患者的待遇，普及有关心理疾病的正确知识，开展与心理卫生有关机构的合作。该协会在宗旨中首先提出了"心理健康"，这是世界上第一次提出"心理健康"的概念。

（2）世界各国心理卫生协会纷纷建立并创立刊物。1909年2月，美国全国心理卫生委员会成立。此后，心理卫生运动迅速在西方发展，欧洲各国相继成立心理卫生协会。1917年，美国全国总会出版《心理卫生》季刊，此为科普读物，用来宣传心理卫生常识，产生了很大的影响。1930年5月5日，第一届国际心理卫生大会在华盛顿召开，包括中国在内的53个国家参加了此会议。1936年，我国成立了中国心理卫生协会，后由于抗日战争而未能开展工作。1985年，我国重新成立了中国心理卫生协会，我国心理卫生工作由此得到发展。

（三）心理卫生运动的发展趋势

1. 从心理保健到心理健康的转变

从第二次世界大战后，特别是1946年，WHO提出健康新概念，把心理健康列为健康新概念的重要组成部分。心理健康的提出从单纯的心理保健转变为心理健康的诊疗，这种跨越式的发展带动了心理健康研究和发展。

2. 医学模式的转变

从单纯重视生物因素影响人体健康的生物医学模式转变为综合性影响人体健康的医学模式，即生物—心理—社会医学模式，是"大健康学"论的医学哲学的基础，表明人们对健康和疾病认识的不断深化。心理、社会因素和健康与疾病的关系越来越多地被人们接受，此外，心理因素不仅影响人的健康，也影响一个人的事业、感情、家庭这一点也逐渐被人接受。

二、心理健康的概念

（一）心理健康的概念

心理健康是指持续和积极发展的心理状态，能充分发挥自身潜能，有良好的适应能力，没有心理疾病。

（二）心理健康概念的内涵

心理健康概念包括持续积极发展的心理状态、良好的适应能力、能充分发挥自身潜能、没有心理疾病四个主要内涵。

1. 广义心理健康与狭义心理健康

心理健康有四个主要内涵，如果四个内涵都具备，可称广义心理健康；若只具备第四个内涵，前三个内涵不完全具备，则称狭义的心理健康。

2. 心理健康的核心

持续的、积极发展的心理状态是心理健康的核心。心理状态是人类主观能力的综合体，它包括灵感的火花、创造的源泉、追求的动力，是意志品质过渡的桥梁。只有持续的、积极发展的心理状态才能不断自我完善，适应社会生活，才能在人生曲折的行程中一往无前，做到胜不骄、败不馁。只有充分发挥自身潜能，调动主观能动性，达到更大的心理效能，与时俱进，跨越不同年龄段，奉献爱心、服务社会，你的一生才能像奥斯特洛夫斯基所说"不为虚度年华而悔恨，也不为碌碌无为而羞耻"地走完人生的路。

（三）关于充分发挥自身潜能

1. 弗洛伊德精神分析学派理论

弗洛伊德（1856—1930）是奥地利的精神病专家，他在19世纪末精神疾病的治疗实践中创立了独特的心理学理论，包括三个部分，即"潜意识论"、"泛性论"和"人格论"。该理论认为人的心理分为意识和潜意识两部分，人类一切个体的社会行为，都被认为源于心灵深处的某种动机，包括潜意识能动作用的冲动和性欲的冲动，它以无意识的形式支配人，并表现在人的正常和异常行为中，是人的精神生活的重要方面，这种欲望和冲动受抑制是导致精神病的重要原因。当这种冲动能正常宣泄时可引发巨大的潜能；这种冲动不能被适时和适当控制时，轻者可导致个人的人生挫折和失败，重者可导致人生重大灾难或铸成人生重大悲剧。怎样调动人的这种巨大潜能，造福人类、造福社会是关键。至于怎样控制、调适这种冲动，避免不利后果，请看下面的案例。

2. 一个真实的案例

20世纪80年代初，一位医生在一次学术讲座时提及一位患有夸大妄想精神分裂症的患者。他是一位工程师，患病前想进行重大技术改革，由于当时的历史环境，领导没有支持他，并批评他的资产阶级名利思想。由于心理原因，经不住挫折、委屈，再加上其他原因，他最终患了精神分裂症。但他在患病期间仍不忘未竟的事业，努力学习外语，半年期间学习了三门外语，经相关语言专家考核，证实其确实很精通。他在学习过程中还把所学的资料摘录下来，并记录了自己的学习体会，写了几大本笔记，这些都由他的妻子（一位大学教师）妥善保存起来了。由于安心学习静养，他从妄想回归现实，从烦躁变得宁静，加之家庭温馨及妻子照顾得周到体贴，配合药物治疗，社会大环境也好转，知识分子政策逐渐得到落实，疾病也逐渐康复。患者病愈后，所学的外文全忘了，对所摘录的有关资料也没有任何印象，后来他回单位从事原来的技术工作，吸取了那次患病的教训，对未来、对前途、对技术革新、创造和开拓性工作也没有非分之想，安心工作，宁静生活，家庭和谐幸福。病愈后约十几年，他的夫人把他患病期间学习三门外语所收集的几本资料交给他，他认真阅读几天后才明白那是他患病期间通过学习外文收集的国外技术资料，正是他技术改革工作中关键性的难点。他又振作精神，根据笔记资料提出技术改革方案，获得各级领导批准，进行攻关研究，取得了可喜成果。后来他被提拔为上海某局主要领导，经过多年锻炼成为了一位既懂专业又善于管理，既贴近群众又廉洁奉公的好领导。

这个案例给我们的启示：①一个人确实有巨大潜能；②这种潜能在正常情况下被抑制；③潜能不是绝对无意识，而是无意识和意识的综合体；④调动人的潜能很重要；⑤从此案例可以看到大环境对人的健康有很大影响。

个人对社会的适应能力是促进自身健康的关键。从此案例可看出一个人对社会的适应能力有一个锻炼过程，这锻炼过程就是失败—挫折—冷静—安于现状—平静生活—积累沉淀—走向成功。人也可能一辈子平淡度过，中国人有句古话"平安就是福"，人的一生是坎坎坷坷、风风雨雨，能平安走过来就是幸运。有所建树、有所成就、有所作为的人毕竟是少数，大多数人都是平淡度过，只要尽力就行了，世界是由平凡的人建设起来的。

（四）心理不健康的层次

根据心理不健康的程度，可将其分为三个层次：

（1）轻微的心理失调。指能从事正常活动，有轻微的心理不健康倾向，如自卑、焦虑、抑郁、忌妒等。这对个人活动和个性发展有一定的潜在影响，但可以通过自我调节加以消除，恢复心理健康。有此类表现的人人往往被自己或有关人员忽视，误认为是性格问题而与恢复心理健康失之交臂，使病情继续发展。

（2）轻度的心理疾病。主要包括各种神经官能症，患此类疾病的人常会失眠、抑郁、焦虑，表现出各系统症状，但又查不出器质性病变，能维持正常活动，常被普通门诊误诊为各种神经官能症，但已受到明显的干扰和影响，需要心理咨询或心理治疗。

（3）严重的心理疾病。主要包括各类精神疾病，如精神分裂症、狂躁症、妄想症。患此类疾病的人常会无法从事正常活动，需要住院或接受长期专门治疗。家庭、社会综合因素改善是此类病人康复的重要基础。

第二节　心理健康的评估

心理健康评估分为判断心理健康水平的原则和心理健康水平评估标准。判断心理健康水平的原则是心理过程能否与环境保持一致，也就是适应性。适应性差会影响心理健康，人的个性有一定的稳定性，过分稳定则不能"与时俱进"，也会影响心理健康。心理健康水平评估标准是综合评估一个人整体健康水平的标准，不仅仅局限于心理健康。还有如适应能力、社会交往能力，属于社会健康。道德愉快属于道德健康，控制力、意识水平、康复力、耐受力属于心理调节能力。这些指标既有宏观性（如社会交往能力），又有微观可操作性（如康复力），是综合性的。一个人的心理健康水平评估，既是以心理健康为核心，又是渗透社会健康、道德健康等诸多因素的。

心理健康标准比较具体，但也是世界性的大难题，把握心理健康这个"度"很难，要做到早发现、早治疗更难。

一、心理不健康的表现

只有在充分认识和了解心理不健康的各种表现的基础上，才能对心理健康水平作出客观的评价。现重点介绍以下14种心理不健康的表现。

1. 抑郁

抑郁俗称"忧郁",是以异常情绪低落为特点的心理障碍。表现为缺乏生活热情、对人冷漠无情、缺乏自信、自卑感重、言语减少、沉默孤独、悲观绝望,一般是精神遭受严重打击或经历重大事件冲击后发生。对有这些表现的人应及时劝导或进行心理咨询。

2. 多疑

这种心理失调不易引起注意。表现有多方面,如疑病、疑偷、疑别人说自己坏话等。俗称"疑心病",有这些表现的人人际关系比较紧张,对他人言行极敏感,或过分关注自己身体某一部分功能及健康状况,四处求医。一般女性较多。

3. 情绪波动

情绪波动表现为时而热情开朗,时而郁郁寡欢,令旁人不可理解,自己也感到莫名其妙,这种无端高兴或抑郁的情绪会历时数天,乃至数周。有这些表现的人可以自我调节,当情绪低落时可转移情绪,想一些高兴的事,做一些高兴的事,稳定情绪,度过情绪低落期。如该问题未引起注意,易形成不稳定的人格或循环性人格。

4. 激惹

激惹表现为遇事不冷静、易冲动、易激动,会作出爆发性反应。克服方法为多注意自我修养,养成每当发火时做出自我暗示的习惯,如头脑中出现"制怒"两字的形象或一些习惯性暗示动作。如该问题未注意克服则易形成攻击性或爆发性人格。

5. 自卑

人一般因家庭条件差、能力不如人、外貌不佳或有生理缺陷,产生自卑。这种心理障碍易发生于青少年时期,由于青少年辩证思维发展相对滞后,生活经验不足,遇到挫折或失败易产生自卑。克服方法为加强自身修养,树立自信心,多与他人交往,树立正确的价值观和人生观。随着年龄的增长和阅历、经历的丰富,可逐渐克服这种心理障碍。

6. 孤独

孤独为闭锁性心理特点的表现,主要包括自我封闭严密、喜欢离群索居、缺乏与他人交往的兴趣、不愿吐露内心的秘密、处于孤独寂寞、沉溺于憧憬的心理状态。有此类表现的人在青少年时期易被人批评为"不关心集体"或

"自命清高"。老年人孤独主要由客观环境造成，如丧偶、和子女分居会造成人为孤独。克服方法：走出自我封闭的心理状态，扩大知识领域、增强意志品质锻炼、提高自己各方面能力，随着交往社会面的扩大，孤独心理障碍可能逐渐克服；老年人若有孤独现象要力所能及地走向社会，参加社会的老年社团活动，做一些老有所乐、老有所为的事情。

7. 怯懦

怯懦主要表现为胆小怕事、孤僻谨慎、优柔寡断、不敢决策、不能控制感情、常喜欢感情用事。这类心理障碍在女性中多见。克服方法：努力提高知识文化素养，迈出家庭，走向社会，放开手脚大胆行事，以此检验自己各方面的能力，形成既谨慎从事又敢作敢为敢当的强人风格。

8. 虚荣

虚荣的内在动力是"自尊心"，自尊心人皆有之，但要有个度，若超过适度范围，自尊心就会变成虚荣心。虚荣心的另一种表现是借助外在的、表面的、他人的光荣来炫耀自己的心理，即以不适当的虚假方式来保护自己的自尊心的心理状态。克服方法：鼓励适度自尊心；克服不适度的自尊心，不断提高自身素质，取得多方面成功，以获得他人与社会的认可。

9. 焦虑

焦虑是对面临威胁、挑战、挫折、冲突的不良后果时进行预测的一种心境，也是一种主观情绪的反应，一般情况下是正常的情绪反映。任何人在面临挑战时都会有焦虑的心境，适度焦虑能促进个人在学习、工作、能力上进取和创新。如考生参加考试前、运动员参赛前、演员在参演前的适度焦虑和不安等，适度的焦虑能促进知识掌握、基本功训练和掌握，从而使自身水平得到提高和升华，达到本领域最佳水平。优秀运动员、优秀演员、优秀科技人员都是在这种心境下不断成长起来的。但焦虑程度的增加、持续时间的增长，会引起心理障碍，影响个人心理健康，严重的可形成焦虑症。其表现为：遇事提心吊胆、惴惴不安、敏感易惊、懦弱胆怯，并产生各种焦虑情绪。克服方法有：多参加各种活动、迎接各种挑战、经受锻炼、接受考验，经历多了，阅历丰富了，这种焦虑就能得到缓解；加强所从事领域的基本功训练，所谓"艺高人胆大"就是如此。

10. 忌妒

社会群体中充满着竞争意识、相互比较、相互追逐。大至工作成果、工作能力、社会地位、经济状况；小至人缘、外貌、服饰都会成为竞争内容。

竞争本身不是坏事，只有竞争才有胜负结果，才能促进各项事业发展。但好胜心强、心胸狭窄、不能正确认识自己，易在竞争气氛中滋长忌妒心理。主要表现为过高估计自己，对他人好责备、好猜疑，不甘心自己失利，更容不得别人的成功与胜利，为达到心理平衡，甚至暗中拆台，干出不道德的行为。忌妒心理特点可分三个阶段：忌羡—忌妒—忌恨。起初对同事、同学等取得成绩或优越之处只是羡慕或在羡慕之中夹杂忌妒因素；接着看到对方又获新的成绩，则可能发展为忌妒，或此时忌妒已经占上风；如不及时调整心态、控制自己不良心理状况就可能发展为忌恨，不仅会在言语上诋毁对方，甚至会出现过激行为。培根曾说："犹如毁掉麦子一样，忌妒这恶魔总是暗地里，悄悄地毁掉人间的好东西。"歌德曾说："憎恨是积极的不快，忌妒是消极的不快，所以忌妒很容易转化为憎恨，这就不足为奇了"。由忌妒激起的仇恨往往很难消除。克服方法有：首先要正确估计自己，认识自己，认识客观现实。对方能做出成绩或获得成功，自己不能做到就不要怨天尤人，更不要忌妒别人，这样既损不了别人，也不利己，反而有害自己身心健康。另一方面，对方能做的事，自己也能做，或能做得更好，但由于没有机会或种种原因不能如愿，则要以平常心对待，"谋事在人，成事在天"。不要自寻烦恼，要改变思维方式，在高风格、高姿态的竞争中，化忌妒为前进的动力。

11. 狭隘

狭隘是一种性格类型，指气量小，程度为轻度时只是一种性格缺陷，严重就是心理障碍。产生原因：第一，思想狭窄，看问题片面，好钻牛角尖，是思考的变异和思维的失常；第二，不愿多活动、多工作，活动范围狭小；第三，早期家庭教育偏颇或过严，缺少温情以致形成内向性格。表现：第一，对人对事斤斤计较、耿耿于怀而不能自拔；第二，喜好孤独，对一切事物不感兴趣，多疑、消沉、遇事常往坏处想、好激动，时有轻生的念头或离奇的行为，有这种表现的以女性居多，要引起足够重视，否则会引起抑郁性精神病。克服方法：要多工作、多活动、多交往、多学习，见多识广，知识面大了当然气量也就大了。这说起来容易做起来难。

12. 依赖

青年期正是个体摆脱对家庭的依赖，独立走向社会的过渡时期，有强烈的独立的意向，但又缺乏完全独立的能力，需要一定的依赖。这种独立与依赖的矛盾构成青年期个体的心理特征。主要表现：生活自理能力差，或不能自理，处处依赖别人，凡事缺乏主见和判断力。主要原因是家庭条件优越，或是独生子女，或是父母没有树立正确的抚养子女的观念，过于溺爱，疏于引导子女提高生活自理能力。克服方法：家长要培养孩子的生活自理能力；既做到关心呵护，又要管理引导，使孩子能在良好的氛围中成长，而不是在畸形环境中生活。

13. 自我为中心

这是儿童时期的一种性格特点，但到青年时期或更晚时期仍可能保留一定痕迹，只是随着时间而逐渐消退。主要表现：过分关心自己，过分强调自己的感情，爱夸张，好炫耀，喜欢引人注目，以自我为中心的色彩浓。克服方法：从小事做起，多关心别人，争当志愿者，多做公益事业。

14. 恐惧

恐惧是一种情绪，一种企图摆脱危险的逃避情绪。它与焦虑不同，焦虑是对尚未发生的事情的一种预感；恐惧是意识到危险存在或正在发生的一种情感体验。恐惧心理可以是正常人面对危险境地的合理反应。

（1）产生恐惧的心理原因。包括：①无知。德国唯物主义思想家路德维思·费尔巴哈（1804—1872）曾分析过："人之所以迷信，只是由于恐惧；人之所以恐惧，只是由于无知。"例如，由于对女性生理机制的无知，导致对月经来潮、生育和性的恐惧；因为对大自然的无知，导致对电闪雷鸣等自然现象的恐惧。②与以往经历有关。形成"一朝被蛇咬，十年怕井绳"的恐惧心理。例如婚姻恋爱多次失败，形成心理威胁，久而久之产生紧张、不安、焦虑、恐惧等情绪，然而这往往可能导致更大的失败。③接受消极的暗示。并非自己亲身经历，而是目睹父母、同事、亲友、邻居的不幸、挫折和失败，接受了他人不幸引起的暗示，使自己产生莫名其妙的恐惧心理。④社会的抑制。社会对女性的贬压和压制的结果，使她们在事业上总怀着恐惧心理，她们付出的代价比男人大，取得成功的概率却比男人小。⑤缺少锻炼。由于种种恐惧心理的障碍，缺少锻炼，自幼心理脆弱。

（2）恐惧克服方法。多参加各项社会活动，努力提高自身文化素质，变无知为德才兼备，成为具有高度思辨能力的人，这样，各种恐惧心理就能逐渐消除。

二、心理健康水平评估

怎样衡量心理健康及其水平是心理卫生、健康心理的一项重要课题，也是一项复杂、困难的课题。心理健康正常与否的界限是相对的，没有绝对的划分界线。现将心理健康水平的评估原则和心理健康水平评估标准分述如下。

（一）心理健康水平的评估原则

1. 心理活动与环境的统一性

心理是客观现实的反映，任何正常的心理活动和行为，无论其形式和内容都应与客观环境保持一致性，即统一性。人的心理与外环境失去统一性，则难以为人所理解。以宗教信仰为例，在宗教仪式过程中，有人由于自我催眠或过度想象而出现似乎与神对话的幻觉；有人在寂静山寺面壁修行，由于感知觉被剥夺而产生似乎进入仙境的幻觉。

2. 心理和行为的统一性

一个人的认知、体验、情感、意志、行为是一个完整的、协调的统一体。例如，遇到一件令人庆幸的事，在感知它的同时，应有愉快的情绪及相应的表情，并用欢快的语调和行为表达，如果一个人用低沉不快的语气叙述一件愉快的事件，或者对痛苦的事件做出欢快的反应，那就属于不健康的异常状态了。这就是心理和行为的统一性。过分强调稳定则无法"与时俱进"适应社会，而适应时代潮流也要考虑心理是否健康。

3. 人格的稳定性

人格（个性）是一个人在长期的生活经历过程中形成的独特个性心理特征。个性心理特征形成之后，就具有相对稳定性，在一切活动中有别于他人的独特性，在没有重大变故的情况下，一般是不易改变的，如一个爽朗、乐观、外向的人，突然变得沉闷、悲观、内向，那就要考虑他是否出现异常，这时他的心理（或行为）很可能已经偏离了正常轨道。

上述三条原则是从外显行为来评估心理健康水平。心理健康水平有高低差别，研究区分心理健康水平的标准，对人们心理保健和行为指导有十分重要的意义。

（二）心理健康水平评估标准

1. 适应能力

（1）概念。对环境（自然环境、社会环境和个体内环境）的适应、顺应能力统称为适应能力。它是人们赖以生存的最基本条件。"物竞天择，适者生存"是生物进化普遍规律。人并不只是被动地适应，而是在实践中能动地改造环境以满足自身需要，但毕竟不能脱离自己生存的环境（生活环境、工作环境、人际关系、工作性质及个体的内环境）。人的一生中，这些环境是在不断变化的。由于人们对自身生存环境的变化往往是无能为力的，所以被动地适应和主动地适应都是必要的。

（2）良好的适应能力是心理健康水平的评估标志。能否对变动的环境保持良好的适应，是心理健康水平评估的重要标志。如环境发生重大变化时，人人都会有些紧张，有人能随遇而安，很快适应；有人则拖延很久，甚至焦虑不安、血压升高、心悸、失眠，出现各类精神症状和躯体症状等，都是适应能力差的表现。

适应能力除与神经系统的强弱与灵活性有关外，与生活的经历、阅历、学习和锻炼也有很大的关系。人们应积极地进行后天培养、主动锻炼、接受挑战、主动提高应变能力。一个教师不积极主动参加教学活动，提高教学质量，怎样成为好教师？一个医生不主动接触病人，认真细致地按医疗常规操作，询问病史、进行全面体格检查，怎么能给病人作出明确诊断，治好病人，做一个合格的医生？

2. 耐受力

（1）概念。对精神刺激或压力的承受力或抵抗力统称为耐受力。不同个体对各种精神刺激的反应各不相同。如亲人不幸死亡，有人悲痛欲绝，号哭不止；有人能理智处之；有人则出现反应性精神病或癔症。耐受力的不同，还表现为对刺激的时间持续性的忍耐方面，有的人可耐受短暂的强烈刺激，但受到慢性持续存在的精神折磨就出现精神心理异常，导致人格改变、精神萎靡，甚至发生身心疾病，有的人还会产生心理上的严重问题；有的人把克服这种精神刺激作为生活奋斗的动力；也有的人在常人看来无法忍受的逆境中，做出了成绩和巨大贡献，如钱钟书在"文革"逆境中写出了《谈艺录》、《管锥篇》两部文化理论巨著，奠定了他国学大师的地位，为中国文化理论研究做出了巨大贡献。

（2）耐受力的培养。一个人若没有崇高的人生目标，没有科学的信仰，没有为真、善、美奋斗的理想和决心，其对生活中出现的变故和精神打击就会难以应对。特别是频繁的、持久的精神压力和刺激更是对世界观、价值观、人生观的检验。人的先天素质、神经系统的强弱类型和性格对个体耐受力的影响不可忽视，但它们不是主要的影响因素。

3. 控制力

控制力指自我调节和控制能力。人对自己情绪、情感、思维等心理活动可以自觉、能动地加以控制和调节；人对自己的情感表达、情绪反应的强度、动机的趋向与取舍、思维方向和过程也能控制和调节。当一个人大脑皮层功能下降（如脑动脉硬化），则对情绪控制的能力就会下降，易激动。当一个人身心十分健康时，就表现为思维敏捷、逻辑严谨、辞令流畅、举止得体、动机适宜、心态平和,自我控制和调节能力处于最佳水平。

4. 意识水平

意识水平的高低可以从许多方面来衡量。

(1) 意识水平的客观指标。一般以注意力水平为客观指标。注意力不易集中往往是某种严重精神病的先兆,如果一个人不专注于某项工作,不能专心思考问题,思想开小差,就要引起重视。注意力稳定性过分增强,也要引起重视,如某些强迫观念的注意固定则属心理障碍。

(2) 意识水平层次。在临床上意识水平降低的程度可分为朦胧、梦幻、嗜睡、昏睡、昏迷等层次。

5. 社会交往能力

(1) 社会交往能力的重要性。社会交往是人类立足社会的基础,人类心理活动的产生和维持有赖于社会交往能力的发展和提高。若与世隔绝就会出现心理障碍,甚至精神崩溃。社会交往能力也标志着一个人的心理健康水平。当一个人毫无理由地与亲友断绝往来、把自己孤立起来并变得冷漠无情时,就要考虑其有无心理障碍;相反,过度交往、无选择地广泛交往,并十分热情与兴奋,也要考虑其是否为躁狂状态。

(2) 交往的方式。一般来说,交往应当适度,应择友而交。若一个人对周围事物漠不关心、与人交往冷漠或以自我为中心,就要考虑其个性特征是否偏离正常或心境欠佳。如一个人没有知心朋友或很少和朋友交流思想感情,尽管工作很好,行为正常,但不能说心理没有缺陷。

6. 康复力

(1) 概念。康复力指遭受精神打击后心理创伤的复原能力。人生在世,任何人都难免遭受打击、冤屈,但心理创伤则有轻重。有的仅有情绪波动,有的暂时行为偏常,有的出现躯体症状和精神症状,有的会出现自杀倾向。这是康复力不同的表现。

(2) 康复力是心理健康的重要指标。

人们受打击后需要复原的时间不同,复原程度也不同。有的人很快康复,不留什么痕迹,对以后心理、生活和行为不产生明显影响;有的需要长时间才能复原,一旦忆及往事,即耿耿于怀、形之于色、情绪起伏不已;有的人不能复原,无论在心理上、行为上和躯体上都留下严重痕迹。康复力是心理健康水平的另一个重要指标。

7. 道德愉快

道德愉快是指一个人在利他活动中,自我体验到的愉快。也许利他活动会造成行为者的肉体或心理的痛苦，但行为者却得到自我肯定的评价，从而体验到满足的愉快。例如见义勇为、爱心捐助和志愿者活动等。特别是见义勇为，也许会由于种种原因而得不到社会或受益者的承认，但行为者本人却能感到道德上满足的愉快。它是信念、信心、勇敢、乐观进取、坚忍不拔等许多优良品质的坚实基础，道德愉快有减轻和消除任何心理痛苦的作用。心理痛苦反映了个人与社会矛盾的对抗性，比任何其他痛苦都深刻而剧烈，当一个人陷入自罪自责之中时，便陷入难以自拔的困境，直至轻生。一个人道德愉快超过道德痛苦，他就是道德心灵健康的人，超过越多越健康。做善事、做好事，做得越多道德心灵越健康。

以上七个方面是一个人心理健康水平评估的参考标准，在临床的诊疗实践中根据病情可具体分析、灵活运用、客观评估。

三、心理健康标准

心理健康与否特别是在心理变态潜伏期或早期很难区别。"人非草木孰能无情"、"男儿有泪不轻弹"、"无情并非真豪杰"，这些都表明情绪的波动、情感变化人皆有之。什么样的情绪和情感变化是心理障碍，这个"度"很难掌握。心理健康没有绝对标准。

（一）怎样把握心理健康标准

（1）动态观察。一个人情绪变化、情感过程、意志过程及个性特点，一般情况下是相对稳定的。和以往比较有所反常应提高警惕。

（2）客观评价。把一个人心理状态和行为表现，放到当时的客观环境中、社会文化背景中加以考虑，通过和社会认可的相比较，才能判断一个人心理健康与否。

（3）心理健康有一个常态范围。在这个范围内允许不同程度的差异存在。

（二）心理健康标准的探讨

目前尚无统一的心理健康标准，每个心理学家和精神卫生专家都可以提出一套标准，现列举几位代表性专家提出的标准。

1. 美国人格心理学家奥尔波特提出的6条心理健康标准

（1）力争自我成长。

（2）能客观看待自己。

（3）人生观的统一。

（4）具有建立亲睦关系的能力。

（5）具备人生所需的能力、知识和技能。

(6) 具有同情心和对一切有生命物质的爱。

2. 美国人本主义心理学家马斯洛和米特曼提出的10条心理健康标准

(1) 有足够的自我安全感。

(2) 能充分了解自己,对自己能作出适当的评估。

(3) 生活理想切合实际。

(4) 不脱离你周围的客观环境。

(5) 能保持人格的完整与和谐。

(6) 善于从经验中学习。

(7) 能保持良好的人际关系。

(8) 适度发泄情绪和控制情绪。

(9) 在符合集体要求的前提下,能有限度地发挥个性。

(10) 在不违背社会规范的前提下能恰当地满足个人基本要求。

3. 我国心理学家严和锓(1987年)提出的6条心理健康标准

(1) 积极向上,有面对现实和适应环境的能力。

(2) 能避免由于过度紧张和焦虑而产生病态症状。

(3) 能与人保持发展、融洽、互助的能力。

(4) 有将精力转化为创造性和建设性活动的能力。

(5) 有能力进行工作。

(6) 能正常进行恋爱。

(三) 我国心理健康标准

上海师范大学卢家楣等综合中外各专家学者的观点提出了我国的心理健康7条标准:

(1) 智力发育正常。

(2) 情绪、情感稳定乐观。

(3) 意志坚定,能够自制。

(4) 人际关系协调。

(5) 具有适度的反应力。

(6) 自我悦纳:能正确认识自己,评价自己,更能愉快地接纳自己。

(7) 心理和行为符合年龄特点。

这7条标准主要依据心理健康的根本内涵、年龄特征、心理活动基本过程的主要方面来考察个人心理健康。

第三节　心理健康服务

一、心理健康教育

（一）心理健康教育概念

心理健康教育是指专业人员为提高教育对象的心理健康而实施的有针对性、普及性的教育活动，能使受教育者明确心理健康和整体健康的关系，明确心理健康和各种疾病的关系；指导受教育者正确应用心理防卫机制，使个体保持良好的情绪状态，预防疾病的发生或促使病人尽快康复；使个体达到提高社会适应能力和提高生活质量的目的。

（二）心理健康教育原则

1. 科学性

科学性指讲授内容反映目前的科学认识水平，有充分的科学依据，举例要有代表性、真实性、科学性以令人信服，不能想当然、信口开河，避免误导受教育者。

2. 通俗性

心理健康教育的受教育者都是非专业人员，因此心理健康教育主要是普及心理健康知识，明确心理健康在整体健康中的重要性。另外，受教育对象的文化层次和受教育背景各有不同，同样的教育内容，对大专院校学生、少年儿童、山区农民应根据不同对象选择不同的表达方式和教育形式。

3. 实用性

只有贯彻实用性原则才能达到预期目的。例如对高考复习的学生的心理健康教育内容应该是学习、记忆、睡眠和心理因素对考试发挥的影响，重点介绍一些考试心理学知识，预期效果可能更好。

（三）心理健康教育的形式

心理健康教育可从两方面展开：一方面是普及教育，普及心理健康基本知识，克服各种心理障碍，促进全民健康素质，开创健康和谐的社会环境，发挥公民创造潜能，其对象为全体公民。另一方面是针对特殊人群进行教育，如癌症病人、残疾人、身心性疾病的病人。针对某一类人群因材施教，可收到事半功倍的效果。教育形式有课堂教育、现场教育、媒体教育、针对不同对象选择不同的教育形式。

（四）特殊群体的心理健康教育

1. 癌症病人的心理健康教育

（1）癌症病人的心理健康问题。目前医学上对大多数癌症尚无较为满意的治疗方法，所以被确诊为某种癌症的病人会出现复杂的心理过程，即否认—焦虑—幻想—绝望的心理过程。一般在被诊断的早期，病人都下意识地采取否认态度，反复到各医院作同样检查。否认被去掉后，就会出现明显焦虑和紧张。接着认知方面出现幻想，盼望奇迹出现，其在此时治疗的选择上往往偏听偏信，不接受正规治疗，常寻求偏方，从而失去了最佳治疗时期。癌症晚期的病人一般的心态是认识上的绝望、无助感，情绪上的抑郁、沮丧和意志活动的明显减退。对生活的绝望和治疗上的消极、不合作，影响了病人的生存质量和使存活期缩短。

（2）癌症病人心理健康教育的原则。对癌症病人进行心理健康教育的主要目的是提高病人存活期内的生活质量，调整病人心态，改善病人情绪，纠正病人的认识问题，争取延长病人生存期。对癌症病人的心理健康教育应贯彻在整个就医过程，医患之间相识、相交、相知过程中的潜移默化能使病人知情、知理、知事和接受关怀。

1）知情。使病人对自己的病情有清楚的了解，这要在治疗过程中逐步进行，避免造成病人情绪突然变化，给治疗带来不利影响，使病人自己知道、对自己生命负责任。

2）知理。向病人宣传心理因素特别是情绪因素与癌症发生的关系，帮助病人总结认识在自己心理健康方面存在的问题以及发生肿瘤的可能；使病人知道与其病情有关的医学知识，破除"愚而生畏"的旧思想和旧传统。

3）知事。就是使病人明确除知情、知理外正常社会生活和家庭生活对疾病恢复的重要性；使自己认识到既是病人，又是社会中的一员，也是家庭中的一员，使自己不脱离工作和家庭，做到既治病又能融于社会和家庭中，在浓浓情意中可提高病人生活情趣和乐趣，改善病人心理状态，促进病人康复。

4）接受关怀。关怀是病人生病期至关重要的情感行为，包括亲人、社会、医护人员的关怀，关怀能使病人树立战胜疾病的信心，对抗人生的困难、回归社会，要不时对病人进行人生观、世界观、价值观和生死观的教育。不仅是癌症病人，任何人都会有临终时刻，此时主要应减轻病人紧张、焦虑、沮丧、抑郁、绝望的情绪以及躯体疼痛。有关临终心理教育国内研究甚少。

2. 心身疾病的心理健康教育

心身疾病是指发病、发展、转归与心理、社会、遗传因素密切相关的一组疾病，它介于神经症（癔病）与躯体疾病之间，累及自主神经（植物神经）所支配的器官从而引起功能障碍，主要有冠心病、原发性高血压、甲亢、糖尿病、哮喘病、肿瘤、类风湿关节炎等。

（1）心身疾病的心理健康问题。主要包括个性问题、认识问题、情绪问题。

1）个性问题。心身疾病与心理、社会和遗传因素有着密切关系，例如冠心病和原发性高血压病，调查发现部分病人的个性特点为具有竞争性、急躁、有时间紧迫感、言语和举止较粗鲁、有旺盛精力和过度的敌意。以此类推，每种心身疾病都有特殊的个性特点。这些不良个性特点对疾病的发生和预后有很大影响。

2）认识问题。一般病人对自己的个性、心理、社会因素在自己所患疾病中所起的作用很少有认识或根本没有认识。多数人认为是躯体疾病，要求按躯体疾病治疗，这给治疗带来了很大的难度。作为医务人员对心身疾病的诊断要慎重，要在排除其他疾病的基础上作出诊断。

3）情绪问题。心身性疾病存在情绪问题，特别是抑郁和焦虑。1998年国内学者在调查综合性医院就诊的患躯体疾病的病人情况时发现，有情绪问题的病人占40%以上；国外学者调查发现，糖尿病病人中有抑郁情绪问题的是正常人的3倍。华西医科大学心理卫生中心的调查显示，消化性溃疡普遍存在抑郁和焦虑的情绪问题。

（2）心身疾病的心理健康教育原则。

1）宣传教育。患心身疾病的病人一般否认与心理社会因素有密切关系。因而对其宣传教育就要反复讲深、讲透疾病的发生、发展和转归与环境因素的关系，包括自然环境（物理、化学、生物）社会环境和内环境（主要是心理因素），其中心理因素起着重要作用，并要用通俗易懂的语言介绍有关心身性疾病的有关知识。

2）个性问题。重点讲述什么是个性，个性在人的认识、情感和行为方面的影响；个性的弱点或不足对目前的疾病关系以及转变个性对疾病疗效起着一定作用。

3）克服情绪障碍。指出病人可能存在情绪问题及可能的原因，情绪问题的识别，是鉴别情绪发展的重要方法，指出情绪问题对当前躯体疾病的发生以及今后治疗和康复都会带来消极影响。

4）提高社会适应能力。一个人社会适应能力的程度反映了一个人的社会完好性，是心理健康的标准之一，只有扮演好自己的社会角色，融入社会之中，才能既促进健康，又促进疾病康复。

3. 伤残者的心理健康教育

（1）伤残者存在的心理健康问题。

1）影响个人和家庭生活。

伤残人的生理特点是躯体存在着某些方面的残缺和功能障碍，导致一个人生活的不便和家庭境况改变。

2）影响个人心理状况。

人在人生重大挫折的影响下可能产生如下心理状况：自责、自卑、充满自身无价值感的想法、情绪抑郁、沮丧、意志活动减弱及个性的改变。

（2）伤残人心理健康教育的原则。对伤残人进行心理健康教育的目的主要是修正认识活动、情绪活动和意志活动的偏差，重新树立自我概念，恢复正常生活，特别是恢复正常的社会生活。对伤残人的心理健康教育要注意以下几个原则：

1）摆脱。伤残是人生重大挫折，要使受教育者摆脱"病人"阴影和心灵创伤，尽快走向正常生活轨道，重新建立正常人的角色。

2）认识。让其充分认识自己的现状，特别是现在和过去的差别，在正确评价自己的基础上根据现实与可能重新安排自己生活，从零做起，从现在做起。

3）恢复。是指在伤残后接受治疗期间，作为伤残病人，对家庭、社会责任和义务可能部分或全部放弃。恢复这种责任和义务十分不容易。因为他们缺乏信心、勇气和意志。家庭的温暖、理解、支持、帮助和社会的关爱，可以使他们在家庭和社会中重新担当起属于他们的角色。

4）培养。一个人的一生除具有谋生手段即专业技术和技能外应有多方面的兴趣。这些兴趣可以增长知识、陶冶情操、扩大视野，提高人的美感和道德感。热爱生活、热爱自然、热爱本职工作、热爱人类本身，有利克服人性的弱点，愉悦身心，促进人性美和道德美的健康发育，也有利于心理健康的完善。一个正常人尚且如此，一个伤残人更需要培养多方面的兴趣，充实自己，使自己更有信心、勇气和决心迎接挑战。

5）尊重。提倡家庭、社会对伤残人的尊重、关爱和照顾。对伤残人的尊重，既承认他们伤残的现实，给予必要的照顾，更重要的是在心理上给予平等的对待，鼓励他们在日常生活中发挥他们的才干，不应该仅仅将其视为总是需要被照顾的弱者。尤其是政府的关爱和照顾往往起决定性作用,如培训谋生技能和解决就业问题等。

二、心理咨询

(一) 心理咨询的概念

咨询即询问、商谈、征求意见、寻求帮助、寻求指导的意思。心理咨询是心理咨询工作者给咨询心理问题者的指导过程。心理咨询的目的是通过心理咨询,帮助询问者找出引起心理障碍和疾病的原因,分析问题的症结,改变其原有的认识结构和行为模式,摆脱心理困扰,维持心理平衡,助其自身发展,增强适应能力、提高心理健康水平和生活质量。20世纪40年代中期开始,美国心理咨询发展得很快,一般群体单位都有专职心理工作者。我国从1979年起步,发展势头不小,但与西方国家相比发展仍比较缓慢。

(二) 心理咨询发展快的原因

(1) 社会发展的需要。经济的高速发展带来社会生活的变化,高效率、快节奏的生活方式,激烈竞争和商品经济冲击,观念改变和新型人际关系,使人们心理负荷加重。科学技术的提高,也促使人们提高对自身的关注,特别是对自身健康的关注。

(2) 现实生活的需要。现实生活中人人都会碰到这样那样的心理矛盾和冲突,有的引起心理障碍、行为异常或导致精神异常。人们开始注重寻求适应社会、调整情绪和改善人际关系方面的帮助,社会对心理咨询的服务要求越来越迫切,心理咨询范围越来越广泛。

(三) 心理咨询工作者的条件

心理咨询是一项非常复杂和艰巨的工作,咨询者是为摆脱心理困扰,寻求更有效、更愉快的生活,心理咨询工作者的任务是帮助他们提高这些能力。我国心理咨询工作的开展不够普及,人们对心理、社会因素对健康的影响重视不足。现在我国开始对心理咨询工作者进行职称评定,授予各级心理咨询医师称号,这是从事职业咨询人员必备的资格和条件,此外应具有以下条件:

(1) 具有高尚的职业道德和高度的责任感。从事心理咨询工作需要对来询者付出关怀和爱心,要真诚平等地对待所有人,尊重来询者的权益,严守来询者的隐秘,绝不利用对方隐私谋取个人利益。从事这项工作要付出大量精力和心血。

(2) 具有较全面的知识和专业技能。心理咨询涉及知识范围很广,这就需要咨询工作者有较为全面的知识,不仅要有心理学、医学、精神病学知识的坚实基础,还要有哲学、社会学、教育学等方面的知识,才能在咨询中给来询者以正确的启发和指导。心理咨询是一门专业,咨询工作者要深入钻研心理咨询理论,掌握其方法和技巧,不断提高业务水平。另外,对心理测验、心理治疗的一般理论与方法也应当有所掌握。

(3) 具有端正积极的世界观和价值观。咨询人员在帮助来询者解除心理困惑的同时,要引导他们以积极的态度面对人生,帮助来询者正确处理生活中遇到的各种问题,解决好理想与现实、兴趣与专业、个人与集体、个人与他人的矛盾冲突,在解除心理障碍的同时,使其精神境界和道德品质也得到升华。这就要求咨询人员自身世界观是端正的,对人对事态度是积极的,才能在咨询过程中施以积极影响。

(4) 建立良好的咨访关系。咨访关系是心理咨询的基础,建立良好咨访关系主要指取得来访者的信任和可靠感,来访者才能毫无保留地倾诉衷肠。营造好咨访关系,掌握来访者多方面资料和信息,才能多层次把握问题,运用多种方法使来访者乐于接受咨询人员的积极影响。

(5) 具有良好心理素质和语言表达能力。咨询人员应具有良好心理素质,包括乐观向上的心态、善解人意、宽容体谅、能与不同气质不同性格的人交往,并建立和谐的人际关系;情绪稳定、有较高的承受挫折能力和较强的自我调节能力;观察细致、反应敏锐、感情深沉、真挚、诚恳、自信;有较高的注意力、良好的记忆力、意外事件的应变能力等。咨询是一种语言交际活动,准确、生动、流畅、简洁、娴熟的语言表达能力非常重要。

(四) 心理咨询工作的原则

心理咨询工作的原则是:①建立诚恳热忱关系;②耐心倾听、鼓励疏泄;③积极支持、树立信心;④解释得当、对应审慎;⑤咨询、治疗互相结合;⑥尊重病人、严守秘密。

(五) 心理咨询内容范围

由于心理、社会因素纷繁复杂,心理咨询的范围也非常广泛。凡是学习、工作、就业、家庭、疾病、预防和康复等各方面出现的心理问题,都属于咨询范围,一般概括为医学心理咨询、学校咨询、职业咨询、恋爱、婚姻家庭咨询等。

1. 医学心理咨询

(1) 对心身疾病或躯体疾病的咨询。如冠心病、高血压病、支气管哮喘病、消化性溃疡、糖尿病、甲状腺机能亢进症等心身疾病的诊断、治疗以及预防等问题的咨询,帮助病人了解疾病,认识疾病,尤其是认识心理社会因素所起的作用，促进病人尽早恢复心理健康。

（2）对各种情绪障碍进行咨询。包括焦虑、抑郁、恐惧、紧张等情绪。通过咨询，帮助来询者分析原因，指导对策，消除心理危机，解除疑虑，端正态度，树立工作信心和生活勇气。

（3）临床各科出现的特殊心理问题。如对危重病、慢性病、截肢、整形、手术、仪器检查等病人心理恐惧、疑虑的咨询。通过咨询，建立与疾病斗争的信心，调整抗病的积极情绪，还可以通过家属给予病人理解和支持，促进健康。

（4）心理卫生知识的咨询。包括优生、优育、独生子女教育问题咨询，各个不同年龄期如儿童期、青少年期、青春期、中年期、更年期、老年期等的心理卫生知识咨询，及缺陷、弱智、儿童智力开发等方面的咨询。

2. 其他方面的心理咨询

（1）学校咨询。西方国家各大、中、小学校都有专职的心理学工作者，他们的任务是解决师生的心理学问题，如新生到校后不适应的问题、师生关系、同学关系、学习、生活、考试、恋爱和其他困难问题。

（2）择业咨询。在西方国家择业咨询是心理咨询的重要内容之一。在我国择业心理咨询尚不是热门话题。

（3）婚姻、家庭和性问题的咨询。美国离婚率高达50%左右。我国由于经济不断发展、社会文明与进步、婚姻质量不断提高，离婚率亦呈上升趋势。家庭是社会细胞，家庭幸福建立在家庭和谐的基础上，所以婚姻咨询在心理咨询中占很大的比例。性功能障碍和性生活不和谐在以前往往是难以启齿的问题，现在也是心理咨询的重要内容之一。

（4）医院和医疗中的心理咨询。医院的治疗过程包括大量心理咨询和心理治疗，其中向患者耐心解释病情就是咨询工作。门诊医疗也包含很多心理咨询工作，很多患者对大医院医生的服务质量很不满意，特别是"三长一短"即挂号、候诊、取药时间"长"，接触医生时间"短"，这个"短"就是很多病人有很多有关疾病的问题需要向医生倾诉，但因大多达不到病人要求，一般都是病人抱着希望而来，带着失望而归。在目前情况下，很难解决这种医患矛盾，这也是心理咨询和疾病诊治的矛盾。

（5）特殊职业群体或个体的心理咨询。如飞行员、海员、司机、矿工、军人、地质人员等。这些特殊群体都是长期在外工作，缺乏家庭生活，长此以往会引起心理问题和心理障碍。

（六）心理咨询形式

心理咨询方式多种多样，一般有以下几种：

（1）门诊咨询。这是最常见最适用的形式，综合性医院、精神病医院、精神卫生中心和保健部门都可以设立咨询门诊。其特点是直接见面，面对面交谈，能深入交流问题，效果比较好。

（2）信函咨询。一般为外地咨询者，或本地咨询者需要暂保密、怀有试探心理时使用的方式。这种形式只能初步了解情况、劝慰和稳定情绪，要深入咨询尚需亲临咨询。

（3）电话咨询。多为出现情绪危象，濒于精神崩溃或企图自杀的病人所使用。在国外专门有咨询热线电话，24小时值班，接电话后立即前往救助、劝慰。国内如广州、北京也开始建立了咨询热线电话。

（4）专题心理咨询。主要是心理健康、心理卫生科普宣传、针对大众关心的心理问题和常见心理障碍，在报刊、杂志、电台、电视台进行专题讨论和答疑。目前，国内很多省市电视台通过采访、讲述对某一事件进行诠释，抽出重点问题，请心理咨询人员进行现场评述、磋商、洽谈，处理各种纠纷和心理问题，效果较好，如江苏卫视"人间"栏目就是这类节目的代表。

（七）心理咨询的注意事项

1. 心理咨询的方法与技巧

善于倾听，善于提问，善于分析，善于概括，抓住关键问题，解决关键问题。促进反馈，多次会谈，实事求是，提出意见，启示领悟，自助自强。扩大咨询，共同会商；消除困扰，争取配合。

2. 心理咨询的规律

（1）情绪障碍。一般半数以上的来询者会出现情绪障碍，主要表现为焦虑、抑郁、恐惧和烦恼，其中焦虑、抑郁最常见。首先解除情绪障碍，稳定情绪，防止精神崩溃。严重者可当机立断施以药物。

（2）年龄特点。不同年龄有不同的心理特点，掌握这一点有助于抓住问题要害。代儿童咨询者多为优生优育、教养、学习、智力开发；青少年期：多为青春发育期，多为学习、升学、考试或多种原因引起青春期苦恼；青年期：可以说多事之秋，多为恋爱、婚姻、家庭、事业、性生活、人际关系；中老年：面对体弱多病、离退休、丧偶、再婚、子女相处、角色转变的思想应变。

（3）分析原因。如焦虑和抑郁，有可能是社会、心理因素的境遇反应，它是短时间的心理反应，可以观察暂不治疗；也可能是焦虑症或抑郁症的症状，它们是精神病的范畴，应以药物治疗，辅以心理治疗。若是心理障碍则以开导、疏泄、激励的心理治疗为主。

（4）防止漏诊。在门诊心理咨询中一定要注意不要把躯体疾病的某些心理障碍表现认定为心理障碍，如冠心病、甲状腺功能亢进、甲状腺功能低下、糖尿病、脑肿瘤，都可能有焦虑、抑郁表现，在咨询时要谨慎、警惕，特别是多次咨询无效时，可转诊或进行较全面器械和实验室检查，以防器质性疾病漏诊。

三、心理治疗

（一）心理治疗的概念

心理治疗又称精神治疗，是应用心理学原理和技巧，对来访者进行帮助的过程，以改善来访者的心理状态和适应方式，消除或缓解症状或痛苦，促进个性向健康、协调方向发展。概括地说心理治疗就是解决各种心理问题和改善心理状态，消除症状和痛苦，以促进健康的一切治疗措施。心理治疗不仅适用于精神科，对临床其他各科也适用。医学模式从生物医学模式转为生物—心理—社会医学模式，其显著标志之一就是重视心理、社会因素在疾病发生、发展、预后和转归中的作用，重视用心理学原理、技术在疾病防治中的运用。

（二）心理治疗的范围

以前心理治疗仅局限于精神和心理障碍，随着医学模式从生物模式转为生物—心理—社会模式，其在临床医学的应用范围扩大至心身性疾病，很多躯体性疾病也用心理疗法配合治疗，可起到事半功倍的作用。目前已用到日常生活中，如对子女教育、学生的督导、夫妻关系及各类人际关系、儿童和成人的各类行为问题与社会适应不良问题等。

（三）心理治疗的原则

心理治疗是用心理学原理和技术解决各种心理问题和改善心理状态，解除或缓解症状乃至消除痛苦。治疗原则亦围绕这个基本概念提出。

（1）协同。这是保证心理治疗成功的关键。主要是建立良好的医患关系，医生在心理治疗过程中居主导地位，医生要对来访者保持尊重、关心、支持和同情的态度，取得他们的信任，使其无保留地倾诉个人心理问题，为明确诊断、制订治疗方案提供可靠依据。

（2）解释。掌握来访者详细资料，作出明确诊断，根据诊断，向来访者解释病情，包括病因、症状和治疗方案，使病人进一步了解病情，配合协同完成治疗全过程，在解释过程中既要做到通俗易懂，又要做到有理、有据、科学、合理，使来访者乐于接受，从而配合协同。

（3）传授。传授一般心理健康基本知识及此病的预防知识，使病人了解怎样改变不良习惯和不健康行为，提高认识、改造自身、适应环境、控制情绪和培养克服病痛能力，使病人对人生、健康和疾病问题有了比较正确的认识。

以上三条虽非技术性治疗，但胜似技术性治疗，其不仅适合心理医生，对各科医生都适合，这三条的基本要点是人性化治疗原则，以病人为主，调动病人的主观能动性。通过协同、解释、传授，辅以鼓励、疏导、安慰、启发，建立更为健康的个性，促进疾病康复和预防疾病复发。

（四）心理治疗

心理既是物质的，又是精神的。说它是物质的，心理活动建立在脑功能的基础上，脑功能是由脑细胞为基本单位的神经系统基本物质活动；说它是精神的，心理是客观现实反映，通过神经系统基本功能——反射，经过认识过程—情感过程—意志过程—形成意识。意识是人类特有的，既有高度概括力，又有想象、推理和判断，是人类的精神基础。人的心理通过神经系统支配人的各系统、器官。人的心理活动（感知、记忆、思维、情感、信念、态度等）又能影响躯体的生理功能。人的心理活动虽然可以致病，但也可以治病。心理治疗就是利用人的心理活动对其体内的生理、生化过程产生积极的、有利的影响，促使疾病向痊愈方向发展。心理治疗不是单纯地治疗精神性疾病，对心身性疾病的治疗也有着不可估量的作用。心理治疗的方法很多，如一般心理治疗、经典的心理分析疗法、行为疗法或行为矫正、咨询者中心疗法、认知领悟心理疗法、气功疗法、家庭疗法等。现重点介绍一般心理疗法、气功疗法、家庭疗法。

1. 一般心理疗法

一般心理治疗又称精神支持疗法，或称支持性心理疗法，它是心理疗法的基本技能和方法，既简单又实用，是一切心理疗法的基础。一般心理疗法适合所有来询者，现简要介绍一般心理疗法的原则。

（1）解释。根据掌握的病情，依据科学原理，用通俗易懂的语言，简述疾病发生、发展和转归，帮助消除顾虑，缓解或消除紧张、焦虑情绪，树立信心，配合治疗。

（2）鼓励。对情绪低落、消极自卑、悲观绝望的来询者，在上述解释上不失时机给予鼓励，提高自信，树立明确的人生观、价值观。重新扬起人生风帆，振作精神，向新的人生彼岸启航。

（3）保证。来询者心事重重，对自己的健康状况焦虑不安，并怀疑患有绝症，对此应在充分了解来询者的基础上，用坚定的语气、和蔼的态度向来询者作出保证，使来询者消除悲观绝望、焦虑和消极情绪，从而使来询者振作精神，正确对待自身问题，配合治疗，促进康复。

（4）教育。心理治疗本身就是一种说教的形式，很多来询者由于无知而产生心理问题，例如梦遗、手淫是生理发育的正常现象和行为，但由于缺乏生理卫生知识而产生恐惧、焦虑、内疚、紧张的情绪，久而久之便形成神经症。如不能即时给予教育和疏导可向精神病方向发展。如能即时教育疏导，给来询者讲解生理卫生和心理健康的基本知识，使之端正态度，纠正偏见，就能使来访者消除顾虑、缓解情绪，达到不治而愈的效果。

2. 气功疗法

气功生于民间，长于社会，百世相传，千载不衰。气功属于华夏养生学，内容博大精深，效果卓著，堪称国之瑰宝。气功源于远古，有五千年厚重之根基，具有永恒的生命力，深受我国人民的喜爱。

（1）机理。我国历史典籍《吕氏春秋》、《保生心鉴》和《黄帝内经》对气功多有提及和论述，"往古人居禽兽之间，动作以避寒，阴居以避暑"，当时人类的各种动作、阴居都是生存及与疾病和大自然作斗争的手段。要在疾病和与大自然作斗争中能生存下来，就要有强健的体魄，所以强身健体、探索养生之道是人类永恒的话题。"生命在于运动"，这是一个真理；"静者寿，躁者夭"、"养生在于静"亦是真理，"运动"与"静养"两者适度结合是最佳选择。气功具备"动""静"结合的养生健体功法。它通过调意、调身和调息，使气血调和，经络疏通，阴阳平衡，邪气排除，正气升扶，使情志开畅，精神内守。气功是我国一种特有的古老的行为疗法，通过躯体内部自我调整达到祛病健体、延年益寿的目的。它根据一定的固定程式经过长期反复的锻炼，达到自我入静与放松。气功根据肢体运动与否分为三种：①肢体不运动称静功法，如松静功、内养功、强壮功；②肢体运动称动功，如太极拳、五禽戏、八段锦、峨嵋桩、鹤翔桩等；③动静功是将动功与静功有机结合起来，或先动后静，或先静后动。按练功姿势来分，气功可分为卧功、坐功、站功和活步功四种。不论何种功法，练功时都要进行调意、调身、调息。

（2）基本功法。

1）调意。调整自己的意念，训练头脑中的思想和念头，一般把它限制在一个简单的"词",如"松"或数字如"一",并把它固定在身体某一部位如两眉间（称上丹田）或脐下一寸半（称下丹田）称之为"意守"。意守目的是为了入静,要做到真正的入静,就要排除内外干扰,头脑什么也不想,没什么念头,身心完全处于放松状态,这是一个主动抑制的过程,需要反复锻炼,我们付出很大的主观意志和努力才能达到入静、物我两忘的境界。

2）调身。调整自己身体的姿势。功法不同,对身体姿势的要求也不同。不论何种姿势都要使自己头颈、躯干、四肢的肌肉和关节达到完全放松的状态,并不为自己所意识到,从而使练功时身体各部分的活动得心应手,达到随心所欲的地步。

3）调息。调整自己的呼吸,有意识地进行一呼一吸的训练,延长呼气或吸气时间。呼吸可兴奋植物神经系统的活动,调节内脏功能活动。调意、调身、调息三者各有侧重,但都离不开调意指导。调意要经过长期意志磨炼才能达到入静、物我两忘境界,故要先从调身入手,使身体放松,同时进行调息,逐渐由胸式呼吸转为腹式呼吸,此时即可有目的地进行调意,以意领气领身,三调合一,从意守到入静到万念俱寂,到进入深度入静状态。气功要练到意念、姿势（或动作）和呼吸三者高度密切协调,自我和外界浑然一体,才能取得较好效果。

（3）具体做法。

现以松静功为例做具体介绍,松静功目的是达到身心放松入静的境界。

1）练功开始。主要是摆正姿势,可采取坐、卧、站式,通常以坐式为主。舒适坐在椅子上,头部伸直向前,双眼微闭,肢体放松,两手轻置两腹侧。

2）练功过程。①放松功的锻炼：开始精神上放松,接着关节放松,进一步又促使精神上的放松,两者相互促进达到全身放松与入静。调意、调身在放松基础上带动调意、调身,在调意指导下促进放松,用意念的方式,默念"松",首先引导头面部肌肉放松,按颈—左右上臂—前臂—手指—前胸—后胸—腹—腰—臀—两足的顺序,于是,意念所指全身肌肉关节就都处于松弛状态。②呼吸功锻炼：开始自然呼吸,即胸式呼吸,默念"呼"和"吸"之词,然后默念"吸"词同时吸气,将气按意念指向丹田处,停留数秒,再默念"呼"词,将气缓慢呼出,如此以"意"领"气"周而复始,也可以按意念所向循经络路线向全身运行。

3）练功结束。当练功完毕,按顺序将意念、呼吸和姿势逐渐恢复到原自然状态。然后起立,散步片刻,再进行日常的规定活动。

4）注意要点。开始练功时入静较困难，不能急于求成。从默念"放松"或默念"呼"、"吸"开始都可以促进入静。当精神放松和四肢关节松弛，可以由默念转意守，再从意守进入万念并除、物我两忘境界从而达到高度入静。练功时间宜早上、晚上，安静时为宜，每日3～4次，每次30分钟，根据情况可增减，但要持之以恒。

3. 家庭疗法

（1）基本原理。家庭是社会的细胞，社会的一切变化在家庭都会有反应，家庭成员有不同年龄、不同文化程度、不同生活经历、不同社会阅历、不同的情感成分，所以家庭是错综复杂的综合体，很多人的心理问题往往源于家庭。家庭成员之间的关系不仅影响各成员心身健康，而且也影响他们工作、学习或生活的社会环境的安宁。家庭中一个成员出了问题或发生心理障碍，往往需要从整个家庭角度来了解问题的根源和性质，才能进行有效的处理和治疗。在中国，一个孩子成为一个社会人，其个性特征和人际行为都深刻地打上了家庭的烙印。所以现在提出的"个性健康"这一名词，既有科学性，又有现实性。

1）情感问题。家庭的核心成员（夫妻）出现问题，特别是感情问题，对家庭各成员心理影响极大，如不及时处理不但会使各自的心理受影响，而且对家庭、社会的影响也不可低估，这个时期一定要及时沟通交流，如能挽回家庭固然好，如不能挽回，双方都不能只顾各自的利益，坚持自我，态度强硬，使家庭处于冷战状态，既不利己，又害对方，更摧残下一代心身健康，最明智的是结束破碎不堪的家庭，使夫妻双方从中解脱出来，各自走向新生活。对此郭沫若原配夫人张华英在耄耋之年谈起她与郭沫若的婚姻时很开明地说："如果我和他婚姻成功，虽然家乡可能有了一个郭沫若，但中国和世界就少了一个郭沫若，郭沫若是世界的，不是我个人的，请掂量一下吧。"这是一个20世纪20年代农村妇女多么明智、多么公正的对待婚姻的态度。

2）管理问题。自古以来中国就有"国有国法，家有家规"的国与家的伦理规范，中国有两千多年封建社会历史，所谓家规就是以儒家思想为楷模，按封建社会纲常伦理为准则，以封建的宗法思想为指导。1949年新中国成立，废除了旧制度，破除了旧思想，家庭从封建大家庭变成以夫妻两人为主体的核心家庭。只要不是一个人就有管理和约束，即使是一个人也要接受社会的管理约束。如果是家长式统治，父亲专断、一言堂，或者母亲蛮横不讲理，家庭主要成员之间无法交流思想和沟通，延续下去就会产生一系列次生问题。

3）子女的教育问题。身教重于言教。家长应提高自身综合素质。教育孩子要一致，如一方教育一方袒护，不但不能收到教育的效果，反而会使孩子走向反面，变得有恃无恐、任性自私、好逸恶劳、胸无大志、不求上进。

4）家庭关系问题。夫妻关系、父子关系、母子关系、与长辈关系，特别是婆媳关系，如处理不好会影响家庭成员的身心健康，影响家庭和睦，严重的会影响家庭安定团结，使家庭成员没有温暖的感觉，而且使之反感厌恶，甚至出走。

（2）方法与步骤。

1）了解情况。首先通过与家庭成员接触了解情况，收集资料；根据收集的信息整理汇总，经分析综合概括家庭主要问题所在。

2）制订治疗措施。可以个别交流沟通，特别是家庭核心成员的交流沟通及研究治疗方案。可以集体讨论研究，家庭成员发表意见，明确自己在家庭事件或问题中应负的责任及今后努力方向；可以采取集中会议形式，互动对话，由心理医生主持，也可以由家庭核心成员主持，也可以由其他成员主持，由心理医生进行心理问题分析，指出明确方向，使家庭走出心理障碍的阴影。家庭疗法可以一次解决问题，也可以通过多次或更长时间来解决问题。

（3）基本原则：民主、尊重、关爱、协商、交流、沟通等。

第三章 道德健康

1989年，世界卫生组织（WHO）对健康的概念作了新的补充，指出健康应包括躯体健康、心理健康、社会适应良好和道德良好。道德健康首次被提出，它涉及的范围较广。

第一节 概 述

一、道德形成

（一）自然秩序

在人的天性中存在着一种"自然秩序"，它由同情心、互助性和正义感三个部分组成，人类依靠"自然秩序"，大家相互同情、互相帮助、相互约束，调节自己行为，和平相处、相安无事，不会出现因人与人之间的争夺、战争而引起社会混乱现象，因此也就不需要借助其他方式维持社会秩序。自然秩序是建立在原始公有制基础上的，是人类的道德基础，也是最基本的人性。但随着生产力的发展，人们创造的财富不断增加，社会多元化，人际关系更加复杂，单纯的自然秩序不能维持社会秩序，就要借助其他形式，即社会控制来维持社会秩序。

（二）社会控制

1. 社会控制的概念

凡是借助社会或文化的工具，对个人或集体的行为进行约束，促进个人、群体、社会的调适，都叫社会控制。

2. 社会控制的主要形式

社会控制主要有两种，一种是社会约束，一种是政治统治。

（1）社会约束。社会约束主要是通过意识形态包括法律、纪律、道德、社会舆论、集体意识、习俗和宗教等，对个人、群体实行调适，促进社会稳定和发展。

（2）政治统治。政治统治主要是通过国家机器来强制控制，其作用是消极的。国家机器包括政府机关、部队、法院、公安、检察、监狱等。

3. 道德形成

自然秩序是建立在原始公有制的基础上，按最基本人性原则维持社会秩序，是道德形成的基础。社会控制是建立在私有制的基础上，由于财富的不断积累，自然秩序逐步的瓦解，由对财富的控制进而对人的控制，不断完善社会控制系统，人类不同时期的道德逐渐形成。

二、道德

（一）道德概述

1. 道德的概念

道德是社会协调人们之间、个人和社会之间关系的行为规范。

2. 道德的特点

道德简单说是人类的行为规范，其特点是公认性、舆论性、历史性和继承性，是以个性为核心的自我控制。例如扶弱帮困、尊老爱幼、见义勇为，这些行为被公众所认可，被舆论所赞赏，是人们的自觉行为，没有任何文字条文去规定要这样或那样做，是一种自我控制。如人人都这样做，这个社会就是美好的人间，这些行为既体现人的同情心、互助性和正义感，又体现人类优良行为的传承。道德既是一种社会现象，更是一种价值观的体现。

3. 道德的目的

道德的目的即保障社会的存在和发展，增进每个人的利益。

（二）法律

1. 法律的概念

法律是经国家制定，由国家政权强制实施的行为准则的总和。法律在所有的行为规范中是最高层次的行为规范，绝不允许触犯，触犯了就要受到制裁，具有强大的震慑作用。震慑和制裁两者相辅相成，维持社会秩序，进而达到社会控制的目的，从某种意义上说，震慑比制裁更为重要。开展法制教育、宣传法律知识，是提高公民素质的重要途径。

2. 法律与道德的区别

道德是社会公认的非权力行为规范，不是人人都要遵守，而是自觉行为；法律则是权力规范，必须遵守，是强制性的。

道德是舆论规范，是非强制性的，是每个公民自觉遵守的社会公德，道德只是社会约束；法律是权力强制措施，是道德的底线，是政治统治。

例如，尊老爱幼是社会道德风尚，不这样做只会受到舆论谴责；虐待老人、虐待儿童则是犯罪，要受到相应的惩罚。

（三）纪律

纪律是国家机关、政党、学校、工厂、农场、社区、社会团体等，为自己的成员规定的行为准则，使其共同遵守。纪律有多样性和强制性两个特点。不同组织有不同纪律，这就是纪律多样性；不同组织的纪律，它们都是法律的辅助手段，也都以"服务"和"强制"为前提。在整个行为规范层次中，纪律是紧挨法律之下的第二层次。

（四）习俗

习俗是人们在集体生活中，通过互助和模仿逐渐形成的并共同遵守的风俗习惯，它具有民族性、地方性、广泛性、可塑性。

（1）民族性。如藏族饮奶茶，汉族多饮单纯的茶（一般不加其他成分）。

（2）地方性。如闽粤地区多饮功夫茶；江、浙、赣、皖等多饮绿茶；海南岛多饮椰汁。

（3）广泛性。习俗包括饮食习俗、行为习俗、婚姻习俗、喜庆习俗和服饰习俗等多个方面。

（4）可塑性。部分习俗可塑性比较明显，如春节吃饺子习俗，过去一般通行于中国北方和东北地区；南方一般是吃团圆饭，团圆饭比较复杂，一般有很丰富的菜肴，筹办起来比较繁杂，现在有部分南方地区春节也开始吃饺子，或者到大酒店订餐吃团圆饭。服饰方面，在清朝至民国初年，男性一般流行穿长袍马褂，女性穿旗袍；民国时男性流行穿中山装，女性服饰则是中国式的大襟衣服；现代男性流行穿西服，女性服饰更是多姿多彩。

（五）社会舆论

社会舆论是大众或大众媒体对某一事物某些人或问题的议论、评价，对个人行为有强大约束力是个人行为无形的准则。有的社会学家认为道德就是社会舆论的规范。舆论有两种情况，一种是实事求是的议论，一种是无中生有的以讹传讹，不管哪种情况，都是根据一定的道德价值标准作出的。"千夫所指，无病而死"和"人言可畏"就分别描述了社会舆论的积极和消极作用。在民主国家，对政府的监督包括人民监督、议会监督和社会舆论监督，可见当代社会舆论的重要性。

三、品德

(一) 品德的概念

品德是个体在社会环境、传统观念影响下形成的稳固的心理特点。

(二) 品德的心理结构

品德是人的心理现象，也称心理过程。心理过程都具有"知"、"情"、"意"三要素。品德也是如此，即道德认识（知）、道德感情（情）和道德行为（意）。

1. 道德认识

道德认识是"知"，是道德规则及意义的认识。它包括道德知识的掌握、道德信念的确立和道德评价能力的发展。道德认识是品德形成的基础。

2. 道德感情

道德感情是"情"，是运用一定道德标准评价自己和别人言行时产生的一种内心体验。如帮助贫困学生就读，对孤寡老人的关心和帮助，这些符合道德标准的行为，能使自己感到道德上的满足，产生积极的情绪体验。反之则会产生消极的情绪体验。

3. 道德行为

道德行为是"意"，是人在道德认识与道德情感推动下产生的涉及道德意志的行为。道德本身是个体的行为准则，是一种社会现象，是品德的外在表现。品德的前两部分尚处于心理活动过程，而道德行为则是具体行为表现，良好道德行为的形成需克服各种困难，需要道德意志参与；道德意志主要表现在道德行为的自觉性、果断性、坚韧性和自制力上。所以把道德行为称之为"意"。

以上三种品德的心理结构成分彼此联系、相互制约，没有道德认识就不能有以下两种品德结构产生；道德感情处于中介地位，它既可以促进道德认识深化，又能和道德意志结合产生道德动机，推动道德行为。缺乏道德感情不但会使个体言行不一，也会使道德变成干枯的、苍白的语句，这些语句只能培养伪君子。所以说道德认识、道德感情和道德行为是从意识到行为的演变，是心理过程到行为过程的转变。品德和道德是紧密的内在联系的心理过程和行为过程的结合，是不可分割的整体。

(三) 品德与道德的区别

品德是意识，道德是行为。品德是内在心理现象，道德是社会现象。品德是心理学范畴,道德是社会学范畴,所以有时统称道德品质。

(四) 影响品德发展的因素

1. 家庭环境与品德的发展

家庭是儿童的第一所学校,父母是儿童的第一任老师,家庭不仅是儿童的主要活动场所,也是影响儿童青少年品德发展的最早、最持久、最连续的环境因素。很多名人在回忆性散文里对此都有所记述,如朱德同志的《我的母亲》一文中说:"母亲的勤劳、宽以待人、严于律己的优秀品德一直影响着我。"家庭结构、家长的文化程度、品德修养、家庭气氛对子女的品德发展都有潜移默化的影响。

2. 学校教育与品德发展

学校是有目的、有计划和系统地对儿童和青少年进行教育的专门机构。学校通过科学知识传授和实行德、智、体、美、劳的不同形式教育,有计划地塑造学生的心灵。学校集体是影响学生健康成长的重要因素,它通过集体舆论、校风、班风影响学生品质的发展。在学校中教师处于特殊地位,教师对学生态度、工作作风、自身品德修养和学术水平对学生的品德发展产生很大影响。中国自古以来就认为"学高为师,品高为范"、"一日为师,终身为父",教师的一言一行有时可以让学生受用终生,因此要发扬中华民族尊师重教的优良传统。

3. 社会环境与品德发展

家庭、学校是社会重要组成部分,对儿童、青少年的影响不言而喻。社会生产力是制约儿童青少年品德发展的重要因素,它影响上层建筑,决定道德体系的性质和道德基本原则。社会风气、社会文化、大众媒体、校外教育机构、社会团体、校外友伴、亲戚邻居等社会生活中多种因素则更是直接影响着儿童、青少年品德发展。

四、伦理

(一) 伦理的概念

"伦理"源于希腊语"ethos",意为品性、气凛和风俗习惯。"道德"源于拉丁语"mos",意为品性、风俗与习惯,道德与伦理在西方的词源含义相同,都指外在风俗、习惯及内在品性、品德。中国伦理与道德词源含义有所不同。"伦",《说文》一书曰:"伦,辈也。"引申为"人际关系"。所谓"五伦"便是五种人际关系:君臣、父子、夫妇、长幼、朋友。"伦谓人群相待相倚之生活关系,此伦之含意也。""理",《说文》一书曰:"理,治玉也。……玉之未理者为璞。"引申为整治和物的纹理,如修理、理发、木理、肌理;进而引申为规律和规则。古人提出了"君臣有义"、"父子有亲"、"夫妇有别"、"长幼有序"、"朋友有信"。这里的"有义"、"有亲"、"有别"、"有序"、"有信"就是理,是处理这几种人际关系的要求和规范。总之,伦理就是人际关系的规律和规范。

(二)伦理学的概念

伦理学是以社会关系、道德行为为研究对象的一门学科。社会道德关系与社会的经济、政治、文化息息相关,尤其受社会经济制约。伦理学是一门古老而年轻的学科。说它古老是因为两千年以前古希腊学者亚里士多德就设坛讲授伦理学课程,去世后由其儿子尼各马科整理出版了《尼各马科伦理学》;中国古代虽然没有"伦理学"一词,也没有以"伦理学"为名称的专著,但孔子的言论选集《论语》包含了厚重的伦理道德内容。说它年轻,是因为由于种种原因,它于20世纪80年代才开始在中国发展起来,2001年北京大学王海明先生出版的《新伦理学》一书,提出了新伦理学理论,是伦理学在中国的创新和发展,也是道德建设的新思维。综上,伦理学既是研究社会道德关系的一门学科,更是综合社会科学的重要组成部分。

第二节 道德理论探索

休谟(1711—1776),英国哲学家、社会学家、伦理学家,著有《人性论》、《人类理解力研究》,是"人性论"的创立者,曾被认为是不可知论的典型代表,休谟难题也被认为是伦理学不可知论的代表,休谟难题提出200多年,在伦理学界尚未完全解决,但学者们在破解难题的过程中解决了伦理学基本理论问题,为伦理学的发展创新奠定了基础。我们现从休谟难题、新伦理学和现实生活例证三方面进行道德理论探索。

一、休谟难题

(一)休谟难题的主要内容

18世纪30年代,休谟提出:能否从"是"推导出"应当"。"是"就是"是什么",就是"事实"。也就是说能否从行为"事实如何"推导出行为"应当如何"?当时休谟提出这个问题时虽然没有明确给出答复,但倾向于认为从"事实"不能推导出"应当"。乍一看，他的倾向确实很有道理。试想怎么能从人的事实上的"为己"行为推导出应该"为己"的规范呢？如果说"无私奉献"它是事实存在，能推导出它是"应当"存在吗？难道因为"损人利己"也是事实上人能够做到的，从而就可以说"损人利己"是应该的吗？

（二）麦金太尔推导法则

1. 休谟难题的破解核心

从上述例子可以看出，从事实如何不能直接推导出应当如何，还需要通过中介，这个中介就是人的需要、欲望、目的。行为事实符合人的需要、欲望、目的，就是应当的；行为事实不符合、违背人的需要、欲望、目的，就是不应当的。人类的目的就是保障社会存在和发展，增进每个人的利益，是道德的，否则就是不道德，这是推导过程中中介的核心。根据这个核心推导，"利己"是行为事实存在，是每个人都能够做的，但它不符合道德目的，既不符合保障社会存在和发展的要求，更不符合增进每个人利益的要求，所以"利己"是不应该的，按此推导"损人利己"也是不应该。从麦金太尔推导来看，"无私奉献"是行为事实，是人能做到的，它虽符合保障社会存在和发展的要求，但它不符合增进每个人利益的要求，每个人包括"自己"，一次可以实行，长期如此，个人利益得不到保障，就难以生存下去，若人人都是如此，能创造社会财富吗？社会能发展吗？所以说"无私奉献"是不应该的。只能说，人人为我，我为人人，我从别人的奉献中得益，别人也从我的奉献中得益。偷盗、杀人、放火，是行为事实，能够做到，但它不符合道德目的，所以说，偷盗、杀人、放火是不应该的。

2. 麦金太尔推导法则的科学性

一般伦理学家认为麦金太尔的推导已经接近解决这个难题了。因为麦金太尔不是完全按照休谟难题的逻辑推导，他是通过中介这个形式来推导的，这个中介就是休谟难题破解的补充。它的科学性是保障社会存在和发展，增进每个人利益是道德目的，否则就是不道德的，这就是衡量"是"与"应该"关系的科学尺度。

（三）道德价值推导公式

1. 道德价值

道德价值主要是通过道德目的来体现的，也就是依据道德目的来评判的；道德目的是保障社会存在和发展，增进每个人的利益。凡是符合道德目的就是"善、应该、正价值"，不符合道德目的就是"恶、不应该、负价值"。

2. 道德价值推导公式

道德价值推导公式基本上是按麦金太尔公式进行推导,方法如下:

(1) 善或价值推导方法:事实—主体需要—事实与主体需要的关系—善恶或价值。如燕子吃某些昆虫生存(事实),人类需要消灭某些昆虫(主体需要),燕子是有正价值的善的鸟(善或有正价值)。完整地说:燕子吃某些昆虫,所以燕子是益鸟,解释:燕子吃害虫(事实),害虫是人类要消灭的(主体需要),燕子吃害虫符合人类需要(事实与主体关系)。燕子是益鸟(善鸟是正价值)。

(2) 应该的推导方法:事实如何—主体目的如何—事实与主体目的关系如何—应该如何。如:张三饮食有节(事实如何),张三的目的是健康长寿(主体的目的如何),饮食有节符合健康长寿的目的(事实与主体关系如何),张三应该饮食有节(应该如何)。完整说法:张三平时饮食有节,饮食有节有益于健康长寿,张三应该饮食有节。解释:张三饮食有节(事实),张三的目的是健康长寿(主体目的),饮食有节符合健康长寿的目的(事实与主体关系),张三应该饮食有节(应该如何)。

(3) 道德应该推导方法:如张三杀人了。张三杀人(事实如何),道德目的是保障社会存在和发展,增进每个人的利益(主体目的如何),张三杀人不符合道德目的(事实与主体目的的关系如何),张三杀人是不应该的(不应该杀人)。

二、新伦理学

(一) 新伦理学产生的社会背景

20世纪80年代以来,中国实行了改革开放,计划经济向市场经济转型,港澳回归,加入世界贸易组织,使一个闭关锁国的国家融入了世界大家庭。中国的经济社会伦理关系和人民生活方式发生了巨大变化。

中国社会制度、经济制度多元化,人群多元化和阶层复杂化,一国之内不同社会的社会制度、经济制度彼此适应,不同阶层的人们和谐相处,客观上需要新的道德标准和规范指导人们的道德实践。

人们从"批判资产阶级人性论"和"批判孔孟之道"精神枷锁中解放出来,改革开放呼唤新道德,随着社会发展出现了、孕育了新道德,2001年北京大学王海明教授在其所著的《新伦理学》一书中提出了崭新的新伦理学理论。

（二）新伦理学理论基础

1. 新伦理学的科学性

科学就是实验，就是实践，就是调查研究。所谓"科学性"就是不断根据实验、实践和调查研究总结正确的结果。新伦理学是根据古今中外伦理学的理论与实践正反两方面的经验总结而提出的，即科学的道德目的是保障社会生存和发展，增进每个人的利益，作为衡量道德规范和道德行为的尺度。这就是新伦理学的科学性所在。

2. 新伦理学的理论基础

"休谟难题"大讨论及破解休谟难题的麦金太尔推导法则应用的实际效应，使伦理学理论从抽象解释道德规范和道德行为准则，到通过社会实践、科学实验和调查研究，创造出应用道德目的科学尺度来衡量正确与否。可见社会实践是新伦理学理论的基础。新伦理学的科学性和新伦理学的理论的关系，是树木的根与叶的关系，新伦理学的科学性是"根"，新伦理学的理论是"叶"，只有根深才能叶茂。只有发展科学性的"根"，才有新理论繁茂的"叶"，才能较确切理解、诠释各个时期道德行为规范正确与否，使人们在宽松而又合理的伦理环境中生活，这样既不会出现英雄流血又流泪，也不会出现假、大、空等虚假现象。

（三）新伦理学概念

1. 旧伦理学没有衡量道德的科学尺度

旧伦理学认为伦理学是关于道德的科学。而新伦理学则认为这不确切，为什么说旧伦理学是关于道德的科学这一点不确切？因为旧伦理学只提出"是"与"应该"（或不应该）的关系。"是"就是事实，是应该的，就是"能做到"的，例如"为己"是事实，是能做到的，但我们可以因此说"为己"是应该的吗？"无私奉献"是事实，人能做到的，就可以说无私奉献是应该的吗？"损人利己"是事实，能做到的，就可以说"损人利己"是应该的吗？所以说，旧伦理学没有一个衡量道德的标准。符合道德目的是应该的，不符合道德目的就是不应该的，这个道德目的就是科学尺度，所以说旧伦理学认为伦理学是道德科学这一说法不确切。

以前，确立道德是由社会公认，由舆论规范或制定出行为准则，不需要一个衡量标准和科学尺度，所以说道德确立不需要衡量标准和科学尺度。

2. 新伦理学的概念

在我国当代一直被奉为道德楷模的"无私奉献"和"毫不利己，专门利人"，按"新伦理学"这个科学尺度来衡量是不应该的，至少可以说是不确切的、不科学的（不符合增进每个人的利益的要求）。封建社会提倡妇女要"三从四德"，认为这是妇女的美德，但从新伦理学来衡量可以说是不应该（妇女权益得不到保障）的，现在世界各国都制定了法律来保障妇女的合法权益，我国的婚姻法就充分体现出了这一点。所谓新伦理学概念，就是按照新伦理学衡量标准和科学尺度来判断人类行为"是"与"应该"的正确关系，进一步破解和补充休谟难题，使道德行为更趋科学性。这个科学尺度就是：保障社会存在和发展，增进每个人的利益。

（四）新伦理学的基本精神

新伦理学突破了传统的为道德而道德的倾向，明确提出了道德目的：道德、品德是一种必要的"害和恶"，是人类为达到利己目的（保障社会存在和发展，增进每个人利益）而创造的"害己"的手段（压抑、限制每个人的某些欲望和自由）。但就其结果和目的来说，它却防止了更大的害和恶（社会的崩溃）和获得了最大的利和善（社会存在和发展），而净余额为善——能够增进每个人的利益和幸福。这样的为利己目的而创造的"害己"手段，这样的道德楷模才是有生命力的，才是大家愿学和可学的；这样道德自然容易推广，这样道德也许不那么高尚，但更加实际，真切可行。在这种"人人为我，我为人人"、"种瓜得瓜，种豆得豆"，突出善恶因果报应的社会舆论氛围下，才容易建立起互敬、互爱、互助的良好社会风气。而那种"好人得不到好报，不是累死、病死，就是穷得寒心"，"英雄流血又流泪"的情况，则很难形成良好社会风气，因为它不切合实际，不符合道德目的，不符合新伦理学的道德标准。

1.《新伦理学》明确提出了道德的目的

《新伦理学》提出的道德的目的也就是终极道德标准是"保障社会存在和发展，增进每个人的利益"。它突破了以前没有衡量道德的尺度和标准的情况，为道德理论探索研究指明了方向。王海明在《新伦理学》中提出："不管是哪种道德，不管它如何不理想与不动听，只要它能把经济搞上去，能让经济、科教、文艺繁荣起来，能最大限度地增进每个人的利益，从而给人的利与害的比值最大，那么它就是优良的道德。反之，不管它如何动听，只要它使经济停滞，使科教文艺萧条，使每个人的利益得不到增进，从而给予人的利与害的比值较小，那么，它就是恶劣的道德。"新伦理学提到的经济、科教、文艺、每个人的利益，与通常所说的生产力、文化、人民群众的利益可谓不谋而合。

2. 强调集体利益与个人利益相结合

强调社会集体利益和个人利益有的机结合更要注重维护个人正当合法权益。新伦理学认为：在明确利己的道德价值的同时，又肯定了必要时无私利他与自我牺牲的道德价值。并提出了损人利己之恶是绝对的，而自我牺牲之为善却是相对的创新之伦理观。如对"无私奉献"和"自我牺牲"的道德价值的肯定，是在不可两全的情况下的一种正确的道德选择，而在可以两全的情况下就不是正确的道德选择，不具有最大的道德价值。当利己与利他发生冲突不能两全其美时，每个人只能自我牺牲，才能保障社会存在；只有社会存在和发展，每个人自身才能生存。这样的自我牺牲利大于害，符合"利益净余额"的终极标准，因而是道德的、善的、应该的。

3. 强调社会治理功能

新伦理学认为新伦理学既是道德的学问，又是治国的学问，突破了以往道德只是规范个人行为的局限性，突出了社会治理功能。亚里士多德说："一切技术，一切规划，以及一切实践和抉择，都以某种善为目标。"这里的"善"就是道德，上面三个"一切"包括治国的具体措施。社会的"善"要高于个人的"善"。"社会"指国家，只有国家"善"才能最大限度为民谋福利，造福于民，也就形成了"国强民富"的社会繁荣景象。国家不"善"，盘剥人民、鱼肉人民，则会呈现"朱门酒肉臭，路有冻死骨"的社会悲惨景象，也就会形成国富民穷的两极分化的社会现象。个人能力和财富毕竟有限，即使是亿万富翁行"善"也是有限的，所以社会的"善"要高于个人的善。道德对社会治理的作用，显然要强于对个人行为的约束。治理社会的道德原则——公正、平等、人道、民主、自由等是新伦理学探讨的重要篇幅。

4. 指出新道德前景

在利益冲突的时候能够无私奉献，在利益一致的时候能够为己利他而不损人利己，在与他人及社会利益无关的时候能够单纯利己，这样，就把人的全部行为都纳入了无私奉献、为己利他、单纯利己的境界，而使纯粹害人、纯粹害己、损人利己的情况接近于零，这就是优良道德的全部作用。这也是具有鲜明时代特点和中国特色的道德理念和道德建设的新思维。在肯定"损人利己"、纯粹"害人"、纯粹"害己"的行为绝对不应该的前提下，既不能绝对否定"无私奉献"和"单纯利己"行为，也不绝对肯定它们，而是以辩证唯物的思想看待它们，使道德建设走向切实可行的轨道。只要以社会大善为主，个人小善为辅，就会呈现"只要人人都献出一点爱，这个社会将变成美好的人间"的景象，人人相爱，既利己、又利他，和谐相处，国家富强，社会繁荣。

三、现实生活例证

（一）丛飞乐善好施博爱奉献的英雄事迹

丛飞是生在东北、长在东北的东北大汉，他是我国著名歌唱家郭颂的得意门生。父母都是普通工人，没有家庭背景，在东北找不到适合自己理想的工作。背离家乡闯荡深圳，不分昼夜在街头演唱，虽然卖艺收入微薄仅能维持生计，他还是力所能及地帮助比自己更困难的人。他受过专业训练，又经过名人调教、指点，演唱技巧、演唱水平提高很快，在深圳街头艺人中很快脱颖而出。后被多家夜总会争相长期聘用，收入也随之不断增高。很多公益演出他争着参加，他出资、发起、联络组织能歌善舞的农民工成立深圳义工联艺术团，他任团长，不定期在深圳街头、广场义务演出。为广大打工族活跃业余文化生活作出了贡献，成为深圳人民喜爱的业余歌手。他做善事的事迹在深圳流传很广，打工族有难处找他救助的，他都力所能及尽量救助，后来不但把在深圳收入的700多万元花完，就是最后剩下的一台冰箱也被人要走，他的妻子劝他不能家都不要去救助别人，但他仍然继续救助别人。最后妻子无奈于2003年和他离婚，把不足两岁的女儿留给了他。2003年，23岁的大学毕业生深圳空姐邢丹爱上了他，2005年他们的孩子出生。由于长年累月压力过大，积劳成疾，丛飞于2006年因患胃癌而去世，时年37岁，留下1个不足周岁和1个5岁的孩子及年迈双亲，而他去世后尚有30多位受援孩子需要援助。深圳市政府对丛飞的善后处理令人满意，他的第二任妻子从空乘工作调至深圳税务局工作并分到了住房。父母也得以落户深圳分到住房，安居乐业。2005年丛飞被中央电视台评为一年一度的"感动中国"十大人物之一。他助人为乐、无私奉献、毫不利己、专门利人的精神令人敬佩。丛飞自己英年早逝，第一次婚姻可以说是妻离子散，第二任妻子年轻丧夫，孩子幼年丧父，双亲老年丧子，这些人生最悲伤的事全都落在丛飞的家庭，这公平吗？丛飞这个人的崇高品质感动全国人民，他的毫不利己、专门利人的具体行动，使观看电视直播的观众也都为之动容、热泪盈眶，但他个人和家庭悲剧应怎样认识和理解，这就是道德理论所要探究的关键问题。

根据新伦理学观点我们需要思索以下几个问题：

（1）丛飞这种高、大、全的崇高形象，广大人民群众能做到吗？

（2）丛飞的所作所为我国各级各类公务员又有多少人能做到？

（3）丛飞能不能做到两全其美？

评论：
1. 丛飞所做的事是政府有关职能部门的职责
（1）这是民政教育部门的职责。丛飞所做的事可以概括为扶贫济困，救助困难学生这些事完全是民政和教育部门的职责。

（2）政府的责任是什么？中国古代就有"为官一任、造福一方"的为官之道；中共历届主要领导人都教育告诫广大党员干部要时时把群众的冷暖记在心上；为人民服务，权为民所用，情为民所系，通过组织力量解决群众困难，关心广大人民群众疾苦，解决群众困难是人民政府重要责任之一。

（3）国家善才是大善。只有国家善才是大善，才能真正解决大量贫困群体的困难；个人善只是小善，即使是亿万富翁，做善事做好事的能力也是有限的。我们国家每年不合理、不合法、不正当开支就有 1 万亿元以上，把这 1 万亿不合理开支节约下来，其能救助的贫困群体人数和救助范围是丛飞 700 万元所不能比的；现在政府某些职能部门仍然有"门难进、脸难看、事难办"的现象，特别是"事难办"，不为老百姓办事，这个人民政府干什么事呢？所以说，社会的治理功能是新伦理学的核心，怎样才能实现社会的治理功能呢？

（4）社会治理功能。中国自古就有"治民先治官"、"官多民不安"的说法。治官说起来容易，做起来难，而且很难，中国自古以来就有治官难。为什么中国自古以来治官难？因为中国 2000 多年的封建社会，是一个人治社会，官官相护，不正常的关系网盘根错节，牵一发而动全局。当下，应该以民主治官，法制治官，以真正名义上的选举治官。这样治官就不难了，"官多民不安"也就不存在了，不好好为人民服务的贪官、赃官也就不存在了，"门难进、脸难看、事难办"的现象也就不存在了，丛飞这样悲剧式的英雄也就不复存在。整个官场也会呈现为人民服务、为人民办好事、为人民办实事的风气。但要实现这样的官场景象在中国可能还有漫长的路要走。

2. 丛飞能否做到两全其美
（1）给丛飞算一笔经济账。从上文可知丛飞在深圳收入颇丰，花在做善事做好事上就有 700 多万元，我们按一个人每月收入 6 000 元计算，这 700 多万元相当于全国工资比较高的工薪阶层不吃不喝 100 年的总收入。他拿出收入的 1/2（即 350 多万元）做善事做好事，能做的善事好事也是很可观的；另外 1/2 维持家庭的生活和其他开支也是可以的。

（2）丛飞完全可以做到两全其美。如上所述，丛飞拿出 1/2 收入做善事做好事，拿出 1/2 收入维持家庭生活和开支，这样就完全可以做到两全齐美，既能做善事好事，也能使家庭生活过得比较宽裕。这样的话，他的第一次婚姻也就不会解体，他的个人思想、经济压力也就不会太大，也不会出现身心性的疾病，最后导致患胃癌英年早逝；他也就不会有第二任妻子，他的孩子也不会年幼丧父，他的双亲也不会老年丧子；他的整个家庭也不会出现家破人亡的悲剧。所以说，做善事做好事，一定要根据自己的经济状况，量力而行，掌握分寸，掌握一个"度"。这样，既能继续为社会做好事，也能使家庭幸福平安。这样，他仍然能用他的歌喉唱出一曲一曲壮丽的歌声，去歌颂深圳改革开放前进的脚步，歌颂伟大祖国壮丽的山河，歌颂伟大的祖国在世界东方的崛起。这些歌曲在他声情并茂的演唱下，必能激发广大人民的爱国热情，发人深省，催人奋进，把改革开放的丰硕成果唱响祖国大地。这种震撼力和影响力总比死去要好，也许他的名声不会有现在这么大，但是对一个社会来说，保护人的健康，保护人的生命，是最高的法律。

3. 宣传丛飞的英雄事迹可能带来的负面影响

丛飞的英雄事迹可以说90%以上的人做不到，那么宣传这样的英雄使90%以上的人望而却步，其宣传的实际意义有多大呢？这样必然会在社会上形成口是心非的氛围，导致出现官话、套话、废话盛行的不良风气。一个社会要有实事求是的务实精神，否则就会出现各种败坏社会风气的行为。

新伦理学的基本精神主要是明确提出科学的道德原则，也就是道德终极标准（"保障社会存在和发展，增进每个人的利益"）；强调集体利益和个人利益结合；强调社会治理功能。特别强调个人利益和集体利益结合，在与社会集体利益无冲突、保证个人生存有余的情况下，做善事做好事。做到"人人为我、我为人人"、"己所不欲、勿施于人"就很好了，这样，社会氛围既欢乐向上，人们又能和谐相处。

（二）慈善捐助的底线问题

江苏盐城有一位行善成"痴"的84岁老人张忠泉，他最近向慈善机构要求"裸捐"近10万元，工作人员婉拒了这笔捐款。（摘自《扬子晚报》2011年5月10日）

问题：

1. 慈善捐助有没有底线？
2. 为什么要坚持慈善捐助的底线？

评论：

1. 婉拒的原因及慈善捐助的底线

这位84岁老人每天生活费不超过2元钱，衣服都是旧的，生病从来不去医院，生活主要来源是捡垃圾；他行善成"痴"把捡垃圾得来的10万元钱裸捐，可想而知他怎么能尽到做丈夫和父亲的责任，他的慈善捐助已突破了个人的生活标准，也使其家庭生活难以为继，他当时的家庭状况是妻离子散。所以他的捐助受到工作人员的婉拒。慈善捐助的底线一般是要保证家庭普通生活有余，不能超过生活的底线。

2. 为什么要坚持慈善捐助的底线？

我们为老人的善举所感动，但这样的慈善捐助毕竟不具备可复制性，如果一个人连自己的生活都难以保障，又何以助人呢？如果对自己亲人都不爱护，又如何去爱护陌生人呢？自己的家庭妻离子散，助人又有何意义呢？慈善机构婉拒这位行善成"痴"的老人的慈善捐助，是很好地坚持了慈善捐助的底线。每个人都有慈善捐助的权利，慈善捐助能不能以一种合适的方式去拒绝这些人呢？既不能挫伤他们的自尊，又能让他们生活更美好，这或许，也是摆在当前慈善捐助面前的一大问题。

第三节 道德原则

对于个人利益的追求，究竟是恶的还是善的、是道德的还是不道德的，古往今来争论了两千多年。在这一点上，吴然著的《优良道德论》认为，一种行为是善还是恶，其实就是看它是否符合道德目的即道德终极标准，也就是道德原则。

一、利己的道德价值

"利己"，是追求个人利益，既保障社会生存发展，也能增进每个人的利益，这就是道德的终极标准，也是道德的利己价值。追求个人利益有三个层次。

（一）求生

人的最初级追求，就是求生欲，就是珍爱生命，"贵生"是中国古代儒道两家最基本的道德原则，两家都深谙养生之道。孔子活到73岁，庄子活到83岁，孟子活到84岁。"贵生"也，珍爱生命也。中国自古以来就认为珍爱生命是人生根本之道，是人生的一切，世界上的一切都是人创造的。珍爱生命能让一个社会成为健康的社会，若不珍爱生命这个社会将是一个什么样的社会呢？西方民主政治的最根本之道是"以人为本"、"维护人权"，法律审判的基本原则之一是无罪推定。

（二）自尊

高级一点的利己就是自尊，是一种希望受到别人尊重的心理，人都是要"面子"的，这是自尊的体现。要自尊，首先要自重，要自重，就要有所作为，所谓"作为"，就是要有所成就，有所创造，有所发明，干出一番事业来，别人才会尊重你。干出一番事业并非易事，要付出艰辛的努力，要付出代价。没有春风，哪来秋雨，阳光总在风雨后。只有艰辛努力，才能结出丰硕果实。但是能有所"作为"、有所"成就"、干出"一番事业"的人，从整体看毕竟是少数，其实只要能立足本职，踏踏实实做好自己的工作，坚持不懈，也会赢得人们尊重。公务员不要"门难进、脸难看、事难办"，不要能办的事不办，或一推了之。只要认真为群众办实事、办好事，群众能不尊重这样的公务员吗？清清白白做人，认认真真看病，病人能不尊重这样的医生吗？清清白白做人，认认真真教书育人，学生和家长能不尊重这样的教师吗？这些既是自尊自重的具体表现，也是个人奋斗的结果。可见利己、自尊、追求个人利益的道德价值是莫大的价值。它能充分调动每个人的潜能、创造个人价值，个人价值可以是精神财富，也可以是物质财富，有了财富，社会才能够蓬勃发展。涓涓细流归大海，它可说是一切财富创造的源泉，没有人的创造哪来社会进步。利己的价值不言而喻。

（三）自我实现

所谓自我实现就是充分发挥人的创造潜能，实现自己的理想、信念、价值观，是一种自我追求。一个人追求个人利益，表现在各个方面，追求金钱、追求名誉、追求地位、追求权力、追求美色，也相当于佛教所云"名、利、色、权"。一个人的最高级利己，就是实现自己的创造潜能，实现自己对社会最大的奉献。因此，自我实现是莫大的善。

综上，利己的道德价值在于珍爱生命，没有生命就没有人类，也就没有人类社会；利己价值在于自尊，没有自尊就没有个人奋斗，就没有个人创新、改革、发明，更没有社会财富的创造。高级利己是社会财富的源泉；最高级利己就是自我实现，就是实现创造潜能，奉献社会。

二、道德原则

《优良道德论》认为道德原则、道德目的、终极道德标准这三个命题是同一概念。为什么说是同一概念？我们现举以下两个实例，来说明道德原则、道德目的、道德终极标准是同一概念。

（一）例案

例1：

古特原是德国柏林有名的小儿科医生，来到美国后与两位爱尔兰人合租了莫菲的一间破旧阴暗的房子。莫菲是鳏夫，独自带着5个小孩艰难度日。有一天最小的孩子吉米突然生病，莫菲请古特医生诊治，古特医生由于未参加美国国家执业医生考试，未取得执业医生资格，为他人看病不合法，从而婉拒了莫菲。但古特为莫菲请了一位意大利籍执业老医生，不料经其治疗后孩子病情反而加重，莫菲非常焦急。于是古特又替他请了另一位医生，因上次看病莫菲的欠款未付清，这位医生坚持先付款后看病。古特只好在法律与道德处于两难境地的情况下，毅然选择了抛弃个人前途、不顾行为已属违法，救治濒临死亡的孩子，义无反顾地投入对病危吉米的抢救中。经过十天十夜不眠不休的抢救，小吉米终于度过危险期。然而在小吉米可以下床的那一天，由于意大利裔老医师告密，古特医生被警方逮捕，此事在街坊中引起了强烈反响。古特被审讯那天有100多人未上班、不约而同来到法庭，把法庭挤得水泄不通。法官惊讶地望着蜂拥而至的人群，开始庭审。法官问道："有罪还是无罪？"古特医生还没来得及回答，100多人同声回答："没有罪！" "肃静！"法官呵斥道，指着站在古特医生背后的莫菲说："你说说看。"于是莫菲开始叙述事情发生的经过。法官专心听着，并环视周周人群。莫菲最后说："我们来到这里就是想保释我们的医生。如果他被判坐牢，我们已经凑了钱；如果他因挽救一个小孩生命被判罚金，我们已准备好68美金了。"法官面带微笑站起来，举起法槌敲向桌面说："古特先生，您违反了法律，"接着又说，"原因是为了要遵循另一个更高的法律。因此我判你无罪！"这就是1935年1月24日该案在美国纽约市第二高等法院开庭的情况。

这个更高的法律是什么？就是维护人类健康，保护个体生命，拯救个体生命，生命大于一切，救命大于一切！这是最高的法律。

例2：

康德说过这样一个例子：一个凶手正在追杀一个好人，一个人目睹了这个好人藏在什么地方，凶手追到这里，就问这个人"被追的那个人在哪儿？"这人此时面临两难境地，你是要"诚实"，还是要"救人"？"诚实"和"救人"都是道德规范。要是诚实就告知凶手"被追杀人躲藏地"，这样，就救不了人，反而害了人。要是想救人，就得欺骗，放弃诚实，两者不可兼顾。应作何选择？康德的答复是：要诚实。因为诚实是"绝对律令"。

例1提示法律与生命的关系。

例2提示诚实与生命的关系。

(二) 诠释道德原则

道德原则、道德目的、道德终极标准是同一概念。

这两个例案提示都与生命有关,生命比人类社会一切东西都重要,所以说救人救命是最高法律。救人利人是正价值,害人是负价值,救人是道德的最终目的、道德的最终原则,也是道德的终极标准,所以说三者是同一概念。

(三) 道德终极标准

1. 道德终极标准

新伦理学认为,道德目的即道德终极标准是保障社会生存、发展,增进每个人的利益。

2. 道德诸标准的适用范围

(1) 道德诸标准的适用范围有所不同。道德终极标准是"一总两分",即一个总原则两个分原则,这些原则适用范围有所不同。像"无私奉献"、"自我牺牲"仅仅适用于自我利益与他人利益发生冲突的场合。在利益一致的时候,还"无私奉献"、"自我牺牲",就是不应该的。"无私奉献"不是一个常规的道德原则,是一个例外的、偶尔的道德原则。

(2) 常规的道德原则。常规的道德原则是"为己利他"。"为己利他"是一个恒久的道德原则,因为人和利益一致是恒久的。但是,"为己利他"不是绝对的,仅适用于利益一致的情况。利益冲突时候,不是"无私奉献"、"自我牺牲",就是"损人利己",不可能"为己利他"。

(3) 绝对的道德原则。道德终极标准是"保障社会存在和发展,增进每个人的利益",在任何场合都适用。在利益一致时适用,表现为不损害一个人的利益地增进每个人的利益,主张为己利他;在利益冲突时候也可以适用,表现为最大利益净余额,主张牺牲少数人的利益和无私奉献。所以道德终极标准才是绝对的道德原则。

(四) 市场经济的道德原则

1. 市场经济的概念

商品经济的发展催生了专门提供商品交换的场所,称为市场。商品价格的调节主要是市场的供求关系,当市场的商品供大于求,价格就便宜或商品滞销,长期如此就会出现经济危机。供不应求就会出现商品紧张,价格上涨,长期如此就会通货膨胀,影响群众生活和社会稳定。另外,商品质量太差,产品长期不能更新换代,也会导致商品滞销或积压。商品生产管理者、经营者、生产者只有在生产过程、生产方式、方法上不断改革创新，促进科技进步、提高管理水平、提高道德水平，使生产技术精益求精，才能使产品新颖别致、质量上乘，赢得消费者的青睐，从而推动生产力发展，推动社会进步。

什么是市场经济？各部门生产的商品通过市场进行商品交易，这种经济贸易形式简称市场经济。现代"市场经济"概念很广，小到农村集市贸易，大到大型国际贸易，如中国进出口商品交易会（简称"广交会"），从20世纪50年代开始，一直延续至今，在推动我国对外经贸和文化交流上起到了很大作用。其形式也多种多样，有传统形式如摊位、单一商店（如茶庄），及商品综合店如大型超市等。随着社会经济、文化、科学、技术的发展和进步，市场经济内含的覆盖面更广了。如消费品市场、生产资料市场、金融市场、劳务市场、技术市场、信息市场、房地产市场等，市场经济的成熟决定着社会的进步，人民的安康幸福和国家的稳定。市场经济是商品生产的产物，它的规律由市场供求关系决定。商品的质量及价格由市场调节而不断趋向合理、成熟。优胜劣汰也促进着科技进步和科技创新、管理的完善并推动社会进步，促进着社会文明和全民道德水准的提高。

2. 市场经济的特点

（1）市场经济是商品生产和商品经济的高级阶段。

（2）市场经济是民主法制经济。没有真正意义上的民主，能有法制吗？没有真正意义上的民主与法制，必然出现长官"指令"大于"法"；各级官府"红头"文件大于"法"，甚至违法也大于"法"。在人治国家，这是司空见惯，见怪不怪的现象。只有真正意义上实现民主与法制，才会有真正的市场经济；只有真正的市场经济才能促进社会、经济、文化、科学和政治经济制度的进步和完善。

（3）市场经济高度竞争性。市场经济优胜劣汰，具有高度竞争性。它是商品的竞争、人品道德水平的竞争、科学技术的竞争、科学管理水平的竞争。

（4）市场经济利己利他，公平交易。

（5）市场经济是社会的杠杆。它的成熟与发展带动了社会进步与文明、人民安康与幸福、国家富强与稳定、公民道德水准的提高。

（6）市场经济是以私有制为主体。官商经济进入市场，它是国家垄断经济，"只此一家别无分店"，所以缺乏民主法制，缺乏竞争性，缺乏公平交易，也不可能起着社会杠杆作用。只有利己利他，才能保持市场经济的发展生命力。

3. 市场经济的规律

市场经济可概括为一个目的、两种手段、两大类型。一个目的是利己，两种手段是既可以利他，又可损人；两大类型：为己利他和损人利己。英国经济学家亚当·斯密说："市场经济是一个非常奇特的经济，每个人都是为自己出发，但是，有一只'看不见的手'使得从利己出发行为的整个过程，完全是造福社会和他人的，使社会蓬蓬勃勃发展起来。"市场经济行为从多数来看，为己必利他。市场经济从少数来说，为己可以损人。但就多数行为来说，为己必利他，是市场经济规律。

4. 市场经济的道德原则

（1）市场经济道德原则为己利他。根据上述论述，市场经济可能有两种行为，多数是为己利他，少数可能损人利己。用道德终极标准来衡量为己利他是符合道德终极标准的，因此它是市场经济行为，也是市场经济的道德原则；损人利己不符合道德的终极标准，因此它不是市场经济行为，不是市场经济道德原则。

（2）无私奉献的雷锋精神不是市场经济道德原则。无私奉献、雷锋精神，在某种意义上来说，它是人类最崇高的美德，它是最好的、最优良的道德原则，但它不是利益一致时的道德原则，更不是市场经济的道德原则。马克思说："商品是一个天生的平等派。"马克思从资本主义的细胞——商品开始研究资本主义经济，总结资本主义经济规律和社会规律，得出了上述高度概括的结论。这说明市场经济是等价交换、公正经济、法制经济，不是无私奉献、雷锋精神。例如，理发，你给我钱我给你理发，你不给我钱我就不给你理发。这是常识，合情合理，这就叫市场经济。相反，我动了恻隐之心，学习雷锋无私奉献，给你理发，不要你钱，这种精神可喜，但不是市场经济行为，是做好事，助人为乐。每年3月5日全国开展学习雷锋日，在这一天，全国城乡组织解放军官兵和大中专学生免费给人理发、修家用电器、提供各种咨询。这更不是市场经济行为，是政府倡导的社会行为，是树新风做好事。

（3）无私奉献、学习雷锋精神是市场经济的朋友。因为从事市场经济的人，还有大量非市场经济行为，在非市场经济领域里，做了很多的好事、善事、义举和创建各种慈善事业，他们都有一个共同的声音就是"取之于社会，回报于社会"。也可以说市场经济是社会财富的中转站，从社会中来又回到社会中去，这也是市场经济的规律。香港著名富豪邵逸夫在全国各地各级各类学校都建有"逸夫图书馆"、"逸夫科技楼"、"逸夫教学楼"。在内地由于市场开放迟缓、市场经济不发达，真正靠勤劳致富的是少数人，这些人也做了不少善事、好事，如著名作家张贤亮经商致富后资助了很多贫困大学生，兴建了一些希望小学。真正在市场经济中发展起来的"富商"，"为富不仁"者毕竟是少数。市场经济领域和市场经济领域之外的行为，虽然内容不同，但都是人际交往和社会活动，都要遵循"做好人，才能做好事"这一基本行为规范。可以这样说，市场经济之内的行为是被市场经济之外的人格所左右的。所以说无私奉献、雷锋精神不是市场经济的道德原则，但是它是市场经济的人格保障。市场经济的道德原则是为己利他，市场经济的人格保障是无私奉献。

5. 市场经济的举例说明

彭家岭村地处广西壮族自治区桂林市七星区，有8个生产小组，村民2 000多人。从2006年12月至2007年7月间，桂林市国土局共从彭家岭村和邻近黄莺村征地946亩，征地理由是城市发展需要。所征村里的土地以每亩15.2万元的价格卖给了桂林市国土局土地储备交易管理中心。当时因过半数村民不同意，桂林市七星区政府作了帮助村里修路、通自来水，给村里集体征地经费补偿的承诺，但这些承诺后来都没有兑现。征得的土地当时没有推向市场，被囤积起来，事隔3年多，2010年9月以每亩264万元出售，比征收价格提高了17倍。请看彭家岭村村民怎么说：土地是连哄带骗被征走的，当年征地时，组长和村民代表被关在一个房间，签字时先给每人支付5 000元奖金。至于土地价格，"政府出了公告，15.2万元一亩，没得谈"。后来又发现其中50.6亩土地政府没有办任何手续，等于政府盗走了农民50.6亩土地，我们的土地什么时候被政府盗卖了？彭家岭村村民又说，经过历年的拍卖，他们手中的土地从最初的2 000多亩，现剩下已不足百亩，这些仅剩的土地是村民的生计来源。2004年起，由于强征、盗征土地引发的群体性事件在桂林不断发生，最大一次是2011年1月，全体村民不同意交地，先后出动1 000多村民推倒了一宗土地上已砌起来的围墙，又拿走了另一宗工地上的施工设备。村民说："是政府违约在先，我们并不是瞎闹。"开发商也是受害者，他们首付给政府款项70%，计7亿多元，但政府不能如期交土地，他们还要每天付给银行利息，损失超过10万元。桂林市卖土地是在市长办公会上定的，每年都有指标任务，国土局负责执行，而征地是所在区的事，出现问题谁都不负责，互相推诿。（摘自《经济观察报》2011年5月20日）

问题：

(1) 政府买卖土地是什么行为？是否违反了市场经济法规？

(2) 政府利用"红头"文件（即本文的公告）公然强征、盗征农民的土地是什么行为？这种"红头"文件是否违法？

（3）权力为什么能进入市场？权力进入市场所带来的后果是什么？

（4）权力进入市场道德吗？权力进入市场是否违反道德健康？怎样维护市场经济道德健康？

（5）如此重大的违法强征盗征农民土地，各级各类公务员没有一个受到处理，这是为什么？失去1 900多亩土地的2 000多村民生活难以为继3年多，为什么没有任何一级政府过问？直到被媒体曝光后，桂林市才于2011年3月份被国家国土资源部列为广西壮族自治区两个重点督查的城市之一。

评论：

（1）土地是不是商品？土地是自然形成的，自然存在的，它是人们赖以生存的生命源头，它的形成可追溯到亿万年前的地球演变，直到45亿年前地球形成。地球形成是漫长的，也是很艰难的。中国宪法规定土地属国家所有，根据有关法律规定农民可以承包国有土地维持生计，从这一方面看，各级官员随意捏造原因强征乱征农民承包的赖以生存的土地道德吗？这种行为是否违法？他们囤积土地3年多时间，获利17倍，没有任何一级政府职能部门干预或惩罚这些参与违法的人员，这是为什么？

（2）截至2008年3月8日，我国共拥有国家有效法律229部，国家有效的行政法规近600件，地方行政法规7 000多件，这7 829部件国家和地方法规都不能约束国家各级各类公务员严重违法损害广大群众利益，也未让相关违法人员受到有效惩处；人民政府为人民，这样的人民政府是为人民吗？不为人民而又达到了违法的程度，又该怎么办呢？这是目前的大课题，值得深思。

（3）怎样看待"红头"文件？所谓"红头"文件，就是各级政府根据实际情况发出指导性意见，指导当前实际工作，这种文件开头是用大的印刷体正楷红字印刷在文件的最上面，后来就简称"红头"文件。从村委会到各级政府及所有职能部门都有"红头"文件不定期出台；现在不但政府及职能部门发，各单位也发，发得很多很滥，有一些是错误甚至违规、违法的，例如本文所提及的桂林市强征农民土地，囤积以敛财，不但是"红头"文件，还用公告形式张贴。中国自古就有"国有国法"、"家有家规"、"无规矩，不成方圆"的法制观念。现在一些"红头"文件有很大随意性，体现长官意志和践踏民意，本文所提及的桂林市就是典型代表，怎样避免错误或违规、违法的"红头"文件出台，值得深思。

（4）政治改革势在必行。从桂林市政府利用权力强征、盗征农民土地并囤积3年多，每亩获取暴利17倍之多。人民政府为什么能这么为非作歹，而无人管束呢？可见中共中央十七届五中全会提出的"积极稳妥推行政治体制改革"这个提法符合国情，顺应民意。

"由于政治体制改革没有跟上，权力缺乏制衡，今日中国的公权腐败已经让社会难以忍受，成为让全民感到剧痛的社会癌症。权力进入市场，参与或控制了市场交易，就不可能有公平。腐败、不公平交易，使得社会财富向有权力的人集中，贫富差距越来越大。由于行政权力过度干预经济和社会，底层百姓提高社会地位的通道堵塞大半，社会阶层趋于固化。近30年经济发展虽然很快，但原有的增长方式不可能持续。而增长方式难以改变，其深层原因还是政治体制。以上种种，使得群众不满情绪日益增加，群体事件此起彼伏，社会矛盾已经相当尖锐。""民主化、市场化，是浩浩荡荡的世界潮流，也是中国必须完成的两项任务。今天，市场化已有了一个框架，而离民主化还有遥远的距离。今年是辛亥革命100年，也是中国共产党成立90周年。在历史的紧要关头，我们的先驱作出了重大选择。建立民主制度是先驱们百年来的梦想。我们在纪念这两个重大节日的时候，也得有前人那种勇气：把民主化大胆地提上日程，把先驱们的梦想尽快变成现实。"（摘自《炎黄春秋》2011年第1期）

第四节　道德评价

一、海因茨买药两难故事

（一）海因茨买药两难故事简介

有位患癌症的妇女，医生认为只有一种药可救她。这种药成本高，制药师又以高于成本价10倍的价格出售，一剂2 000美元。患病妇女的丈夫海因茨东借西凑，仍缺药费的一半，他请求制药师便宜一点或赊账，待过些日子偿还，药师拒绝了，于是海因茨便偷取了此药，海因茨应该偷药吗？

（二）海因茨买药两难故事引起的道德评价问题的探索

1. 从道德法制观念来看

海因茨偷药是不应该的，如果大家都因没有钱买药而又很需要这种药，怎么办？都去偷药，而且还都认为是对的、是应该的，那这样的社会秩序会变成什么样的社会秩序呢？可想而知，是涣散、无序、无法无天的社会。"我卖你买"是市场经济的正常交易,"你认为贵了,可以不买","也可以讨价还价得到互相都能接受的价格",这是无可争议的市场经济规律。

2. 从思想境界来看

思想境界是一种思想意识,是上层建筑,是建立在经济基础上的,经商者经济基础好,有较好的思想境界如"同情心"、"互助性"和"正义感",这也是人性最基本的优点,他可以便宜一点卖给海因茨、赊给海因茨或资助海因茨。但若经商者经济基础差,本身的经营收入水平也较低,要他负责或便宜卖药给海因茨,就会损害他的利益,这也不符合道德标准。

3. 从道德、法律、思想境界与宽容和理解的相互关系来看

思想境界是个人道德水平高低的范畴,法律是国家制定的最低的道德标准,突破了这个标准就要受到惩治,海因茨偷药如果卖药者不提起诉讼,表现了大度、理解和宽容,这是人性优点使然。如果卖药者发现药物被偷后,提起诉讼,在法制社会这也是理所当然。从这可以看出,宽容和理解在处理一些复杂问题时,具有很重要的价值。

二、道德评价概述

(一)道德评价的概念

道德评价是对道德评价对象的道德价值的判断、认识、意识的过程。道德评价通过鉴别善恶来形成一定的社会舆论和内心信念;通过名誉和良心的具体形式来影响人的行为,转化为道德行为和道德品质(伦理人格),同时也是转化为良好社会风尚的杠杆,对整个社会道德行为和道德风尚起着保障和维护作用。

(二)道德评价的意义

道德评价是对评价对象行为的判断、认识和意识的过程。它包括:认知道德评价,是对人的行为道德价值的认识;情感道德评价,是对人的行为道德价值的心理体验;意志道德评价,是对人的行为价值的意志反映。

举例说明此问题。看了某企业偷偷往河流排放未经处理的污水的报道,人们会产生种种心理反应:认为这是利令智昏的缺德行为,顿生愤慨鄙夷之情、突发谴责追究之心。这则对未处理污水报道的"知、情、意"都包括了:"认为这是利令智昏的缺德行为"是对该行为道德价值的认识,是认知道德评价;"顿生愤慨鄙夷之情"是对该行为道德价值的情感体验,是情感道德评价;"突发谴责追究之心"是对行为道德评价的意志反应,是意志道德评价。

这就是道德评价"知、情、意"的具体内容及意义。

（三）道德评价能力发展规律

1. 从"他律"到"自律"到"综合"

（1）他律。幼年儿童时期道德评判受自身以外的价值标准支配，盲目服从权威，所谓权威就是家长、老师和所知道的书本知识，将规范绝对化，只重视行为后果，不重视行为动机；将惩罚看作天意、报应。这种道德判断称为他律道德。

（2）自律。青少年时期，随着年龄增长，知识水平的提高，道德判断逐步由自己的道德价值标准所支配，不盲目服从权威，强调公平和公道，注重动机，惩罚应以让犯错者认识过错为目的，这种道德判断称为自律道德。

（3）综合。成年时期年龄跨度比较大，包括三十而立、四十而不惑、五十而知天命等。这是粗略的人生坐标，概括了成年后的人生历程。随着年龄的增长、视野的开阔、经历和阅历的增长，道德判断，会既考虑动机，又考虑后果；既强调公平、公道，又实事求是，合情合理；既包括他律，也包括自律，更包含着综合判断能力；使道德判断能走出某些误区，更趋于人性化。在道德价值评判方面更有驾驭的能力。上述的道德判断能力称为综合判断能力。

2. 从"对人"到"对己"到"纵观社会"

道德评价能力总是从评价别人开始，逐步发展到评价自己和纵观社会。

（1）"对人"。小学生自我意识水平较低，不会将自己作为评价对象，只会对他人行为作出表面性评价。到中学，随着自我意识迅速发展，开始关心自己的内心世界，自我评价能力也逐步发展起来。

（2）"对己"。成年以后经历、阅历逐渐丰富，自我意识水平不断提高，内心世界也厚重而多彩，道德评价也从"对人"发展到"对己"。

（3）"纵观社会"。纵观社会是一个人的一种新的道德评价境界。这也是黑格尔提出的"正反和"三段论。人最早接受的是正面教育，包括小学以前，这是人生的"正的阶段"。到中学阶段开始产生逆反心理，20多岁接触社会时会觉得世界的一切都不尽如人意，觉得生活中充满着丑陋、猥琐、卑鄙和欺诈，这是人生过程中特有的苍凉，人必然表现出一种反弹，觉得世界一片惨淡，这是人生"反的阶段"。30多岁经历失败与挫折，成功与希望多了，自我意识有了新境界，心境也平和了，这是人生的"和的阶段"，中国古代的一个至高的行为标准是"中庸"之道。"中"者"和"也，也就是当今所说的"和谐"、家和万事兴、和能兴邦、和能治国、和能生财。"正反和"三段论，是对人生的哲理性概括，也是人生道德评价对"对人"—"对己"—"纵观社会"的概括。

3. 从"片面"到"全面"到"升华"

（1）"片面"。初中生的道德评价，有很大的片面性，易受情境和个人情绪影响，爱作绝对、肯定或否定的评价，易受一时一事的偶然因素影响而简单作出评价。

（2）"全面"。高中以后逐步学会全面客观地评价他人与自己，也能根据行为产生的原因和动机以及行为表现的性质与后果等诸多方面情况作出较为全面、客观的评价。

（3）"升华"。成年以后人生道德发展规律从而立到不惑、到知天命、到耳顺、到从心，从而达到知言、知礼、知命，这是人生三个境界。

1）知言。在与人交往和读书中了解社会，了解他人。

2）知礼。尊重他人、理解他人，多一分尊重就少一分报怨。

3）知命。基本能做到不怨天，不尤人，不为外物所动。是更高的道德境界，也是孔子所说君子之境界。认清了"内"和"外"，明白"荣"和"辱"。"内"指内在的完善，合乎大道的追求。"外"指外界的评价。"荣"指名誉、地位、财富。"辱"指挫败、挫折、冤屈、毁谤。人生的成长就是内心在历练中逐渐强大，把外在的东西变成内心的能量，这是辩证的统一。道德升华是一种心境，更是一种境界，"海到尽头天做岸，山登绝顶我为峰。"只有建立内心的价值体系，才能把压力变成生命的张力。"人生有情泪沾臆，江花江水岂终极。"同样，道德升华也无终极。

（四）道德评价的标准

1. 道德评价的标准是要符合道德终极标准要求

道德终极标准也就是道德原则、道德目的，它分为道德终极总标准和两个道德终极分标准。

（1）道德终极总标准：增进全社会和每个人的利益总量。

（2）在人们利益发生冲突而不能两全的情况下，应按道德终极分标准之一："最大利益净余额"原则，即牺牲"小我"，成就"大我"的"无私奉献"或称"无私利他"的原则行事。

（3）在人们利益不发生冲突，可以两全情况下，应按道德终极分标准之二：不损害一个人地增加每个人的利益，要公平、公正行事。

2. 道德评价的标准举例

《优良道德论》举例摘要如下：

例1：

吴如是"全国五一劳动奖章"获得者、"全国劳动模范"。他20多年义务为矿上回收浮煤累计价值六七百万元，应得奖励20多万元，却一分不要，被平煤职工公认为"金牌矿工"；他在平煤一线工作25年，下井7 500多次，所带班每次都安全升井；他只上过3年小学，却写出了两本有关煤矿安全的书籍；一辆自行车使用了17年，家中只有一个亲戚送的旧彩电，全家25年居住在20平方米破旧的平房中，却资助了困难工友和学生1.5万元……

例2：慰问金引起的热议。

2006年5月1日，河南省人大常委会副主任、省总工会主席李志斌慰问平煤集团职工时，给"金牌矿工"吴如送上了5 000元慰问金。吴如领到资金后打算捐给矿上，李志斌了解上述情况后，制止了他，对他说这是慰问金，一定不能捐，并布置了花钱任务，"第一要买一台新彩电，第二要买一辆新自行车，剩下的钱给你爱人买几件衣服，矿上可要监督落实的！"发生在河南省平煤集团的这件事，引起了当地干部及职工的热议，也由此引发了人们对劳动模范的奉献精神与善待劳动模范的新思考。省总工会主席给劳动模范布置"花钱任务"的消息传出后，也引起了社会热议，当地媒体就此举行座谈，会上市民代表普遍认为劳动模范奉献社会与享受生活应该并行不悖。

评论：

这个例子把道德评价和道德原则结合了起来。

（1）对照道德终极标准。道德终极标准（也就是道德目的）"是保障社会生存和发展，增进每个人的利益"。道德终极总标准：增进社会和每个人的利益总量；道德终极分标准之一是最大利益净余额；道德终极分标准之二是不损害一个人地增进每个人的利益。如此对照，吴如所作所为既不符合道德目的（道德终极标准），也不符合道德终极标准的"一总两分"标准原则。所以河南省总工会主席李志斌同志规定花钱任务，制止其把慰问金再捐出，做得既合理又合情，合"理"是符合道德原则，合"情"是符合人之常情。

（2）25年全家居住在20平方米的旧房里。为什么拥有这么高尚情操的人，25年无私奉献，全家人仍住在20平方米的旧平房中？可以说，全国各级各类公务员没有一个人，全家住在20平方米的旧平房中长达25年之久，如果全国各级各类公务员都向吴如学习，25年住在20平方米的旧房中，现在全国中低收入水平的群体住房难、住房贵的问题应该就不存在了。为什么吴如25年住在20平方米的旧平房，就没有矿上领导像李志斌同志那样作出硬性规定，给劳动模范改善一下居住条件和生活条件，为什么所提倡的一般人根本做不到的，同时提倡的人自己也做不到的"苦行"、"寡欲"却要强加于劳动模范身上？使之成为"高、大、全"般的"圣人"，使广大群众望而却步，这样提倡和宣传又能有什么效果呢？1993年8月世界宗教会议的《走向全球论理宣言》把基督教的"博爱"思想、佛教的"慈悲"观念、中国孔子的"己所不欲，勿施于人"及"仁者爱人"的行为准则称为黄金法则，这是很实际的、切实可行的劝人行善的道德思想、观点和行为准则。

三、道德评价的形式

自己对他人或他人对自己的道德行为的评价是名誉，自己对自己行为的道德评价是良心。道德评价的具体形式就是这两种。

（一）道德的名誉评价

名誉是相互评价的结果，是相互给予的；当一个人的行为符合道德要求，具有正道德价值，便会从社会或他人那里得到良好的名誉。

1. 名誉推动人们遵守道德

得到荣誉、名誉便会体验到巨大的快乐；反之如果行为违背了道德要求，具有负道德价值，那么便会从社会或他人那里得到坏名誉，受到舆论的谴责，心灵将受到耻辱的折磨。这样，名誉和耻辱给行为者的巨大快乐或痛苦，将极有效地推动行为者遵守道德并阻止行为者违背道德。

2. 名誉增强人们的道德义务感

作为道德评价的社会舆论，在人们社会生活中会形成一种道德风尚。日常生活中所谓的"舆论的谴责"、"舆论的压力"等就是指这种力量。"众人所指，无病而死"、"众口铄金"、"人言可畏"等话语，说出了名誉——道德评价的社会舆论是"可畏"的评价力量。所以它对人的行为起着极大的评价、指导与促进作用。促进人们自觉或不自觉反省，增强道德义务感和责任心。

3. 名誉能激励人们积极向善

追求名誉是一种激励人们积极向善的内在心理机制；希望别人是好人是名誉的外部原因、根源、原动力。例如一个人总希望和人品好的人交往，不希望和人品坏的人交往。人们在一个单位工作总希望有一个廉洁奉公、公平公正的领导，而不希望是一个贪污腐败、瞒上欺下、欺压百姓的领导，前者对己有利、后者对己有害，这也符合道德终极总标准，即增进社会和每个人的总利益。

4. 荣誉是推动人们创造价值的动力

从质上看一个人要满足荣誉心、荣誉感，必须得到社会和他人的赞扬；

而要得到社会和他人的赞扬，必须有所作为，有所贡献，有所成就。从量上看，一个人得到社会和他人赞扬的程度，荣誉心满足的程度，显然与他所作出的贡献、所取得成就的大小成正比。所以不论从质上看还是从量上看，荣誉心、荣誉感是推动人们自强自立、有所作为、取得成就、创造价值的动力。

5. 名誉是每个人的利益根本

每个人的一切利益都是社会和他人给的。每个人能从社会和他人那里得到多少利益，取决于社会和他人的毁誉，所以名誉便是每个人的利益根本。"名利"一词由"名"和"利"组合而成。人只要生活在社会之中，几乎都有极为深重的名誉心，又称荣誉心、荣誉感、名利思想。

6. 珍惜荣誉是道德行为的保证

耻辱作为荣誉的对立面是社会对不道德行为的贬斥和否定。知羞耻和耻辱能使人内疚，使人行为能向得到荣誉的方向转化。孟子指出"羞耻之心，人之善端"；马克思指出"耻辱是一种内向的愤怒"；俗话说"浪子回头金不换"。从"内向愤怒"到"人之善端"从知耻辱而能内省到"金不换"的人生大逆转，可见荣誉是通过羞耻心在起作用。

名誉、荣誉是人的根本利益，如果一个人名誉很差，就会失去人们的信任，可以说寸步难行，更谈不上有所作为，这样的人必然会被社会唾弃。一个人不可能是完人，也不可能是圣人，错误和缺点甚至不道德行为在所难免，但若能知羞耻、知内疚、勇于直面、善于反省、珍惜名誉，便能弘扬荣誉心，增强道德义务感和责任心，自强不息，不断为社会作出贡献，争取更大的荣誉。总之，名誉具有价值，它能使人遵守道德，从而保证社会的存在和发展，促进人们奋发有为、取得成就。

7. 道德荣誉评价的概念

综上所述，道德荣誉评价概念，概言之是自己对他人，或他人对自己的评价结果。好名声、坏名声都是自身思想意识（品德）和行为表现对他人、集体及社会影响的结果（道德），也就是通常所说的口碑。对个人利益影响很大，所以一般人很在乎社会舆论的道德荣誉评价。

（二）道德的良心评价

良心具有使人遵守道德规范的作用，遵守道德规范能实现做好人的目的。一个人的行为符合道德，具有正道德价值，则会喜悦和自豪；反之违背道德，具有负道德价值，则会产生内疚感和罪恶感，也会遭受良心谴责的痛苦折磨。良心方面通过产生自豪感和良心满足的快乐推动行为者遵守道德；另一方面通过产生负罪感和良心谴责的痛苦,阻止行为者违背道德,以便从这种痛苦中解脱出来。

1. 道德良心评价的概述

(1) 概念。良心是自己对自己的行为的道德评价,是内在的心声,良心起源于做好人的道德需要。

(2) 良心的形成。良心不是生来就有的,而是起源于社会和他人的褒贬。弗洛伊德认为良心起源于自己对父母、养育者、教师、领导、党团、国家、舆论等权威的赏罚和恐惧。逐渐地,这些外在的权威便成为自己内心世界的一部分,所谓良心就这样形成了。它是上述外部权威影响下内化出的两个自我,一个是评判者自我,一个是行为者自我。行为者自我是在评判者自我指导下按良心行事的,以追求荣誉,否则就会出现异化的自我。异化自我不属于良心范畴。

(3) 良心与名誉的区别。良心和名誉是道德评价的具体形式,名誉是外部的人们互相评价,名誉有双重性,既有正价值,又有负价值。名誉能使人遵守道德,保障社会存在和发展及推动人们奋发有为、取得成就;也能使人假装遵守道德,欺骗社会和他人,骗取名誉,轻则称之为沽名钓誉,重则称之为欺世盗名。例如袁世凯得到了民国大总统职位后,虚荣心膨胀,弄虚作假,逆历史潮流而动,复辟称帝,只做了83天的"洪宪"皇帝,便在全国人民的声讨和唾骂声中寿终正寝,后人称之为窃国大盗。"良心"使人遵守道德的力量是纯粹、无副作用的,但它有自我异化和自我实现两种形式:前者放弃自我,违背自我意志屈己从众获得名誉,已不属于良心的范畴;后者坚持自我,按照自己的意志最终获得名誉。有人说名誉是可能错判的,良心则是从来不会错判的。

2. 道德良心评价的作用

(1) 良心评价的巨大自省作用。

"文革"期间,某下放知青争取"上调"城市,但在生产队只有普通的劳动,要想作出惊人成绩很难,要想回到城市只是妄想。于是他异想天开做出大胆行动,深夜到一个农民家的养猪棚纵火,自己则跳入大火中救猪,结果猪被救出,火也被扑灭了,自己受了轻伤,在当地传为佳话、美谈,在群众中也有极好的口碑,不久该知青就被推荐上了大学。因没有酿成很大的火灾,有关部门没有及时调查起火原因,所以此人没有受到不利的影响。

"文革"结束后很长时间,他受到良心的谴责,自己写文章谈到"文革"造成的人性扭曲,说到上述事件,他很是内疚、具有负罪感,可见良心与名誉不一样，良心是纯粹、无负面作用的，而名誉既有正面价值也有负面价值，它会使人遵从道德，也会使人违背道德。

(2) 良心评价对人类社会发展有巨大的推动作用。

1) 良心能消解名誉的副作用。"人生自古无死，留取丹心照汗青。"这是文天祥为了民族气节宁可舍弃自己生命的写照，如果他自我异化屈已从众，得到不该得到的荣誉，他会惭愧、自责或怀有负罪感甚至抱憾终身，这样也就不会存在令他为之自豪的"留取丹心照汗青"了。前面所述的知青救猪灭火，亦是如此。

2) 良心有强大的人格震撼力。它可以使昧着良心的人能改弦易辙而追求正义、创新、自我实现甚至改恶从善。所以先哲盛赞良心却很少盛赞荣誉。"良心发现"是民间对人们自我醒悟的常见评价。一个人不应该昧着良心追求虚荣，而应该凭着良心追求名副其实的荣誉。

3) 良心评价是坚持真理的支柱。哥白尼的"天体运行论"在诞生过程中不断受到宗教和神学的诋毁和人身攻击。但他坚持自我，坚持自己对宇宙天体运行"日心说"的观点，后来天体运行科学理论最终被科学观察所证实，赢得了社会承认和赞誉，哥白尼也成为世界上公认的最有价值的人之一。他的理论不但推动了天文学的发展，也带动了整个实验科学的创立和发展。所以说，良心评价对人类社会发展有着巨大推动作用。

第五节　道德健康的表现

一、智慧

(一) 概述

中国古代文化中的"智"、"仁"、"勇"，"智"为"智慧"，"仁"为"仁义"，"勇"为"勇敢"，并称"三达德"。

孔子曰："知（智）者不惑。"孟子曰："是非之心，智也。"

能明辨是非者，智也，只有明辨是非才能不惑，不惑的主要表现是判断能力，这两者是辩证关系，互为因果。中国古代先哲们曾说："智出于明。""智，烛也。"前者指出明乃是智的基本要求，明是非之智，乃是人们道德活动中不可缺少的理性，古人常合称明智，人们只有明智才能保持清醒、理智的头脑，养成理智的品格，克服自发的情感或盲目的冲动，才能对人对事采取正确的态度和行动；后者是形象比喻，将明智之德比作人生道路上的明烛，也就是指路明灯。孙中山曾说："军人之智，在乎别是非，明利害，识时务，知彼己。"

（二）德智与才智的关系

实际上智慧可分为道德智慧即德智，以及非道德智慧即才智。若一个人仅有德智，那他虽有利人的良好动机，却未必会有良好效果。要有良好效果，还须具有才智。才智是利人良好的手段、方法和途径，一般来说一个人才智越高、利人越多，才智低、利人也就少。但若一个人仅有才智而缺少德智，不仅不能利更多人，还可能害更多人。所以，德国唯物主义哲学家路德维希·费尔巴哈说："一个人愈是伟大，就愈能有利于他人，也愈能有害于他人。"一个人仅有德智，则只知利人，不知如何利人；仅有才智，既可利人，又可害人；只有德才兼备才能做到既有利人动机又有利人的效果，既利人，也不害人。德才兼备很难为，德智不仅要德行，即一个人行为端正，而且要有德慧，即聪慧，不仅要有孙中山先生所说"别是非、明利害、识时务、知彼己"，而且要在千变万化的人际交往和社会适应性上有高超的处世艺术、应变能力，更要有妥协谦让的姿态，有人说妥协是最大的智慧，世间事哪有不妥协能办成的？怎样妥协是一种更大的智慧。

二、诚实

（一）诚实的概念

诚实就是"实事求是"，如实反映客观情况。诚实是为人做事的最起码、最基本的道德品质，它是道德体系中的母德，是一切道德规范建立的基础，失去诚实，整个道德体系就要动摇。孔子认为：管理国家的三条原则，即粮食足、军备足、老百姓信任政府。这三条原则孔子认为前两条可以去掉，但信任不可去掉，实际上政府有老百姓的信任支持，就可以产生粮食和制造军备，可以众志成城；若失去百姓信任，政府就会失去支柱。孔子这一观点是很有远见卓识的。

（二）诚实的价值

诚实是维系人际合作、保障社会存在和发展的基本纽带。诚实的反面是欺骗，英国哲学家、实验科学的始祖弗兰西斯·培根指出欺骗的三种害处："第一，说谎者是虚弱的，他们要随时提防被揭露。第二，伪装使朋友迷惑，失去合作者。第三，说谎使人失去人格——毁掉人们对他的信任。"接着告诫人们"明智的做法是努力树立真诚坦荡的形象"。可见诚实使人心胸坦荡、赢得友谊，获得社会、他人的认可和信任。

（三）诚实不能简单化

（1）正确理解、准确把握诚实。如何正确理解和准确把握诚实至关重要。我们要更清楚地把握社会生活的复杂性以及由此决定的人的行为策略的多样性，对道德行为选择有着更清醒的认识和更充分的心理准备。以往伦理学教材往往只告诉人们应该诚实而不应该欺骗，因为前者是美德，后者是恶德，然后再进一步上升到诚实是对党、对人民、对社会、对国家高度负责的态度等政治层面高谈阔论一番。这种道德说教虽然十分动听，却往往流于简单化而不实用。

（2）诚实不是空谈不是政治说教。忠于党、忠于人民、忠于社会、忠于国家固然重要，说老实话、办老实事、做老实人亦诚然可贵，但诚实对每个人的意义何在？价值在哪里？若不能联系实际，不能客观回答这个问题，不切实际的空谈、泛谈，诚实美德只能是道德说教，难免被束之高阁、无人问津。目前我国存在诚信危机，原因当然很多，其中之一就是高谈阔论而不切实际，假话、空话、大话、套话盛行。说白了，诚实也是源于利己，诚实也是人们能赢得荣誉的重要道德基础，得不到社会和他人信任，也就不能从社会和他人那里获得好的口碑。

（四）谎言与欺骗

实话和谎言是两个相反的道德概念，对谎言进一步剖析，阿奎那进而将其归结为四类即恶意谎言、习惯谎言、玩笑谎言和正规谎言。恶意谎言是损害他人的谎言，其他三种都是不损害他人的谎言。正规谎言的是动机利于他人的谎言，玩笑谎言是利己不损人的谎言，动机无害他人的谎言都可称善意谎言。依此标准可概括恶意谎言和善意谎言。欺骗亦可分为恶意欺骗和善意欺骗。恶意欺骗的动机是损害他人，如造谣诽谤、阿谀奉承、伪善伪证、阳奉阴违，假话、大话、空话等恶意欺骗是欺骗的常见现象。善意欺骗是动机无害他人的欺骗，是动机利人或动机利己，不损害他人，如欺瞒凶手、安慰病人，劝慰过失的人、鼓励失败的人，戏言取乐、客套话等。善意欺骗是欺骗的例外。

通过对诚实和欺骗的细致分析，才能更清楚地把握社会生活的复杂性，决定人的应对行为策略的多样性，而不能对诚实作简单化理解。如果只有单一的诚实，世界就会变得单调刻板，缺乏生气、缺乏活力，只有把诚实和善意谎言、妥协艺术、德智才能相结合，社会才能变成乐观、活跃、充满生气和创造力的社会。

三、勇敢

中国儒家所创的"三达德",为"智"、"仁"、"勇";西方文化中被列为希腊传统的"四主德",为"智慧"、"公正"、"勇敢"、"节制"。中西文化虽有明显差异,但在传统美德方面却有很多共通之处,勇敢、智慧都被"三达德"和"四主德"列入其中。

(一) 勇敢的概念

勇敢是对可怕事物的一种心理态度和行为表现,这种态度和表现就是不怕。所谓可怕事物无非是危险、伤害、病苦、艰难、孤独、耻辱、贫穷、疾病、死亡等等。它与怯懦品质相反,怯懦是畏惧可怕事物的行为。

在道德科学发展史上,"勇敢"是一个多义的范畴,但一般意义上指有勇气、有胆量、果敢、勇猛、不畏艰险、不怕困难,是在社会实践中形成的品质,是维持社会存在和社会发展的一种行为规范,也是一种内在道德力量和外部行为表现的统一体。

(二) 正确理解勇敢

把握勇敢的含义,对人的一生至关重要,若把握不好就会走向两个极端,变得莽撞、冒险、蛮干而导致毫无价值的无谓牺牲,或是变得怯懦、胆怯,在这方面中西方文化也有共识。

1. 古希腊

古希腊思想家亚里士多德,认为勇敢是一种中庸,过度则为鲁莽,不及则为怯懦,"怯懦的、鲁莽的和勇敢的三者都与同一对象有关。有的是不及的,有的是过度的,有的是恰如其分的"。三者都与可怕事物有关,勇敢是"不怕",怯懦是"不怕和勇敢"的不及,鲁莽是"不怕和勇敢"的过度。

2. 中国

中国孔子认为:"暴虎冯河,死而无悔者,吾不与也;必也临事而惧,好谋而成也。"《左传》中说:"率义之谓勇","死而不义,非勇也"。这里的"义"指正义、道德。

3. 黑格尔

德国著名古典主义哲学家、唯心主义辩证法的创立者黑格尔说:"勇敢本身只是一种形式的德,其意义和价值取决于它的目标和内容。"他认为,强盗、杀人犯都有拼命的胆量,是以犯罪为目的,不能算作真正的勇敢。

4. 勇敢的内涵

从孔子到亚里士多德、左丘明、黑格尔,他们对勇敢的理解都有共通之处,勇敢应包括"智"和"义"的内涵,否则不能称之为勇敢。这也就是中国人民自古以来所歌颂的"智勇"和"义勇"。如现代京剧《智取威虎山》歌颂了侦察英雄杨子荣智勇双全把匪巢彻底歼灭,中华人民共和国国歌原为人民音乐家聂耳所创作的《义勇军进行曲》,唱出了当时全中国人民的心声。"起来!不愿做奴隶的人们!把我们的血肉,筑成我们新的长城",激发了当时全国人民的抗战热情,大家奋力抗战,经过8年艰苦卓绝的浴血战斗后终于取得了伟大胜利。这是整个中华民族的义勇。这首歌作为国歌传唱不息是要警示世人居安思危、不忘国难。

以"义"和"智"为内涵为、指导,可以将可怕事物分为应该怕和不应该怕两大类,这种划分有十分重要的现实意义和深远的历史意义。当今许多公务员在不应该怕的东西面前表现得十分怯懦,如工作中怕这怕那不敢负责任;他们在该害怕的东西面前出奇地胆大、不计后果,如胆敢顶风违纪犯法、贪污、受贿、大肆挥霍公款,这些都源于不"义"。而敢于管理、善于管理、科学管理,敢于执法、严惩不贷,这些都源于"智"。这样在干部队伍中才不会出现不该害怕却害怕,该害怕却不害怕的情况。

四、节制

(一) 概念

节制亦称自制,是受理智支配而不做明知不当做之事的行为;反之为放纵,亦称不节制,是受情欲支配而做明知不当做之事的行为。

(二) 节制与理智

理智是辨别是非、利害关系以及控制自己感情的能力。情欲是由情和欲构成,欲是欲望,是一种追求,如发财致富的物质欲、著书立说的精神欲、爱读书的求知欲、贪得无厌的贪欲、追逐女人的色欲、追逐权位的权欲等;情是欲望满足与否所引发的情感。由此节制可分为节欲与节情。节欲是理智支配欲望行为,无论何事当求则求,不当求则不求,欲求与否唯理智是从。节情是理智支配感情行为,当喜则喜,不当喜则不喜,当怒则怒,不当怒则不怒,喜怒与否顺其自然。节制关键是节欲,欲是源,情是心理反应是流,节制了"源"也就不存在"流"了。

(三) 人的情欲

依其利害性质分为合理情欲和不合理情欲,利人利己为合理情欲,害人利己和害己害人都是不合理情欲,两者往往是同一种情欲,区别只在于能否理智掌握"分寸"与"度"的问题,过度为"放纵",不足为"智"。例如和异性交往，适当交往异性朋友是正常人际关系；如一个单位或群体，"男女搭配，干活不累"是人之常情，是合理情欲；但若不断追逐女人、沉湎女色这就是不合理情欲，是放纵。追求财富应通过合法方式、公平交易、抓住商机以赚取利润甚至是高额利润，这样就利人利己，所谓"君子爱财，取之有道"，这就是合理情欲。节俭是人的美德，是财富积累的一种方式，如太过分克扣职工工资、延长职工工作时间、克扣伙食经费，就会形成贪婪吝啬的行为，是利己不利人，是不合理的情欲。节制、节欲是人的美德，是道德健康和道德良好的主要方面之一，但这不代表禁欲，禁欲是不正常地克制欲望，而正常欲望是一种追求，人要没有各种追求就没有奋进的动力，没有个人奋进，社会就不能进步。

（四）节制的掌握

节制是压抑不合理的情欲，顺从合理情欲，要能做到压抑和顺从，就要有辨别能力和控制能力，这种能力就是理智。理智的培养并非一朝一夕，而是在社会实践中不断"修身"、"养性"和进行意志、品质磨炼才能达到孔子所说的"七十而从心所欲，不逾矩"的道德自由境界。一个人的成长过程是不能按年龄计算的，孔子所说只是一般的成长规律，如一个人主动接受各种社会实践、勇于挑战、善于挑战可能就成熟得早，"从心所欲，不逾矩"的目标可能在三四十岁就能完成。

五、公正

人们历来都认为，道德是用于治理被统治者的。统治者怎样治理才是道义的，怎样才是不道义的，对这个问题的研究从亚里士多德就已经开始，但直到20世纪60年代罗尔斯《正义论》的发表掀起了一场对正义的问题探讨的热潮，人们才开始对统治者如何治理社会的行为的道德问题真正展开研究。他们认为治国有两个基本道德原则：①公正，特别是平等；②人道，人道的根本原则是民主自由。从道德是被统治者也就是广大平民百姓所必须接受的社会公德到成为统治者也必须遵循的社会规范是时代的潮流。自古以来中国就有"民可使由之，不可使知之"的说法，这是一种愚民政策，同时认为，"君权神授"，最高统治者——皇帝被誉为真命天子，几千年来被中国百姓认为理所当然、不可动摇，可见统治者接受道德规范原则的约束既是时代潮流使然，也是社会跨越式的进步。自20世纪60年代后，亚、非、拉被殖民统治的国家纷纷获得独立，初步建立民主制国家。科学技术的发展，彻底改变了人们的生活习惯和观念。可见思想意识的能动作用无法估量。公正的道德行为不仅广大平民百姓要遵循,更是统治者治国之道,也是统治者所要遵守的重要社会公德。若统治者缺乏起码的道德观,就会出现任人唯亲、任人唯近,使社会权力分配不公,小而言之,就会出现"一人得道,鸡犬升天"的社会不公的现象;大而言之,会出现败坏社会风气、道德沦丧、家无宁日、国无宁日的现象。最终导致社会衰败,走向国破家亡的境地。所以古往今来大政治家都是任人唯贤、注重德才兼备。

(一) 公正的概念

公正实质上就是平等,是一种相等,是同等利害交换,也就是等价交换、等害交换,称为公正、公道或公平,也是公正的总原则。

(二) 不公正现象例举

例如有一个地方出了命案,当地派出所没有准确掌握案情,抓错了人,并对嫌疑人实行非法审讯,使其被迫害致死。而这个人在本地是出了名的老实人,一向胆小怕事,此事激起了亲属和村民的不平,上告无果,导致有冤无处伸。谁知,事隔几年凶手在外地又因犯罪被捕,供认了此案是自己所为。从这个例子可以看到,一个安分守己的平民百姓祸从天降、死于非命,而玩忽职守的执法者却安然无恙、逍遥法外,这是司法不公。又如目前高考考生按分数从高分到低分依次录取,但地区不同,同样分数的录取情况就大不一样。北京集中了很多名校,名额就较外地多了很多,同样分数在北京能上北京大学、清华大学,在外地一般就只能上一般高校。城市和农村也有区别,在城市,初中毕业生能继续深造,而农村特别是贫困地区的学生初中毕业后再受教育的机会很少,这可能与经济状况及教育资源分配有关,这是教育不公。再如高校毕业生就业问题,有背景家庭的孩子不愁就业,但一般平民百姓的孩子就业就难了,这是就业不公。此外还有同工不同酬,垄断行业的收入高于一般行业几倍甚至几十倍,这是待遇不公。若这些不公之处长期不能解决,任其发展,就会酿成很大的社会问题,会导致社会不能和谐发展,社会不稳定,以及社会治安难以很好地维持。

(三) 社会公正的原则

1. 社会公正的根本原则

一个人所享有的权利应该和他的义务相等,而与他的贡献成正比例,这就叫贡献原则,这就是公正的根本原则。

权利和义务的交换,这是人类社会最根本的公正。一个医生救活一个病人,这是应该的,这是社会所赋予他的责任。他救活应该能救活的病人,这是一个医生的责任,是应该的,这是一种公正。相反应该能救活的病人由于医生不认真检查病情、询问病史,该做的实验检查未做,不能认真巡视病人、观察病情,未写出较详细的病程记录,病情突然变化未及时诊视,导致病人死亡,这是医生没有尽职尽责,负有不可推卸的责任,也是医生对病人的不公正,就应该追究法律责任。其实,真正的技术事故一般不足5%,绝大多数是责任事故,为什么?因为正规医院制度严格,医务人员等级制度亦严格,三级查房制、讨论、会诊制、转诊制,如能严格执行,基本可以保证100%不出技术事故。责任事故主要是医务人员缺乏敬业精神,没有认识到肩负责任的重大。若医院管理不善,即使有严格的制度,不能认真执行也是枉然。不负责的态度既是对病人的不公正,也是对社会的不公正,所以公正不只是领导者和担负重要职务人员的责任,每个人都负有社会公正的责任。

2. 一次重大医疗事故的举例

20世纪70年代,某城市一所较大医院的外科给一位患严重肾结核的病人做肾脏切除术,结果把好肾切除了,这是很大的医疗责任事故。他们追查原因,发现是放射科一位基层医院的进修医生把X片标号贴错了,把左肾贴成右肾,左右颠倒,于是追究放射科医师的一定责任,因其未认真核对X片,不纠正错误就送出报告,而两位手术医师则负主要责任,因为X片两侧肾脏很容易辨别,一个位置高,一个位置低,但他们在术前讨论、读片、体检时都没有认真核对X片。这是一种不负责、不认真的态度。医生应该以认真负责的态度来回应病人的希望与寄托,这才是平等,才是等价交换。相反以不负责任的态度,玩忽职守,造成不应该的事故,这难道不是不公正吗?

(四) 实在贡献与潜在贡献

1. 贡献的基本要素

一个人作出贡献由才能、品德、出身、运气四大要素所决定,前两者为内在要素,后两者为外在要素,一般情况下,前两者起一定主导作用,但在特定社会环境下,后两者也起着一定的辅助作用。例如,若不是东汉群雄争霸、网罗人才,也不可能有诸葛亮称著于世;但这也与诸葛亮的出身与运气有关,诸葛亮出身非一般,他是汉司隶校尉诸葛丰之后,父诸葛圭,叔诸葛玄,都长期为官。后诸葛亮随叔父迁安阳躬耕,安阳地处中原,战事频繁,人才辈出。此时刘备居无定处,来到中原,渴求人才,加之徐庶(元直)力荐,才有刘玄德三顾茅庐之事。可见诸葛亮既具备才能、品德,也具备出身与运气,这运气就是东汉末期群雄称霸,刘备渴求人才,徐庶极力推荐。在那风起云涌、三国鼎立的时代,诸葛亮的聪明才智得到了充分的发挥,他对开发我国大西南,对我国西南各少数民族和睦相处及守护西南边陲作出了杰出贡献。

2. 实在贡献与潜在贡献

实在贡献是现实表现出来的,容易考察,一般人能承认、认可。潜在贡献具有很大内在要素,暂时不会被表现,但随着时间推移和运气的到来必将会得到表现。所以刘备在诸葛亮24岁时请其出山并委以重任,看似好像背离了贡献原则,当时关云长、张飞都不服。后来自博望坡火烧曹营,获取大胜,征服刘备众将,诸葛亮亦从潜在贡献崭露头角,走向了实在贡献。可见潜在贡献也是贡献,对人的使用按潜在贡献使用,也是在遵循贡献原则。

(五)平等是最大的公正

1. 平等的概念

所谓平等就是权利分配问题如何进行,是衡量公正的重要手段,而按贡献原则进行权利分配是最大的公正,也是平等的基本概念。

2. 平等的特点

平等的特点是按贡献进行权利分配,但社会上尚有老年人、儿童、残疾人,这些人群无法按贡献分配,为保证平等公正,单纯以按贡献和德才进行分配这一原则来体现平等是不够的,于是就出现了基本权利完全平等和非基本权利比例平等两种方式。

(1)基本权利完全平等。基本权利是满足每个人经济、政治、思想等方面的最低、最起码、最必要的权利。经济上最简单的是衣食住行,而各国的经济水平不同,所以衣食住行的标准不一样。我国实行低保制,但由于腐败等种种原因,很多地区低保制尚不能全部落实,基本权利应该每个人都能享有,只要是社会的一员,就应该同样享有基本权利。

(2)非基本权利比例平等。所谓非基本权利就是比较高级的权利,非基本权利的分配是根据每个人的贡献不同而相应地不同。你贡献一,享有的权利就是一;贡献三,享有的权利就是三。这是公平的,平等的。

3. 不平等、不公正是一大社会公害

贡献大小有何标准,很难界定,我国目前贡献大小按级别和职位来衡量,级别和职位谁来定?特别是干部提拔和任职多数是暗箱操作,这就出现了买官、卖官、跑官这些腐败现象。另外副职众多,机构臃肿重叠,人浮于事,互相推诿,不办实事,"一支烟、一杯茶、一张报纸混半天"的官僚主义盛行。按贡献原则进行非基本权利的分配,要有制度保证,要有可操作性强的民主法制的保证，否则就是空话、纸上谈兵。平等公正是很重要的道德，也可以说是道德的核心，如果没有平等公正，家庭、团体、国家就不能稳定，社会就不能安宁。平等、公正这一社会公德是社会和谐的底线，在现实生活中，当个人的利益和社会公德发生矛盾时，人们可能会以牺牲公德为代价，甚至助纣为虐。导致现阶段公德对人们行为约束乏力，使得社会假的东西泛滥成灾。什么假烟、假酒、假食品、假文凭、假职称、假名牌、假投资、假政绩、假数字等不道德甚至违法行为不胜枚举。其目的是走捷径，追求不劳而获或少劳获多的个人最大利益，使制假富有生命力。"野火烧不尽，春风吹又生"，究其原因，制假、贩假、作假的成本低，收益高，风险小。更深层次的原因是没有制度保证，执法不严，执法不公，甚至执法犯法。应该用制度规范人们的行为，让行为自然形成习惯，再由习惯转换为人们的自觉行动。制度文明是最根本的文明，没有制度文明，就没有精神文明，更没有实实在在的物质文明。

六、尊重

目前国际社会公认尊重是人的道德底线，没有起码的尊重的道德概念，其他道德概念无从谈起，尊重包括的内容很广，但最根本的是从我做起，自己都不自我尊重更谈不上其他的尊重，尊重看起来是基本的道德观念，实际上是很高的道德标准，中国古代称之为独慎。为什么要有法律，就是因为世间绝大部分人不能做到自律，必须用强制手段使人不犯法，保障社会的存在和发展，久而久之，人们的自律性就加强了。所以说尊重是基本的道德标准。也是很高的道德标准。中国号称礼仪之邦，礼仪内涵极其丰富，其中最基本的就是尊重。

（一）人类对尊重的道德观的认识过程

1. 中国先秦诸子百家对尊重的道德有极深刻的认识

孟子曰："君子怀德。"孟子又曰："人之所以异于禽兽者，几希，庶民去之，君子存之。"韩非子说："厚重自尊，谓之长者。"孔子说："己所不欲，勿施于人。"孔子又说："仁者爱人。"这些说明了一个人要做有道德的人，有道德就可以成为君子，没有道德的人别人无法与之相交；人与动物的区别在于人有道德，仁者就是自己和别人处于同等位置，就是自己站得住，别人也站得住，也就是尊重别人，尊重自己。

2. 尊重的道德观是中国传统的道德思想

我国几千年来的中央行政职能部门大多设有礼、吏、刑、户、工、兵等六部，礼部为六部之首，它主要管理皇家祭祀、大典、接待、制度礼仪的制定，中国几千年封建统治历经不断改朝换代，但礼仪制度、礼仪传统和礼仪习惯一直保持，所谓礼仪的主要内涵就是尊重。尊重是多方面的，如祭天祭地是对神灵的尊重，也是维护君权神授的统治思想的基础；祭祖表现对先辈的尊重。

3. 京城保留下来的古建筑群是中国古代尊重的道德思想的佐证

天坛、地坛是皇帝祭天祭地的地方；日坛、月坛是皇帝祭太阳祭月亮的地方；先农坛是皇帝祭农耕的地方，这里过去是一片农耕土地，可以说是皇家农场，供皇帝和皇族人每年轮流农耕劳作，中国是以农业为主的国家，对农耕的尊重是中国传统；社稷坛（现中山公园）是供皇帝祭祀江山社稷的地方；太庙（现劳动人民文化宫）是供皇帝祭祖的地方。

4. 中国百姓尊重的道德观

古时中国很多百姓在祭祀时常在居家的香案上放置牌位，上书有"天地主亲师之位"。前面五个字各有所指，天地指天、地神灵，广义代表广大宇宙空间，中国是以农业为主的，要想过好日子，必须有良好的气候条件，才可以五谷丰登，表明中国平民百姓几千年尊重自然的道德观；主指君主、皇帝，又称天子，中国几千年至高无上权力的代表，表明百姓对权力尊重的道德观；亲指自己的先辈，广义是指社会人群，体现出广大人民朴素的尊重先辈和社会人群的尊重的道德观；师指老师，广义指对自己人生道路有指点和帮助的人，孔子说"三人行，必有吾师"，中国有句朴素语言"一日为师，终身为父"，都表明了中国传统的尊师重道的道德观，也体现出了对他们的尊重的道德观。这些优良传统一直保持到现在。

5. 先秦诸子百家学说文化

先秦诸子百家学说是中国两千多年来文化思想的发展源泉，也是尊重道德观的源泉。正如古希腊哲学是西方哲学思想的发展源泉一样，虽然有其局限性、泛论性，缺乏一定自然科学实验依据，但经过两千年的实践，很多思想认识被世人称颂，成为经典。老子名言"知人者智，自知者明。胜人者有力，自胜者强"，虽只有寥寥数字，却含有很深刻的人生哲理和哲学思想。

6. "黄金法则"

古希腊哲学家毕达哥拉斯曾说："任何人都应有自尊心、自信心、独立性，不然就是奴才"；17世纪英国哲学家、人权主义者洛德认为"唯有德行才是真正的善"。1993年8月，世界宗教会议经过长期讨论，反复修改通过了

《走向全球伦理宣言》，并认为：尊重道德观是宣言的核心思想，尊重生命、尊重自然、尊重社会文化、彼此尊重、互相关爱、尊重人权；高度称颂孔子的"己所不欲，勿施于人"是维系数千年宗教和伦理传统的基本原则。把中国孔子的"己所不欲，勿施于人"和"仁者爱人"的行为准则、基督教的"博爱"思想、佛教的"慈悲"观念，称为"黄金法则"。

(二) 尊重道德观具体内容

现在的经济全球化，面临着很多现实问题，有着深刻的政治社会、经济、价值观等方面的原因，不是一个国家和几个国家所能解决的，也不是一朝一夕能解决的。但是，建立一个"最起码的道德共识"或全球伦理底线的伦理原则是十分重要的一环，这就是尊重的道德观。尊重的道德观是人类起码的道德共识，是全球底线伦理原则。它包含的基本内容有尊重自己、尊重他人、尊重社会、尊重自然、尊重知识。

1. 尊重自己

尊重自己首先要明确自己值不值得自己尊重，尊重自己要先使自己具备良好的道德品质、各方面的技能（包括谋生能力、生活自理能力、处理人际关系能力）良好的思想水平，与时俱进，接受新事物、新技术、新观点。可见尊重自己很难，不是一蹴而就的，而是不断的意志品质、道德品质的磨炼，要不断学习，提高自己的认识水平，使自己的思想水平处于较高的境界。"站得高，看得远"，"高屋建瓴"，"不畏浮云遮望眼，自缘身在最高层"，思想水平来自思想境界，来自知识的沉淀，没有知识哪来的境界和水平，所谓接受就是学习。尊重自己要克服自卑，尊重自己要克服狂妄自大，尊重自己更要克服自暴自弃。孟子曰："自暴者，不可与有言者也；自弃者，不可与有为也。"

2. 尊重他人

与人交往要懂礼貌，以礼相待，彬彬有礼，落落大方，说话得体，给他人留下良好印象。在交往过程中，要严于律己宽以待人，平等相待是尊重他人的核心，见他人遇到困难要乐于助人，不求回报，在交往过程中，特别要掌握分寸，保持适度，不宜太过亲密。帮助别人要尽力而为，又因为一个人的能力毕竟有限，若超过能力范围要向对方解释清楚，以争取得到对方谅解。同事、家人、亲人，这些人有的是共同共事，有的是朝夕相处、共同生活，有的是血缘关系，彼此很了解，常有利害关系，容易产生矛盾，要化解矛盾、增进谅解、处理得当很难，既要真诚相待，更要有艺术技巧，但关键还是要平等相待、严于律己、宽以待人。庄子说："知人者智。"孔子说："己所不欲，勿施于人。""仁者爱人。"这些都是先辈尊重他人的原则。

3. 尊重社会

人是社会的人，尊重社会就是尊重人，因为社会是由人组成的。尊重社会要从基本做起，爱父母、爱子女、爱妻子、爱他人、爱家乡、爱祖先，然后才能做到尊重社会、尊重民族、尊重国家。

4. 尊重自然

（1）自然对人类的重要性。自然是我们生活地球上的人的衣食住行的父母，我们的一切物质消费都源于自然界，即便是科技高度发展的今天，人类生活的基本物质也离不开自然。如氧气是人和动物生活的必需物质，它的来源就是自然界植物的新陈代谢。

（2）尊重自然规律——生态平衡。地球上每个人都要尊重自然，尊重自然首先要认识自然，要认识自然就要了解自然界概况，要了解自然界概况就要进行资源普查和调查研究，在此基础上接受前人的认识得出自然界的最基本规律就是生态平衡。各个自然系统也有自身平衡系统，如河流系统，山、川、河、湖、湿（地）、海，本是一个很完整的自身调节系统，如破坏就会给人类带来灾难。例如新中国成立初期由于指导思想不合理，急功近利，提出"以粮为纲"，出现乱开垦，实行"围湖造田"、"开山造田"，使森林茂盛、风光怡人的青山绿水变为所谓的"良田"，使山脉没有森林保护，雨水过多的季节就出现泥石流灾害，把开垦的农田冲垮，使河流下游河床逐渐抬高，形成水患，中下游湖泊被围湖造田，湖泊面积大大萎缩，使其失去调节河流水量的功能，河流的中下游水灾频繁，湿地被破坏使大量湿地生物灭绝，也使河流失去缓冲地带，使流域易涝易旱，可见尊重自然是何等重要。

（3）计划生育保护环境。改革开放后我国吸取20多年来的经验教训，参考国外有益的科学治国方法，提出了我国基本国策即"计划生育"、"保护环境"。这就是尊重自然、按照自然规律提出合理的社会管理的基本方略。计划生育主要是优生优育，控制人口增长速度，提倡一对夫妻只生一个孩子。虽然人口增长不完全按几何级数增长，粮食生产也不是按数学级数增长，但要使自然界能承受人口的各种需求，就必须控制人口增长速度，否则会带来难以承受的压力，如就业、养老、医疗、教育、住房、消费等，如处理不好会影响社会稳定。北欧一些高福利国家人口较少，人口增长缓慢，可见人口数量与国家富裕程度有很大的关系。我国目前生产水平（总量）可稳居世界前三名，但人口平均产量却排在后面。自然界是我们生存的家园，人类要生存既要开发利用自然界，又要保护自然界，否则无限制开发利用，造成能源和资源的枯竭，人类就会失去生存的环境。

七、豁达

（一）豁达是道德观

豁达是一种心境，是一种境界，是一种美德，还是一种道德观，各人理解不同，没有经过人生各种磨难和洗礼是很难理解"豁达"的深刻含义的，只有经历磨难有所成功的人，才理解"退一步，海阔天空"，才能了解"豁达"的深刻含义，它不仅仅是大度，它还是一个人道德观的表现，又是一个人的境界，更是一个人的意志品质修炼的结果。它是更高超的忍让。

"万事如意"是人们常用的祝贺词，复杂的人生，拥有幸福、欢乐、成功、康泰的同时，总可能被困惑、痛苦、失败、疾患困扰。周公遭受诽谤，孔子"厄于陈蔡"，"不如意事常八九，可与人言无二三"。古往今来真正"万事如意"的少之又少。

（二）豁达是成熟人生观的概括

面对逆境，有的人牢骚愤懑，从此不思进取，百无聊赖；有的人颓废、消沉、甚至自甘堕落；有的人在逆境中处之泰然，安贫乐道，心安理得，可以说是豁达。

豁达的人面对苦短的人生，不会长吁短叹，反而感叹"尽吸西江，细斟北斗，万象为宾客。扣舷独啸，不知今夕何夕"。于穷厄时不会怨天尤人，而是不改其乐。如刘禹锡的"斯是陋室，惟吾德馨"；滕子京"谪守巴陵郡，越明年，政通人和，百废具兴"，被贬谪，无失意之感，仍尽心为公，"在其位，谋其政"，政绩卓然。遭诽谤时，不会忙于辩解，反而扪心自问，坦然面对。如周公被谤，依旧事必躬亲，政务处理井井有条，于疾患时不会消极悲观，反而以病为契机，安养心神，阔达胸襟。郑獬"病来翻喜此心闲，心在浮云去住间"。刘禹锡晚年疾病缠身，面对晚景，他在《酬乐天咏老见示》中依然乐观地唱道"莫道桑榆晚，为霞尚满天，"表现了其对生老病死的豁达。这句诗一直流传至今，与罗贯中的"青山依旧在，几度夕阳红"、李商隐的"夕阳无限好，只是近黄昏"合称晚年心境的经典三绝唱。但我认为刘禹锡的"莫道桑榆晚，为霞尚满天"更有积极的人生意义，特别是人口老龄化的今天，要促进老年人老有所为、老有所乐，开创老年人生的新天地。

（三）豁达三要素

（1）历练。要在磨难中历练自己应对问题的能力，从而养成"不以物喜，不以己悲"的达观的心态。

（2）通达。通达是明白世间事物变化客观规律，知道顺应规律办事，不会"知其不可而强之"。也就是现代所说的理解，可以用拆字解词的方法。"理"：明白事物之理，就是人生之理，自然这理，社会之理，也就是民间所说明白事理，世间之人明白事理的人不是很多，所以会出现各种纷争和矛盾；"解"：可以理解为"解决"、"解脱"，明白人间事理当然很多问题可以迎刃而解，自己也可以从中超脱，一切顺其自然，自身可以解脱。

（3）饶人。饶人就是忍让，就是后退一步，海阔天空，就是体谅他人；不要为个人得失斤斤计较，并且能够做到得饶人处且饶人。

八、妥协

（一）妥协在人生历程中的重要性

妥协是每个人在人生历程中都要经历的一种人生体验，一个人不会妥协就不成熟，不会妥协就没有成功，不会妥协就不能进步，不会妥协更不能发展。大而言之如国际间的重大事件通过谈判达成协议，使敌对双方或意见分岐双方能和好如初，这就是妥协的结果；小而言之人际关系的处理，也要有妥协的精神。所谓互谅互让、求大同存小异；大事讲原则，小事讲风格，冤家易解不易结；照顾大局留有余地；争之不足，让之有余；后退一步海阔天空；走一步，看一步；多看别人的优点，多检查自己不足；三十六计，走为上计等。这些都是中国广大人民在处理人际复杂矛盾中总结出的妥协的思想观念和原则方法。人生成败往往在于瞬息之间。"力拔山兮气盖世"的项羽作为一位失败英雄，赢得世人惋惜和同情的同时，后人对其看法也不一。晚唐诗人杜牧认为应该过江东，力图东山再起，"胜败兵家事不期，包羞忍耻是男儿。江东子弟多才俊，卷土重来未可知"；北宋政治家、改革家、文学家王安石则认为"百战疲劳壮士哀，中原一败势难回。江东子弟今犹在，肯为诸王卷土来"；北宋女词人李清照，既肯定其人格魅力，又认为不妨过江东，改变历史，改变命运，一改婉约派文风，写出豪放的千古绝唱："生当做人杰，死亦为鬼雄。至今思项羽，不肯过江东。"

项羽之死已是历史事实，后人对项羽是否过江东看法不一，可以供后人借鉴。中国历史上有很多失败英雄，如李自成、洪秀全、石达开等，各自都有当时大的社会背景，他们都是在大局已定、胜利已获时，反胜为败走向悲剧的结果，这里主观因素占很大一部分，特别是道德观和心理素质。一个最高指挥者和决策者，在错综复杂的环境中，既要善于充分调动各个人的潜能，又要自我节制发挥个人的智慧、尊重、豁达、妥协这些人性美德的道德观，调动方方面面的积极性,群策群力,如果是这样,这些失败英雄也可以逆转。妥协分两种,一种是积极妥协,一种是消极妥协。

(二) 积极妥协

1. 国家间的积极妥协

国家间的积极妥协就是不损害个人、团体、民族、国家根本利益。在某些个别问题上可以作出让步。例如,1972年中美上海联合公报的基本内容都已定稿,唯独台湾问题,我方坚持台湾是中华人民共和国领土的一部分,美方很为难,后美方首席代表基辛格提出"海峡两岸中国人都认为是中国的唯一代表,美利坚合众国对此不表示异议"这一提法获中方认可,最后公报如期发表。这是国际上双方意见分歧,通过谈判,双方让步达成协议的典型范例,让中国打开国门迈出了第一步。

2. 个人间的积极妥协

个人间的积极妥协就是不损害他人或对方利益时,可作出适当的牺牲,以个人利益换取和谐局面或解决矛盾纠纷。古代关于"让墙"的传说早在宋代就有了。清人梁绍壬在《两般秋雨庵随笔·侵宅诗》一文中说宋代尚书杨蟠住宅傍地,为人所占二尺,有人向他报告,他作诗道:"余地无多莫较量,一条分作两家墙。普天之下皆王土,再过些儿也无妨。"清康熙时大学士兼礼部尚书安徽桐城人张英,张英桐城老家住宅旁有空地,与吴姓相邻,吴家越界侵用,家里驰书至北京,张英批诗寄归,诗曰:"一纸书来只为墙,让他三尺又何妨?长城万里今犹在,不见当年秦始皇。"吴家听说后,甚感惭愧,也让出属于自己的三尺地基,该地便为一条六尺宽的巷子。新中国成立初期人称"宰相府"的张宅仍为张英子孙所住,后收为公有,六尺巷仍保存。此例子说明谦让、妥协的重要性,张英的谦让、妥协和豁达胸怀成为了后人学习的榜样。

(三) 消极妥协

消极妥协是指有的在逆境、挫折、失败中一蹶不振、自暴自弃、不思进取,甚至轻生,这是消极妥协,是对困难的妥协,对外界压力的妥协,也是对自身的妥协。

20世纪30年代当红电影明星阮玲玉在个人家庭问题上经受不住外界压力,结果死于"人言可畏"。面对外界的不知情与不理解,妥协方式可以为沉默、躲避,暂时离开是非之地,眼不见心不烦,转变思维方式,这样能从环境上、思想上暂时摆脱困境。中国共产党早期领导人瞿秋白夫人杨之华就是为了摆脱家庭包办婚姻，只身来到上海，后结识瞿秋白并投身革命，两人重组了幸福家庭。瞿秋白1934年秋在福建长汀遇难，后杨之华继续投身革命和新中国建设事业，此后终身未改嫁，她对别人说："我不是恪守封建礼教的妇道，人生是多方面的，家庭是很重要的方面，对我来说很难找到像秋白这样德才兼备的优秀男人，也找不到像秋白那样爱我的丈夫，我把对秋白的爱化为对人民的爱和对工作的爱。"从杨之华和阮玲玉处理家庭困境的不同方式，可见一个人的理想、信念、价值观、世界观不同，采取的妥协方式也不同，杨之华的两次妥协采取的都是积极的妥协，第一次是出走，是无言的抗争、无声的妥协，第二次是转移，是从消极妥协到积极的妥协；而阮玲玉是消极的轻生。

九、节约

（一）节约的概念

节约的概念可分为狭义的和广义的。狭义：指个人或社会对物质财富的珍惜、爱护和合理的利用。节衣缩食、轻车简行、变废为宝这三句成语形象地道出了节约的具体表现。广义：节约是一种美德，是一种境界，是一种尊重，是一种社会责任，节约是优良道德观的总体体验，是对社会、自然资源的认识问题。

（二）节约的分型

1. 贫困性被动节约型

由于收入少，必须节衣缩食、精打细算才能保证生存的各种需要，这是一种贫困性被动节约型。这种困境下能培养人的优良道德品质，勤俭节约就是其中之一。

2. 非贫困性主动节约型

有部分人群虽然已脱贫或处境改变，但仍保持勤俭节约的本色，如很多经历过战争年代和经历过新中国成立后国家物质匮乏时期的一些老同志，他们不但对个人物质财富节约，对社会物质财富也很注意节约，例如对公家水、电、气及其他公共物质很注意节约使用绝不浪费。很多富有的国家和地区节约程度对中国人民来说是难以置信的，例如瑞士是世界上发达国家之一，但瑞士人非常节约，他们不买"奔驰"、"林肯"等轿车，而坐普通的"丰田"、"雪铁龙"；他们生产"劳力士"手表，自己却戴普通手表；在餐馆点菜太多而未吃完，店方会对你罚款。日本三菱财团创业者岩崎弥太郎，他的公司绝不允许有一点浪费，他的助手近藤廉平曾用公司的信笺写私信，被岩崎发现后，立即将他的月薪减了1/3。他经常说："酒桶塞子掉下，任何人都会急急忙忙把它塞紧，但酒桶底如果有缝隙漏酒，往往就难以发现，也不会把它当回事。渗漏虽是微不足道的损失，但长年累月就可观了，比塞子掉落事态严重得多。"岩崎弥太郎是日本明治时代的运输大王，海运由他一手独占，财力可影响整个日本，号称明治时代财界第一人，就是这样一个人物，在公益和慈善事业上相当慷慨，而自己生活却很简朴。

3. 责任性节约型

节约不是贫困阶层的专利，它是一种优良道德品质、一种美德、一种对社会的责任心。地球的资源是有限的，浪费一样东西对地球资源来说是一种额外负担，对依赖地球生存的人类来说，就是一种潜在的威胁。例如矿石、煤和石油是不可再生资源，它们形成的时间长达上亿年，开采一年矿藏就减少一年储存量，若不注意节约使用，大量频频开采，总有采完的时候。而责任性浪费是没有社会责任心使然，主要是对自然资源不负责任的滥采、滥伐，还有对国家行政开支的巨额浪费。

4. 犯罪性节约型

节约一般指个人节约，不影响他人，如个人节衣缩食、轻车简行、粗茶淡饭、居室简朴。但若个人节约使他人和社会利益受损了，轻的是道德问题，重的酿成事故就是犯罪行为。如有的人利用技术手段把自家电线接到别人家电路上，结果自己节约了电费，却让别人担负了过多的电费，这是品质恶劣的表现，若造成事故就是犯罪。又如"豆腐渣工程"、"矿难事故"造成了大量财产损失和人员伤亡。山西是我国产煤大省，无序建设了很多小煤矿，矿难主要是煤矿主为赚取高额利润，节约投资成本，建设矿井草率从事，同时，没有规范的矿井建设和验收制度。目前各级公路损毁严重，一方面由于客货车超载严重，车主为节约成本获取高额利润，不惜大幅度超载货物，轻的造成道路毁损，严重的车毁人亡；另一方面由于施工单位为节约成本而偷工减料。这些犯罪性节约，不仅是对节约的认识不到位，更是一种恶劣品质的具体表现，有的走向了犯罪的边缘，有的已走向犯罪。

5. 制度性节约型

制度的伸缩性很大，大到国家社会制度，小到各单位规章制度，细到各行业、各工种的具体操作规范和各种建设设施质量检查和验收监督制度。节约既是个人责任心、品质、道德、境界，又是一个社会的工程。我国从1953年开始"三反"、"五反"运动，就提倡节约、反对浪费，为什么节约至今尚不能成为社会良好风气，特别是公共财产、公益设施、社会财富、自然资源的爱护珍惜和合理利用不能形成气候，主要是没有法律制度的保证，现在我国社会尚未完全走向法制，人治现象在某些方面比较突出。制度文明是一切文明的根本，节约特别是对公共财产、社会财富、自然资源的节约是社会文明、精神文明的重要体现。社会文明、精神文明没有制度保证，一切都是空话。所以说制度节约是一切节约的根本。

十、人性

（一）人性概述

1. 人性是感性的体验

李商隐的"身无彩凤双飞翼，心有灵犀一点通"、"春心莫共花争发，一寸相思一寸灰"、"春蚕到死丝方尽，蜡炬成灰泪始干"等，抒发了缠绵悱恻的爱情和相思的痛苦。这样的情思，和美的声调，精丽的辞藻，绝妙的佳句既给人以精神上的慰藉，又给人以审美体验的享受，传唱千古而不衰。这是正常和理性的感情，是人性的具体体验，是审美体验的欣赏感、愉悦感、共鸣感。有共鸣才能被接受，感情的共鸣、感染是文化作品流传的基础。"五百里滇池，奔来眼底。数千年往事，注到心头。"这是孙髯的《题昆明大观楼》。"人生有情泪沾臆，江花江水岂终极。"这是杜甫的《哀江头》。"人世几回伤往事，山形依旧枕寒流。"这是刘禹锡的《西塞山怀古》。"江畔何人初见月？江月何年初照人？人生代代无穷已，江月年年只相似。不知江月待何人，但见长江送流水。"这是唐代诗人张若虚的《春江花月夜》。子在川上曰："逝者如斯夫！不舍昼夜。"以上都是感叹，抒怀诗篇，可以说是千古绝唱的佳句。人生有限，自然永恒，这种强烈的反差，足以给人们心灵的强烈震撼。古往今来感叹最多、抒怀最多的是什么？光阴之叹，滚滚奔流的江河水，在文人眼中不只是自然存在，其中流淌的还有挽不回、留不住的光阴，对光阴的感叹、对光阴流逝的抒怀是人性的一种表现与体验。

2. 人性是理性舍弃

人们应怎样对待时光流逝和短暂的人生，孔夫子两千多年前就给了我们一个很明确的回答："吾十有五而志于学，三十而立，四十而不惑，五十而知天命，六十而耳顺，七十而从心所欲，不逾矩。"孔子在这天地幽幽、物序流转中，指出渺小个人要正视现实，顺其自然，艰难抉择，规划自己。而抉择规划本身就包含着理性舍弃。在实现规划过程中意味着更多舍弃，特别是"不惑"、"耳顺"、"从心所欲"，要达到这种境界，是很艰难的，不作出积极努力、极大的付出和理性舍弃是不可能达到的。子在川上曰:"逝者如斯夫,不舍昼夜。"这是孔夫子人生态度上感性的一面。"吾十有五而志于学……不逾矩。"这是孔子人生态度上理性的一面。

3. 对人性的不同理解

关于人性争论两千多年没有结果,人是万物之灵,灵就灵在人有思想意识,也就是俗话所说的"心灵"和"灵魂"。所谓人性主要体现在人的意识和意识行为上,尽管对"人性"有不同的理解,但存在决定意识,物质是第一性、精神意识是第二性的哲学基本常识,已为大多数人所接受。在无神论和宗教之间关于"人性"的争论可以说永无定论,人性这个"人"是指所有人、是全称,包括老人、小孩、过去的人、将来的人、男人、女人等。"人性"指所有"人"的共同属性。

(1)"原罪说"。对人性理解有"原罪说"。欧洲基督教的最基本教义就是夏娃在伊甸园偷吃禁果所体现的贪。"贪"是"原罪"的核心。

(2)"善为本"说。中国古代的启蒙教科书《三字经》认为"人之初,性本善;性相近、习相远",即善为人的本性。关于"人性"的争论焦点就是人性"原罪"说和"善为本"之说。

(二)人性的自然属性

1. 人的本能

人是大自然的一部分,人从动物进化而来,动物的本能人都具有,人的自然属性就是人的本能,它包括性本能、食欲本能、母爱本能和自我保护本能等四大本能。这四个自然属性保证了人的生命繁衍、生存和发展。其中性本能牵涉面较广,自古以来就有"男大当婚,女大当嫁"之说,这是一个不可回避的阶段;"传宗接代"使家庭能传承下去,使社会像接力棒一样一代一代交接传承不息。"不孝有三,无后为大",中国自古以来重孝道,孔子编著六经,孝经是六经之一。

2. 人类性本能的两面性

性要求是人的自然属性,随着人类社会的进步,它也和社会属性有一定关系。通过人类文明道德化后,生儿育女成为了人世间很神圣的事。其实"当婚"、"当嫁"、"无后"、"传宗"、"接代"都是指性的问题,没有性哪来的"儿"可生、"女"可育?性虽是自然属性,但贯穿于一个人的整个生命历程。少年性朦胧时期的性教育,青年时期的恋爱、婚姻问题,中年时期的婚姻、家庭、事业问题,老年时期部分老年人再婚问题,这些都是人生重大的社会问题。性问题也是文学艺术作品永恒的主题，正确处理好性问题及其延伸问题在人的道德修养上很重要。性问题对人的健康也有很大的影响，性本能虽然是人的自然属性，但性问题关系到人繁衍、生存、发展，也不单纯是人的自然属性，上述各个年龄段出现的相关性问题，不单纯是个人性生活的问题，是关系到多方面的社会问题，世界各国都有相关法律规定其行为准则。我国于1950年5月1日颁行的《中华人民共和国婚姻法》，共分总则、结婚、家庭关系、离婚和附则五个部分，明确规定了婚姻自由、一夫一妻制、男女平等的婚姻制度；保障妇女、儿童和老人的合法权益；禁止包办、买卖婚姻及变相买卖婚姻等；禁止重婚；禁止家庭成员间虐待和遗弃等婚姻家庭基本准则。使性问题的延伸的婚姻家庭关系问题有法可依。经过30多年的司法实践，于1980年9月10日全国人大五届三次会议通过、1981年1月1日实施的我国第二部婚姻法是在第一部婚姻法基础上的补充、修改和完善。

（三）人性的社会属性

1. 人性社会属性的形成过程

人性的自然属性是可以不同别人打交道，就具有的属性；而人性的社会属性是必须同他人打交道才具有的属性。人是由动物进化而来的，都具有共同的自然属性，人和动物的根本不同，在于人能劳动创造语言、形成意识，也就是第二信号系统。人类共同劳作必然形成群居生活，形成独立于大自然的人类社会；生活在社会中的人必然是适应社会的人，生活在社会中的人不具有社会性就无法生存。

2. 人性社会属性的概念

什么是人的社会属性呢？有的辞书把人性解释为"人所具有的正常感情和理性"，这也是心理学的观点，这种解释虽然很简单，但是概括性很强，指出人性是意识，并指出是正常感情和理性的结合。但其他表现形式就不属于人性吗？所以说这种解释不够确切，这种概括带有一定的局限性。一位西方近代哲人说："意识是地球上最美丽的花朵。"意识是人脑的机能，人脑是产生意识的器官，人用脑思考问题，人脑是自然界最高级、最复杂的物质系统，人脑好比一个加工厂，原材料来自客观世界，人们意识中的一切内容都是客观物质世界所决定的。如1989年在南京发现的一个家庭，父母亲患精神病，把3个孩子关在家中，使他们常年脱离社会，孩子的意识发展因此受到严重阻碍，智力十分低下，19岁的成年人竟不如一般5岁的孩子。这就说明了意识的社会性，也是人性的社会属性。

3. 人性社会属性推动社会发展

人的意识能创作多姿多彩的文化艺术作品，发现各种自然现象，创造各种生活用品和技术产品。所以说意识是地球上最美丽的花朵，它不断绽放使人类从蒙昧到文明，使人出现了文化性。人类从游牧到农耕，到工业生产，这种进步是人的文化性。文化性使人有"粗野"与"文明"之分，"进步"与"落后"之分；人生活在群体、集体、社会中，必须有群体性、集体性和社会性。人类社会中允许个性存在，但个性不能影响和侵犯他人利益，在群体、集体、社会中个性一定要符合利他原则，否则这种个性就不能存在，所以人的社会性、道德观也是很重要的一方面，人的社会性是在群体中、集体中、社会中形成利他、利己的意识行为，也是正常感情和理性。人性是自然性、文化性、社会性和个体性的"天理"和"人欲"的统一，既要存"天理"，又不能灭"人欲"；"天理"是群体、集体、社会（包括每个人）的利益不能被侵犯，"人欲"是人的不同追求。

4. 人性的基本特点

（1）人性的优点。原始社会在人的天性中存在的自然秩序，由同情心、互助性和正义感三个部分组成，人类依靠"自然秩序"约束、调节自己的行为、和平相处、相安无事，不会出现人与人的争夺和战争。也就是现在所说的"爱"、"利己利他"、"公平"、"公正"，这是人类的道德基础，是人类最简单最朴素的美德，也是人性的社会属性的三大优点。近现代的人权运动，推行民主法制，建立民主共和制度，就是为了保护人类最朴素的三大美德。

（2）人性弱点。随着生产力的提高，人类创造财富的不断增加，多余财富的分配和占有的社会问题随之出现，这就是人性最基本弱点的起源点，这个起源点就是"贪"，"贪"是万恶之源，世界上所有罪恶犯罪可以说都由"贪"而起。"贪名"可以欺世盗名，沽名钓誉；"贪权"可以跑官、买官、卖官；"贪利"可以索贿、受贿、行贿，贪赃枉法，执法犯法，偷盗抢劫；"贪色"可以卖淫、嫖娼、包养情妇、奸淫情杀等。也正如佛学所说"求不到自己所希望的东西是痛苦的（求不得之苦）"，这求不得之苦就是"贪"，"戒贪"是做好人、做好事的基础，也是提高人的品德修养的先决条件，也是提高人们的全面健康素质的首要条件。长寿老人最基本的要素就是"清心寡欲"。"清心"就是心态平和，"寡欲"就是"戒贪"。贪污腐败罪犯都是从"贪"开始，一"贪"而不可收最后酿成犯罪。常言道"人到无求品自高"也是这个道理，"品"可以理解为道德品质和综合素质。

(四) 人性的本质属性

对人性的本质属性从不同角度可有不同的认识。

1. 哲学观点：人性本质属性是各种关系的总和

前面已述只有和人打交道才能有人的社会性。人生活在社会上，要同不同的人打交道，因而出现不同的社会关系，如父子、母子、兄弟、师生、同学、战友等关系。在和人打交道中，既要遵循行为规范和行为准则，又要做到利他利己，才能做到人与人在各种关系交往中和谐相处，合作共事，互利互赢。人在现实生活中受到社会关系、社会条件的制约。所以说，人的本质属性是各种关系的总和。

2. 社会学观点：人性本质属性是不断社会化的过程

社会学是研究整体社会的综合学科，人是社会主体，是社会学必须研究的对象，人性也是研究的重要部分。社会学认为人性是一个个体通过学习群体文化，学习承担社会角色，把自己一体化到群体中去的社会化的过程。社会化就是社会成员个体学习社会、适应社会、融入社会整体的过程。简单来说，人性就是人的社会化过程。

3. 美学观点：人性本质属性是和谐美的化身

自从世界上产生了人类，美就存在了。原始人在他们的劳动生活中，已表现出对美的追求。如他们经常用红粉、贝壳来打扮自己，或者把自己的石器修得更完美，在人类的历史上，特别是近两千年来，产生了十分丰富的美学思想。无伦古代中国还是古代西方的思想家对美都有精辟的论述，但美学在很长一段历史时期并没有构成一门完整的科学，甚至没有美学的名称。直到1750年德国哲学家鲍姆加登出版了一部美学著作，美学才成为一门独立的学科，美学是研究审美主体、审美对象及审美的创造的学科。人性是外在形象和内在思想的统一，它给人以美的欣赏、享受，也给人以鞭挞、教育和深思。美学的研究对象从美学史来看，各个时代对美学研究的看法并不一致，时至目前尚无定论。从现代欣赏美、感受美、理解美的角度，我们认为：

（1）美是具体的形象。具体的形象包括可感的形象，如自然界的青山绿水、百花争艳的美；社会中的美，如文明行为、崇高理想、漂亮服饰、人体形象等；艺术美，如音乐、舞蹈、美术、戏剧、影视等富有形象感的美。上述例子都是通过各自形象、行为表现出来的，只有这些具体的形象才能使人感受到美的意境。

（2）愉悦身心的形象。可以是实体，可以是行为，也可以是艺术。如三峡两岸的景色、气势磅礴的美术作品、见义勇为的行为,这些景色美、艺术美、行为美,使人心情舒畅、精神振奋,令人敬仰、爱慕。

(3) 反映智慧和力量的形象。奇妙的埃及金字塔、精美的西亚古都——古巴比伦城、中国雄伟的万里长城,这些美妙的事物,反映了人的创造,凝结着人们的智慧和力量。从美学观点来看,人性是和谐美的化身。

第四章　社会适应良好

人生的幸福、事业的成功与人生的健康及社会适应程度有密切关系；人的成熟、干练、稳健都反映了社会适应的程度。可以说，一个人如果没有良好的社会适应是很难有人生的幸福和快乐的人生的。社会适应良好是联合国卫生组织（WHO）于1946年提出的，目前人们对其研究还较少，我们现从格兰特研究说起。

第一节　格兰特研究

一、主要名词解释

（一）社会概念

社会是由人组成的，人与人之间存在着各种社会规定的关系，按照社会规范发生交互行为，分工合作，进行必要的生产及其他社会活动，以满足社会成员不断增长的物质和精神的需要，以及相适应的社会组织、社会制度和社会控制等。

社会可以概括为一切关系的总和，其中最主要的是以爱情为基础建立起的夫妻关系；还有以血缘为基础建立起的亲情关系；以生产方式建立起的生产关系；以及以各类交往、接触建立起的多种关系。社会的核心是人，没有人就没有关系，也就没有社会。以上四种关系中夫妻关系是人类社会的主要关系，没有夫妻关系就没有新一代的诞生，更没有传承和发展。

（二）社会适应良好的概念

社会适应良好一方面是社会大环境本身的健康，它主要是国家对人的关心、爱护，能发挥人的主观能动性，调动人的潜力为社会作出贡献；更主要的是国家和社会制度完善，能体现整个社会、国家的法治精神，杜绝人治，还政于民，使人民当家做主，否则就难有社会大环境的健康，也谈不上个人社会适应。社会适应良好包括个人的学习能力、实践能力、人际交往能力、人际沟通能力、社会适应能力和家庭处理六方面能力的良好。

（三）能力

1. 能力的概念

人类一切活动离不开能力二字，什么是能力？有两种解释，一种是个体融入社会运用合情、合理的方式方法处理错综复杂的各种人际关系的总和，可见能力离不开方式、方法、合情、合理、社会和人际关系六大基本要素；另一种是对各种专门技术、技能掌握和运用的程度，这里所说的能力主要是前一种。

2. 能力的剖析

能力分为一般能力和特殊能力。一般能力指个体在各种活动中所具备的基本能力，如注意力、观察力、记忆力、想象力、判断力、理解力和抽象概括力等，一般称智力。它是个体发展其他方面能力的基础。特殊能力指个体从事某些专业活动所要求具备的能力，如：音乐家的乐感、节奏感，画家的色彩鉴别能力，教师的口头表达能力，数学家的逻辑思维能力，飞行员的视听能力、应变能力、健壮的体魄等。一般能力是一切能力的基础，每个人必须具备一般能力，特殊能力的发展反过来又会推动一般能力的提高和发展。后天教育、环境因素和实践活动，这三者是能力形成和发展的决定条件。

二、格兰特研究简介

（一）格兰特研究概况

格兰特和阿里·博克一致认为医学研究偏重于对疾病的研究，很少有人对那些身心健康的人进行系统的研究，于是格兰特和博克医生发起并组织了这项研究，选择哈佛大学268名躯体和精神都健康的二年级学生（遗憾的是全部为男生，没有女生），从1938年起逐年随访，参加研究工作的有精神病学、内科学、心理学、社会学、人类学等专家、学者及很多工作人员，该项研究被命名为"格兰特研究"。其中不乏很多知名的精神病学、医学、心理学、人类学、社会学的教授、学者参与此项研究。

（二）格兰特研究方法

"医生通常只在病人出现许多问题后，才对他们进行治疗……但是只有极少数人认识到有必要进行系统的调查来了解人们怎样保持健康。"这是格兰特成人发育研究发起者、组织者之一阿里·博克医生于1938年9月30日所说的话。事隔70多年，我们仍觉得这句话掷地有声。

1. 开始阶段

格兰特研究于 1938 年开始，当时的格兰特研究所所长为克拉克·赫斯，是一位内科医生，他为 268 位研究对象都进行了约 2 个小时的非常详尽完整的体格检查，包括一份日常习性、既往患病史及应激下躯体反应的详细记录。生理学家也为研究对象作了详细检查，检查项目包括胰岛素试验、呼吸功能、踏车运动 5 分钟或直至筋疲力尽时的生理反应试验（在大学的疲劳实验室内完成的）。曾试图按形体来确定一个人的个性。由一位人类学家对每个研究对象的身体从头到脚作了严格全面的测量，包括形体和其他被认与个性有关的变量。当时有学者认为人的个性与人体外胚层、中胚层和内胚层的体形结构密切相关，但 30 多年的研究证明它们之间并无明显关系。

2. 问卷追踪随访

格兰特研究于 1950 年易名为"格兰特成人发育研究"。从研究对象大学毕业到 1955 年，格兰特研究每年以填写问卷的方式追访这些研究对象。此后，改为每 2 年进行一次。问卷内容包括：就业、家庭、健康、生活习惯（如度假、运动、饮酒、吸烟）和政治观点。从 1950 年起，问卷主要由查理·麦克阿瑟博士负责（1955—1972 年格兰特研究所的所长）。

3. 面对面的专访

1972 年范伦特接任格兰特研究所所长后，与 95 名研究对象进行了会谈。会谈前他对会谈对象作了全面了解，认真阅读了几百页问卷、研究草案、测验结果和通信。会谈内容包括：工作、家庭、身体健康、心理健康四方面共 53 个问题。例如：怎么处理与上司、下属的矛盾？退休后有什么打算？父母情况、兄弟或姐妹情况？曾考虑过离婚吗？每年有几天病假？如果感冒了怎么办？经常和朋友在一起吗？从哲学角度看来，你对于缺点抱什么心态？由于范伦特事先准备充分，也由于研究对象的精诚合作，他从会谈中得到的信息令人满意。

4. 分析综合概括研究对象的资料

（1）因为他们的健康是相同的，且资料来源一致、智力、文化背景、历史时代等一致（都经历大萧条年代，研究开始不久都参加了第二次世界大战），所以他们之间有可比性。

（2）将他们的青少年适应情况、性别类型、防御机制、婚姻都变成数量化评分。

（3）依据数字、统计、对照、盲式评定等科学方法进行分析评价。

(4) 对这些对象进行长期随访。

但由于这个样本只来自整个人口中的一部分,所以没有全面代表性。

(三) 研究成功的原因

1. 参与者的默默奉献、不懈努力

此项研究至 20 世纪末仍在继续。格兰特研究能 60 多年不间断、持续稳定、有序进行,当然与大批专家、学者孜孜不倦、默默奉献、不懈努力分不开。有很多工作人员几乎把大半辈子献给了格兰特研究,其中威廉·格兰特和阿里·博克医生倡导组织这项研究;格兰特是位慈善家,成立了格兰特基金会并联合其他基金会为研究提供资金保障。克拉克·赫斯是 1938—1955 年该项研究的领导人,查尔斯·麦克阿塞是 1955—1972 年的领导人,乔治·范伦特是 1972—1996 年的领导人,这三任领导人和所有同仁严谨的科学态度、无私奉献的精神像接力棒一样不断地传递下去,使格兰特研究持续了 60 多年;工作人员路易斯·戴维斯是唯一的一位从 1938 年到 21 世纪初,把自己大半生都献给此项研究工作的。

2. 多方面配合

研究对象自愿的、不计报酬地接受研究,密切配合接受研究者各项指标的问卷、追踪和随访。人的心理是很难琢磨的,研究起来很难,特别是对大批人员进行追踪随访研究就更难,很多被研究对象 60 多年后都是功成名就的大人物,研究涉及个人隐私,对他们的追踪随访就难上加难。"格兰特研究"的同仁甘于寂寞、乐于奉献的精神,及组织发起的民间人士、民间基金会慷慨无私的资金援助是格兰特研究持续进行 60 多年的坚强支柱。

(四) 格兰特研究的目的——对成年人心理发育的研究

格兰特研究主要目的如下:

(1) 怎样适应生活和应付生活,怎样才能取得事业成功和生活美满,而此类研究世界上很少,要填补空白,也是格兰特研究发起的重要目的之一。

(2) 从心理学角度分析他们生活、工作成败的关键。

三、格兰特研究的贡献

(一)《怎样适应生活——保持心理健康》一书的出版和影响

1975 年,"格兰特研究"第三任领导者乔治·范伦特出版了《怎样适应生活——保持心理健康》一书,在世界引起了很大的轰动和影响。

1. 世界影响

这本书是格兰特研究成果的初步总结,在不少国家都有译本,反响很大,人们对此评论颇多,意见不一,但都比较肯定格兰特研究在社会精英男性怎样适应社会生活、怎样取得事业成功和生活美满的研究上作出的可喜成就,为这方面的研究开辟了一条道路。

2. 中国影响

20世纪90年代初,上海市精神卫生中心派出崔新佳医师作为范伦特教授的助手,继续进行此项研究。此间上海市精神卫生研究中心颜文伟教授访美时,与范伦特教授接触,范伦特教授希望颜教授组织翻译出版此书,他愿意授予版权。颜教授和我国精神医学权威——当时上海第一医学院夏镇夷教授研读后,认为这项研究是当今世界上历时最久(60多年)的前瞻性成人心理发育随访研究,内容丰富、生动,以实例来进行论证,使人心悦诚服,不失为医学心理、心理卫生、精神医学等专业人员的参考用书。1996年11月,此书译本在中国出版。

(二) 格兰特研究的突出贡献

格兰特研究的突出贡献是1975年出版的范伦特的著作《怎样适应生活——保持心理健康》一书所提出的4层次18种心理防御和适应机制。范伦特是精神病学家和心理学家,哈佛大学医学院教授,1972年接任格兰特研究负责人,该书是格兰特研究30多年研究成果的总结和概括。这项研究至20世纪末仍在持续进行,长达60多年。这本书虽是科学总结,但是作者通俗的叙述、生动的描写、辅以实例的论证,使这本书既是科学论著,又像是文学作品。该书不但是精神医学、医学心理学、心理学、社会学等专业人员的参考用书,对广大群众来说也能获取怎样适应生活、保持心理健康的教益。

本书的核心内容正如书名,"怎样适应生活——保持心理健康"。应付与心理防御是弗洛伊德精神分析理论中的一项重要贡献,范伦特在此基础上对一个人的社会健康,特别是社会适应能力进行了研究、探索、分析、归纳,提出了成人社会心理发育的一般规律,总结出了4层次18种社会心理的适应机制。这方面的成就使他成为继安那·弗洛伊德(西蒙格·弗洛伊德之女)以后应付和心理防御机制理论研究的当代权威。为后来谢尔顿对处于社会底层男性的研究和刘易斯·特曼主持的对于有天赋的女性的研究提供了研究方向,经历了近半个世纪的前瞻性研究,结果证实了本书的观点:①防御机制成熟对心理健康十分重要;②防御机制成熟与否似乎不受社会地位、教育或者性别等因素的影响,那些未受良好教育、处于社会底层的男性拥有的成熟的适应能力并不比哈佛的大学生差。范伦特著作中所述的防御机制可见表4-1。

表 4-1　社会心理适应机制

第一层：精神病性防御机制（多见于精神病、梦和儿童）
　　否认（对外界现实）
　　歪想
　　妄想性投射

第二层：不成熟防御机制（多见于严重抑郁、人格障碍和青春期）
　　幻想（精神分裂样退缩，通过幻想的否认），如"羔羊"
　　疑病
　　被动——攻击行为（受虐，将攻击转向自己），如史密斯
　　发泄（强迫性违纪，性变态），如泰莱棠

第三层：神经症性防御机制（可见于正常人）
　　理智化（分隔，强迫行为，抵消，合理化）
　　压抑，如史密斯
　　反向形成
　　置换（转换，恐惧症，诙谐），如前言中的的血液病学家
　　分离（神经症性否认），如泰莱棠

第四层：成熟防御机制（多见于健康的成人）
　　升华，如"狮子"
　　利他，如"好心"
　　压制
　　预期，如拜伦
　　幽默，如"好心"

资料来源：范伦特. 怎样适应生活——保持心理健康 [M]. 颜文伟，等，译.

（三）格兰特研究的总评估

格兰特研究是关于成年人心理发育的研究，人的心理发育特别是成年人的心理发育很难捉摸，也就更难研究。格兰特研究的科研人员、工作人员、管理人员及发起者一代又一代接力棒式的60多年持续不间断的研究，是对成人心理发育研究的开创先河的工作，也是社会健康研究的先驱。

第二节　学习能力

人类社会能存留和不断发展，主要靠延续。延续是什么？延续既是生殖繁衍后代、代代相传，也是知识和技能的延续。前者称生物延续，后者称科

学技术延续。如果没有生物延续就没有人类；如果没有科学技术延续，人类就没有谋生的知识和技能，无法生存。人类能延续的两种本领，特别是科学技术延续，是通过后天"学习"获得知识和技能，使人类生存和延续下来的。一代一代不断学习，再不断发展，才使人类社会从自给自足的自然经济，到贸易经济、商品经济，直到市场经济；从狩猎、游牧、到定居农业、手工业经济、工业经济，直到现代化工业大生产。这些都是历代人不断学习前人知识和技能，不断积累知识，进而提高认识能力，开拓新的认识水平，开创新的生产方式，创造新的生产工具和方法，使人类一步一个脚印地不断发展，使人类早期的梦想都逐渐变成现实的。人类能主动学习科学技术知识，是人类和动物的主要区别之一。什么是知识？知识是前人认识成果和自己的实践经验，学习就是把前人的认识成果变成自己的认识，把自己的实践经验上升为理论，在自己头脑中建立起相应的知识结构，以辨认相应的事物，解决相关问题。

一、概述

（一）学习概念

学习就是人们通过社会实践创造语言、形成文字和建立各种思想、理论、操作体系，通过文字著作传授，代代相传，使人类的文化宝库能传承下去。

学习分为狭义学习和广义学习。狭义学习就是在学校学习，按照目前的教育制度按部就班地分年限、阶段完成学习任务，一般把学习分为启蒙和常识教育、基础知识教育和专业教育三个阶段。小学为启蒙和常识性教育，中学为基础知识教育；中专、大专和大学为专业教育。广义学习为终身学习，社会实践本身是一部很好的教材和无声的老师，一个人成才、成功都是走出学校后通过在社会实践中不断学习和提高成长起来的，在实践中检验理论，发现不足再实践，多次反复、认真对待就能在某一工作领域内成为学有所长、有所建树的人。

学习是"教"和"学"两方面，有"教"才能"学"，有"学"才有"教"。古人曰："学而后知不足，教而后知困，知不足，自强也，知困，自省也，故教学相长也。"学习也是"传道，授业，解惑"的过程。"传道"是传播各种理论知识，"授业"是教授各种谋生的基本技能，"解惑"解释、解决实践中疑难问题和技术操作过程中复杂关键的技术问题。

（二）影响学习的因素

学习的内容虽多，但总的可概括为吸取知识、做人、做事。人只有学习人类社会各种知识，才能继往开来。"继往"是"继承"前人一切有益于社会的各种知识内容，"开来"是开拓、创新。没有"继承"，社会就要中断，没有"开来"，社会就不能进步。如美洲印第安人的分支玛雅人于公元前1200年前创造的辉煌的玛雅文化，当时他们历法已能算出一年有365.24天，创造的象形文字已有注明发音的符号，词汇约有2万个。玛雅文化于公元前800年突然中断，成为一大谜团。美洲在哥伦布发现新大陆以前没有什么进步，而经济文化是多民族互相竞争、互相交流、互相促进所创造的，可能是美洲当时缺乏与先进国家的经济文化交流、竞争，所以停滞不前。中国在清朝以前是世界上最先进的国家之一，那些在乾隆时期已走上工业化革命的先进国家，如英国、法国、德国、意大利等，为弥补国内市场的不足，开始发展国外市场，屡屡向中国伸出友谊之手，以发展贸易往来、互惠互利、共同发展。但由于清政府实行闭关锁国政策，西方的合理贸易要求一再遭到拒绝，所以最后爆发了1840年鸦片战争。1842年英法联军入侵，1894年中日甲午战争清政府又于1898年把以学习西方先进国家为主的"维新变法"扼杀在摇篮之中，1900年八国联军用洋枪洋炮陆续打开了中国的封闭大门，中国更加衰败。这就是清王朝不与世界各国交流、竞争、学习的结果。

1. 影响学业的四要素

德、识、才、学是影响学生学业的四个主要因素。

（1）德。指思想品德。具有良好道德品质，才能有正确的努力方向和持久的学习动力。古人说："非志无以成学。"这里所说的"志"是学习为社会服务和谋生的技能，只有学习和掌握谋生技能，才能立足社会，才能基本解决个人和家庭的衣、食、住、行等生存问题。要有脚踏实地、勤奋刻苦、严谨踏实、一丝不苟的良好学风，才能学好本领和技能。

（2）识。指考虑问题和解决问题的能力，包括培养独立思考和创造性解决问题的能力。一要多问，凡事问个为什么，多与别人讨论和交流；二要多想，要有把问题弄个水落石出才肯罢休的精神，多问、多想是培养独立思考和创造性解决问题的重要途径。

（3）才。指完成任务的能力，包括操作能力、观察能力、分析能力、判断能力，这些都是人的一生都需要应用的基本能力。另外，明白无误的表达能力，广泛的交往能力、沟通能力和社会适应能力等都是"才"的重要内涵。

（4）学。指学问、知识。知识是思考问题的原材料，有广博的知识积累，才能左右逢源地理解问题，一个人要在学习和工作中出成绩，他所积累的知识必须是"T"型的。所谓"T"型知识既要专深，又要广和博。只有见多识广,才能做到一通皆通、触类旁通。德、识、才、学四方面不是单独培养起来的,只有在学习过程中相互兼顾,才能相辅相成,共同进步。

2. 成才的四要素

(1) 遗传。是父母及上几代亲人传给下一代的生理方面的特点,特别是大脑神经系统的特点。这些特点在一定程度上影响了人的个性形成,使人们具有不同的禀赋和气质,对他们兴趣、爱好及特长的形成发挥了很大作用。

(2) 环境。指社会环境和家庭环境,世界上的文盲分布亚洲和非洲地区较多,这些地区经济落后,受教育机会相对较少。而世界上各类诺贝尔奖获得者在亚洲、非洲国家的很少甚至没有,因为这部分地区经济落后,物质文明、精神文明、制度文明也落后,这三者中关键是制度文明。建设制度文明是一个很复杂、很艰难的社会系统工程,缺少制度文明就没有使人成才的大环境,公民就没有公平、公正的接受教育的机会。

(3) 教育。教育对成长非常重要,尤其是少年儿童时期,教育是有计划、有目的、讲究方法的培养人的工作。儿童从进幼儿园起,就要接受一整套适合他们年龄的教育,教材内容、教学方法都是根据儿童成长过程精心编排的,既适合儿童的个体状况,又符合儿童的心理特点,起着引导儿童成长的作用。

(4) 努力。这个努力指自身努力、奋斗、奋发进取、自强不息。华罗庚曾说:"聪明在于学习,天才在于积累。"这里所指的"聪明"和"天才"是学习和积累的结果,学习和积累就是不断的自身的努力,自身努力是学习过程中不可缺少的条件。一个学生要有明确的学习目的、坚忍不拔的学习精神、虚心好学的学习态度、克服一切困难的决心和勇气,这样才能做到战无不胜、攻无不克、勇往直前,直至达到胜利的彼岸,成为对社会有用之人。

(三) 学习的过程

学习分为四个阶段,也就是通常所说的学习过程。

(1) 感知。学生运用视、听、摸等感官知觉获得感性认知过程。如在数学、物理、化学等知识的学习中,除知道课本中的概念、法则、定理、公式,还要观察图像、触摸实物或实际进行实验和演算。在历史、地理知识学习中,为掌握概念含义,要经常观看一些历史文物、图片、图解、地图、地理模型等实物。语文教学方面,对作品内容的了解、中心思想的领会可通过教师对生词、生字、作品时代背景讲解、人物分析、景物描写和心理描写分析及插图和图像的观察来实现,还可通过背诵、朗读、领会作品内容和中心思想,获得具体感知或称感性知识。

(2) 理解。在上述感性知识基础上,通过分析与综合、抽象与概括的过程达到对事物本质的认识。例如几何学中基本概念"角"的认识过程，可通过对实物或图形感知后，在头脑中建立起"角"的平面形象，这是感性的理解，在此基础上，通过思维与想象，逐步认识到"角"是由一个端点引出的两条射线所组成的平面，这才是本质的理解。

（3）巩固。所谓巩固就是通过记忆把知识保留在头脑中，以便需要时即时提取加以运用。记忆是巩固的关键，也可以说巩固就是记忆，但记忆并非一日之功，是长期的，它与遗忘是相伴而行的，没有遗忘就不会产生记忆，我们可根据实际需要不断巩固增强记忆，而不太需要或不需要的知识就逐渐淡忘或忘却。

（4）应用。就是把通过感知、思维、想象和记忆所获得的知识运用到实际方面去，形成相应的技能和技巧。运用知识是从不熟练的过程到熟练的过程，所谓熟能生巧，这"巧"就是创新发展。小学生阅读时由于识字不多，阅读很慢甚至会用手指着字，一个一个读，随着掌握的字、词增多，阅读水平也会不断提高，甚至能做到"一目十行"的水平，这感知、思维、想象和记忆的结果，更确切地说是记忆的结果，只有记忆才有可能应用。从生理学的角度说，记忆是条件反射不断建立的过程。从心理学角度说，记忆是过去经历过的事物在头脑中的反应。

二、教师在教学中的主导地位

1. 皮格马利翁效应的启示

远古时候，塞浦路斯的一位王子皮格马利翁十分喜爱雕塑，一天他成功地塑造了一个美女的形象，爱不释手，每天以深情的目光观察不止，看着看着，美女竟然活了。虽然这是一个神话，但心理学家从中得到了很大启发，把教师对学生的爱、关怀和期望，在教育上产生的良好作用称为"皮格马利翁效应"。1968年美国心理学家罗森塔尔和雅可布生来到一所小学，从1～6年级各选出3个班，并对18个班的学生进行预测儿童发展可能性的"发展测定"，然后以赞许的态度将有优异发展可能的学生名单通知教师，名单中有的是教师意料之中，有些则是水平较差的学生。心理学家对教师解释说："请注意我讲的是他们的发展，而不是他们现在的情况。"并一再叮咛教师不要外传，只准自己知道，否则会影响实验结果的可靠性。8个月后他们又对这18个班的学生进行复试，结果，名单上学生的成绩有显著进步，性格更为活泼开朗，求知欲强，敢于发表意见，与教师的关系更融洽。研究者认为，因教师有更多的爱、关怀并以较友善的态度接近、注意其发展，这对学生产生了激励，使学生更喜爱老师，也使学生更自尊、自爱、自信、自强，同时通过努力学习收到了明显的效果，这就是"皮格马利翁效应"。皮格马利翁效应说明教师在教学中的主导地位，教师的爱、教师的关怀、教师的激励能够促进学生的进步和成长。

2. 因材施教

北京有一位女特级教师因材施教的方法令人称赞：在教学中她发现有一位初二女生，每次老师提问都举手但大多数回答不正确。后来这位教师找这位学生谈话，问她为什么不知道也要举手，她说大家都举手我不好意思不举手。后来老师告诉她如知道就举右手，不知道举左手。该女生按老师指点的方法做，结果很快在同学中赢得了好评，学习进步很快，初中毕业被重点高中录取。从这一事例可以看出老师的教学方法、细致的观察力和关爱激励能促进学生的进步和成长，这也是教师在教学中主导地位的具体表现。

下面重点介绍中国重要历史时期大教育家的教育理论、教育实践和教育成果，进一步说明教师在教学中的主导地位。

（一）孔子

孔子，字仲尼，名丘，春秋末期鲁国陬邑（今山东曲阜）人。孔子是中国2 000多年的封建社会思想理论基础——儒家学说的创始人。他的思想未被当时鲁隐公、鲁哀公采纳，但后来被历朝历代统治者所重视，他20多岁就投身教育事业，30多岁时，首创私人讲学和办学，是中国私人办学的开创者，被称做中国教育的宗师，奉为圣人，推崇为"至圣先师，万世师表"。他的家乡曲阜有由鲁哀公始建（约公元前479年）、历代增修，至明代中叶扩建成为现在的规模的中国最大的孔庙。那里同时建有孔林，为孔子及其后裔墓地。孔林位于城北，占地3 000亩，古木参天，有历代碑刻，故得此名。在中国古代县以上政府所在地都有孔庙，是祭祀孔子的庙宇。可见孔子在中国的地位，他的思想体系经历代儒学大师充实、完善成为了中国封建社会的正统思想。中国漫长的封建社会虽然大小动乱不计其数，但是孔庙、孔林始终没有受到破坏，反而备受保护，就是外族入侵也未遭破坏，故称"中国第一家"。

1. 孔子的教育思想

孔子的教育思想包括："温故而知新"和"因材施教"的教育方法；"循序渐进"的教育思想；"知之为知之、不知为不知"的学习态度；"诲人不倦，学而不厌"的教书育人的敬业精神；"有教无类"主张不分贵贱、不分贫富，人人都有受教育的权利的教育平等的教育原则；"举贤才"的培养人才的教育理念。他在奴隶社会向封建社会过渡时期首先推出反对世袭制和任人唯亲的用人政策，这在今日来看仍具有先进性和民主色彩；"吾日三省吾身"的修身自省加强自身道德建设、以身作则、身教重于言教的德治教育思想，同时，"己所不欲，勿施于人"的伦理准则和道德规范也影响深远。

2. 孔子的教育实践体现教师在教学中的主导地位

孔子提倡"诲人不倦，学而不厌"、"己所不欲，勿施于人"、"吾日三省吾身"的敬业、修身、自省以加强教师自身道德建设的德治思想，提倡保持教师的高尚境界和道德情操，建立和谐健康的师生关系。孔子的身体力行、言传身教、以身作则，使师生团结互助、互教互学，使教学相长、人才辈出，既体现了教师在教学中的主导地位，也发挥了学生在教学中的主观能动作用。

3. 孔子的学术成就

孔子在教学的同时，精心整理古籍文献，相传后世所称的"六经"即"诗、书、礼、易、乐、春秋"，都经过了孔子的删订和修改，他对中国古代文化流传作出了巨大贡献。他的治国理念、政治思想通过其弟子代代相传，他的思想不断地被完善和改造成中国封建社会治国理政的正统思想。

《论语》是收录孔子、孔门弟子或再传弟子的言语行为的记录，战国初期编成，西汉时有今本《鲁论》、《齐论》和古本的《古论》三种。今本《论语》是东汉郑玄根据各版本编纂而成，共20篇，内容相当丰富，大到政治活动、政治学说、哲学理论、教育思想，小到为人处世、待人接物、读书治学、吃饭穿衣的生活琐事。南宋理学家朱熹把它和《大学》、《中庸》、《孟子》合称为"四书"，建立儒家道统，也是后来儒家思想的基本理论。

（二）朱熹

朱熹，南宋人，字元晦，号晦庵，徽州婺源人（今江西）。18岁中乡贡，22岁中进士，初任泉州同县主簿，后48年中任地方官9年，到朝廷任侍讲官，官至宝文阁待制，封婺源开国男，食邑300户，兼秘阁修撰等职，从上述任职可见都没有实权，不能实行治国安民的抱负和理想。但对儒家学说整理、提高起着重要作用，进一步加强了中国封建社会思想统治的理论基础。

1. 朱熹的教育思想

（1）温故知新学思并重。《论语》第一句话："学而时习之，不亦说（悦）乎。"朱熹对此解释道："故者，旧所闻，新者，今所得。言学能时习旧闻而每有新得。"

1）温故知新。朱熹对孔子的学而时习、温故知新的教育思想进一步发挥："人而不学，则不知其所当知之理，无以能其所当之事。学而不习，则知其理，能其事，然亦生涩危殆，而不能以自安。习而不时，虽曰习之而其功夫间断，一暴十寒，终不足以成其习之功矣。"朱熹从"学"、"习"、"时"来解释并领悟深刻，道出"时时温习，觉滋味深长，自有所得"。可见三者不可分割，不学不知其理；不习，不复习，古代称之为温习，虽知其理，能其事，但生疏、不熟练（生涩危殆）不能掌握，不时习，不间断，不能如此就会是一曝十寒，最终不能成大业，更谈不上有所作为、有所建树。可见学是根本，复习是基础，不断复习是成功的阶梯。温故知新反映了一条重要的教育规律：学习本身是不断实践的过程，只有反复学习，才能牢固掌握所学知识；只有对所学新知识熟练了，融会贯通了，才能举一反三，告诸往而知来者，由已知探求未知。

2）学思并重。在处理学习和思考关系上，中国古代教育家多主张学思结合，学思并重。孔子曰："学而不思则罔，思而不学则殆。"这是学思并重的名言，它指出"思"和"学"的辩证统一关系，学是基础，不学无从所思，只有在学习的基础上才能思考，"思索以通之，才能把所学知识融会贯通"。朱熹做了精辟的解释，学便是读，读了又思，思了又读，自然有意。若读而不思，必不知其味；思而不读，纵便晓得，终是不安。"若读得熟而又想得精，自然心与理永远不忘"，这些都是朱熹在教育和治学实践中对学思关系辩证法的深切体会和精辟总结。

（2）循序渐进由博返约。朱熹明确提出"循序渐进由博返约"的教育思想，他认为："君子教人有序，先传以小者近者，而后教以远者大者，譬如登山，人多要至高处，不知自低处理会，终无至高处之理。"

1）循序渐进。朱熹强调教学要坚持由近及远，由易到难，由浅至深，由具体到抽象，由已知到未知。朱熹还说："圣贤教人，下学上达，循循有序，故以从事其间者，博而有要，约而不孤，无妄意凌躐之弊。今言者多反此，故其高者沦于空幻，卑者溺于闻见，怅怅然未知其将安所归宿也。""下学"是所闻所见，不是系统的知识，只有认真学习基本知识、基本理论、基本操作才能熟练掌握基本功；"上达"是在苦练基本功的基础上，学习才有所提高，以后才有所建树，有所成就。朱熹认为：不先从事下学而妄想上达，就是躐等，便沦于空幻，专事下学而不求上达，则沉溺于闻见。前者是不循序而躁进，后者虽是循序而不进，都会浪费精力而不能达到目的。他认为只有循序渐进，量力而学，才有踏实的进步。

2）由博返约。关于由博返约的教育思想朱熹很有见地，他认为"博而有要，约而不孤"。所谓"博"，顾名思义是广博，知识面广博精深，了解知识深透；"约"顾名思义是条约，是简单明了。中国古代教育家重视博学，即博学多才，博大精深。如何能驾驭"博"，博是基础，是树木之根，只有根深才能叶茂，"叶"是教学成果和学术成果，是"约"的一种表现形式；"根"是基础，根深也就是博大精深；没有博大精深，就不可能有"约"，只有在"博"的基础上求"约"，根据这一的原则去归纳、精要各种知识成果，得出简明扼要的结论。"约"是一种重要的思维方式与学习方法，也是一种教学方法，简要地说，由"博"返"约"就是能"深入浅出"。作为教师，要把一个道理讲明白，如果没有关于这个道理的广博知识，并能融会贯通，就很难把这个道理的重点、难点与关键之处向人讲清楚。由博返约、以简驭繁，这是古人留给我们的重要的教学思想，值得我们细心体会，认真学习。我们现在在治学方面经常提出厚与薄的关系，就是博与约的现代名词，"约"就是抽象概括，简单明了，也就是"浅出"，从这里可以看出教师在教学中的主导地位。

（3）言传身教尊师爱生。

1）尊师。建立良好的师生关系，特别是言传身教、尊师爱生，在教学活动中占有很重要的地位。老师得不到应有的尊重和尊敬就不能很好地发挥教育水平，很难在教学中发挥主导作用，也不能做好传道、授业、解惑的工作，无法完成教学任务。教师要受到社会和学生的尊重、尊敬，首先要加强自身修养，做到品学兼优，德才兼备，要达到"品高为范，学高为师"的要求，古人说"经师易得，人师难求"。

2）"经"的起源与发展。上面提到"经师易得，人师难求"，现在我们谈谈"经"。中国古代图书分类方法，把图书分为经、史、子、集四大类。"经"居首位，指六经，孔子在50多年的教学生涯中逐步编纂完成了《诗经》、《书经》、《礼经》、《乐经》、《易经》和《春秋》。这6种古代文献，后来孔子将其作为给弟子讲授的课本，后世称六经。《乐经》失传后，弟子编纂了《孝经》和《论语》，合为七经。随着时间推移，儒学在中国地位不断增强与巩固，成为了正统思想，到唐代扩大为九经和十二经。其中《礼经》分为《周礼》、《仪礼》、《礼记》，解释《春秋》的《左传》、《公羊传》、《谷梁传》又上升为经书，此外增加《尔雅》。宋代增加《孟子》合为十三经，历代研究和疏注的经书难以胜数，都列为"经"书范围。这些著作是我国古代思想文化的渊源，具有极其珍贵的价值，传授经书的老师称为"经师"，"经师易得，人师难求"也说明品学兼优、德才兼备的老师难求。

3）爱生。朱熹在一生的教育实践中充分体现了他的言传身教、尊师爱生的教育思想。朱熹对学生要求严格，但不是消极防范，而是积极引导；不重形式的条文规定，重在启发学生自觉遵守；热心教人，方法得当，从而加强了师生情谊，密切了师生关系。朱熹曾批评官学师生关系淡漠的缺点，"师生相见，漠然如行路之人"。他的学生黄干在其编撰的《朱子行状》一书中说："朱子讲论经典，通贯古今，率至夜半。虽疾病支离，至诸生问辩，则脱然沉疴之去体，一日不讲学，则惕然常以为忧。"他发扬了孔子的"诲人不倦"精神，对学生循循善诱，孜孜不倦，和学生有深厚的感情，建立了良好的师生关系。黄干就是得意门生之一，他对老师寄予了无限的深情厚谊，编撰了《朱子行状》存留于世，表现了中国古代伟大的、杰出的教育家的高尚情操和无私奉献的情怀，既反映了朱熹和学生的浓浓情谊，也反映了一代大教育家对莘莘学子寄予的厚望。

2. 朱熹创立新儒学派

朱熹不仅是中国教育史上一位不可多得的伟大教育家，而且也是中国哲学史上一位不可多得的儒学大师。儒学经过汉唐已成为封建社会的正统思想，到了两宋形成了以程颐、朱熹为代表的新儒学派。朱熹是宋代理学集大成者，他精心改造了汉儒编纂的《大学》。建立以"天理"为核心的伦理思想体系，所谓"天理"就是三纲五常。

（1）新儒学派核心是"存天理，灭人欲"。三纲五常是封建社会的伦理规范，三纲是君为臣纲，父为子纲，夫为妻纲；五常是仁、义、礼、智、信是修身、自省、自律的道德行为准则；理学认为人生来具有纲常"天理"，并指出自觉认识天理的途径："古之欲明德于天下者，先治其国；欲治其国者，先齐其家；欲齐其家者，先修其身；欲修其身者，先正其心；欲正其心者，先诚其意；欲诚其意者，先致其知；致知在格物。"认为只要内无"妄想"，外无"妄动"，就可以悟得"天理"。自我修身就可以取得"天理"，可以概括为新儒学派的理学理论观点，通过正心—诚意—修身—齐家—治国—明德于天下。经过修身到自省、自律；从自律到悟得"天理"；到取得"天理"；主张"存天理，灭人欲"；把人为的三纲五常内化为自觉意识。

（2）使封建伦理道德规范转为内在的修身自律。认为天理、人欲，不容并列，基本区别是公与私的对立，以朱熹为代表的新儒学派把"人道"上升到"天道"，"人伦"上升到"天理"（人伦者，天理也），把人性与欲等同，实际上程朱理学的新儒学派提出了人论、人道、人性的对立与统一问题。理学理论体系在中国封建社会后期影响深远，特别是理学强调通过道德自觉达到理想人格的建设，强化民族气节和道德，强化社会责任和历史使命的文化性格。

3. 私人讲学的著名代表学者

私人讲学的书院最早出现在唐代中后期，北宋朱熹时期著名书院有：石鼓书院（湖南衡阳）、岳麓书院（湖南长沙）、应天书院（河南商丘）、嵩阳书院（河南登封）、茅山书院（江苏南京）、白鹿洞书院（江西），号称北宋六书院。1179年，朱熹在白鹿洞书院讲学，亲定《白鹿洞学规》后来成为许多书院学规的范本。此规代代相传至清代康熙年间秀才李毓秀所制订的《学规》，其后经贾存仁修订取名的《弟子规》也受其很大影响，成为清代私人"蒙馆"的启蒙教育必读教科书，现在很多地方的小学也将其列为必读教材。可见朱熹主张的规范师生行为的教育方法和理论有深远影响，可以说他是《弟子规》教育的先驱者。

（三）蔡元培

蔡元培，字鹤卿，号子民，浙江山阴（今绍兴），晚清进士，17岁考取秀才，18岁任塾师，21岁中举人，24岁中进士，26岁升补翰林院编修。1898年戊戌变法失败，走教育救国之路，同年弃官返乡，任绍兴中西学堂监督。20世纪初在上海创办爱力女校和爱国学社。开创中华女性接受现代教育的先河。1906—1911年赴德法留学，为兼通中西文化奠定了基础，1912年出任中华民国第一任教育总长，改革旧教育，建立全新的教育体系，是中国教育改革的先驱者，1917年出任北京大学校长。早在1902年与章炳麟组织的"中国教育会"旨在改革中国教育、废除科举制，1904年冬与陶成章在上海组成光复会，是同盟会前期组织者之一，1905参加了以孙中山为首的同盟会。

1. 教育改革实践

（1）推行民国第一次学制改革。辛亥革命后民国初年蔡元培任教育总长期间颁行的"壬子癸丑学制"，基本上效仿了日本学制，间接学习欧美，于1912年7月颁行，它是民国第一次教育学制改革，在中国教育史上有很大的进步意义。

（2）"六三三"学制。1922年蔡元培亲自参加多次召开的学制会议，最后决定学习美国的"六三三学制"，一直沿袭至今。"六"是初等教育六年，"三三"是初、高中各三年，新学制与"壬子癸丑学制"相比有较大变动，改小学七年为六年，有利于初等教育的普及；将原中学四年延长为六年，中学三三分段，初中可以单独设立，有利于初中教育的普及；取消大学预科，大学不再担任普通教育任务。新学制增强了职业教育，兼顾升学和就业，于1922年10月颁行。在讨论新学制的同时，也讨论了关于中小学各科标准和中小学毕业标准,最后在1923年6月的会议上确定并颁布了"中小学课程标准纲要",全国各地均照此施行。此外对大学和专门学校的课程,新学制课程标准起草委员会未提出具体方案,原则按照1912年颁行的标准参以各校意见执行,蔡元培亲自参与。

2. 蔡元培的民主教育思想

蔡元培任教育总长期间提出的民主教育思想,在他担任北京大学校长期间得到了具体实践。

(1) 在学术上实行"思想自由,兼包并容"方针。当时北大的讲台上既有新派的学者如胡适、陈独秀、钱玄同,也有旧式文人如辜鸿铭、黄侃等,在相互争鸣各抒己见中扶持新思潮、新学说的传播,使北大成为新文化的策源地。

(2) 开禁女学招收女生。辛亥革命前在上海创办爱力女校,任北大校长期间,他打破规定开禁女学在北大招收女生,这在当时教育界可以说是破天荒的大事。中国三千年前的夏朝已经有了学校教育,清朝末年出现了一批学校,却都没有女性就读,剥夺了女性接受正规教育的机会和权利。虽然中国历史上有一不少知识女性,如班昭、卓文君、蔡文姬、李清照、黄道婆,《红楼梦》中以薛宝钗、林黛玉为代表的官宦、贵族之家的名媛淑女,但她们都是通过家庭教育和自学成才的。蔡元培主持教育部和北大期间开始使中国妇女能接受正规学校教育,使妇女和男子享受同等受教育的权利,以后陆续出现各级各类女子学校并逐步推行男女同校,更进一步推动了中国妇女解放运动和女权运动。

(3) 主张废除科举制。科举制从隋朝开始到1905年废除,在中国推行了近2 000年,是中国封建统治者对中国知识分子进行思想统治的重要手段,束缚了广大知识分子的思想,维护了旧思想、旧理念、旧道德的重要的封建伦理思想。蔡元培倡导新思想,接受新理念,接受新理论,提出要推动社会发展,必须废除科举制度。他是中国主张废除科举制度,学习西方先进、科学教育制度的先行者,他参与并制定了"壬戌学制"的改革,这个学制一直沿用至今。他在北大任校长期间对北大建设作出了突出的贡献,现在北大未明湖畔耸立着的蔡元培先生的铜像,是北大师生对蔡老师、蔡校长永远的纪念。

(四) 陶行知

陶行知,安徽歙县人,名文睿,后改知行,又改行知。儿时家贫,6岁跟父亲读书、习字,自幼就学做一些力所能及的杂活,养成了热爱劳动的习惯。15岁免费进入当地教会的崇一学堂,1909年进入金陵大学文科,1914年以金陵大学第一名成绩毕业，后赴美留学，于伊利诺伊州大学获政治学硕士，后于哥伦比亚大学教育学院研究教育科学，为美国著名教育学家、哲学家杜威和孟禄的学生，与胡适是同学（胡适读哲学，亦是杜威的学生），1917年秋回国，受聘于南京高等师范专科学校，1921年夏该校改为东南大学，陶行知先生任教育科主任、教育系主任和教授。

1. 陶行知的平民教育实践

（1）创办乡村师范学校。创办试验乡村师范（南京晓庄师范学校），1927年元月1日刊出招生广告，其培养目标是：农夫的身手，科学的头脑，改造社会的精神。考试科目：农务或木工操作一日，智慧测试，常识测试，作文一篇，五分钟演讲。考试资格：初中、高中、大学程度学生，有农事、土木经验；在职教师有相当程度，并愿与农民共甘苦，有志增进农民生产力，发展农民的自治力者，皆得投考。少爷、小姐、小名士、书呆子、文凭迷最好不来。考试第一天上午，全国各地共来了13人，陶校长亲自监考。作文题："孟子说'劳心者治人，劳力者治于人'，这话对吗？"开学典礼时，陶校长讲话：晓庄不同于平常学校有两点，一无校舍，二无教员。在空旷的山麓举行开学典礼实为罕见，校舍上面盖的是青天，下面踏的是大地，但精神一样要充溢于天地间。所造的草屋不过避风躲雨之所，本校只有指导员无教员。学校刊行《乡教丛讯》，陶行知任主编，赵叔愚任责任编辑，每月1日、16日出版。校址选在南京北郊劳山脚下的晓庄（劳山原名老山，晓庄原名小庄，寓意太阳出，背后老山，改名劳山，寓意"劳力上劳心"）。

（2）创办山海工学团。1932年11月1日于沪太公路孟家桥一座古庙内正式开学，"山海"的一种含义是山海关已被敌人占领；另一含义是宝山和上海之间。并把总部设在此，工学团办学原则，不建新校舍，尽量利用庙宇、公共场所或租用民房办学。少花钱多办事，用穷人的办法办穷人的教育，易于收效、易于推行。主体为农民，又称乡村工学团。以本村农民为主培养普遍的军事能力；培养普遍的生产能力；培养普遍的科学能力；培养普遍的识字能力；培养普遍的运用民权能力；培养普遍的节制生育能力。山海工学团是半工半读制，上午学习文化、科学和政治方面的课程，下午生产劳动，当时山海工学团设木工、袜工、藤工三种工场，分别有养蜂场、养兔房、菜地，工学团既解决读书、学习费用问题，又向劳苦大众普及文化、科学知识，使之明理。很多不识字的农民从中走出来不但改变了个人的命运，也成为了社会栋梁之才。

（3）创办育才学校。1939年5月于重庆北碚清凉台成立育才学校筹备处,开始选址,最终选定合川县草街子镇古圣寺。学员从儿童保育院、教养院、孤儿院等难童机构,经智力测验、文化考察及特殊才能的考察三方面综合分析,择优选拔具有一定特殊才能的难童入学。育才学校"不是培养小专家",而是培养有一定科学文化知识,明白做人的道理,培养他们的特殊才能。"不是培养他们做人上人",而是教导、培养他们从老百姓中来,回到老百姓中去,为社会、民族多作贡献,为百姓造福。不是丢掉普及教育,而来干特殊教育,而是在普及的基础上因材施教,为社会、为国家、为民族培养有一定素养的专业人才,为成才教育探索一条新途径。陶先生于1941年4月6日育才学校的朝会上向全体师生作报告,鼓励大家在抗战艰难时期"要游过急流险滩,达到胜利的彼岸"人才幼苗要精心培育,用穷办法来普及穷国人的教育,宣布"我决心要跟武训学,我们要做一个集体的武训"。同时宣布4月6日为"育才兴学节"。

(4)创办社会大学。重庆社会大学于1946年1月15日开学。学制:以4个月为1个学期,1年3个学期,每天4节课,每节课45分钟,2年8个月就可以结业。总共8个学期,相当于普通大学4年课程,没有寒暑假期。授课时间:重庆社会大学是夜大,晚间上课。创办方式:第一种,好学青年团结起来自己发起,自己筹款,自己推董事,选校长,开出聘请教授名单,重庆社会大学就是这种方式。第二种,热心教授团结起来,合力创办。第三种,社会贤达人士团结起来,找好的教授、学生合力创办。孔子大学之道:"在明德,在亲民,在止于至善。"社会大学之道:"在民德,在亲民,在止于人民之幸福。"以上就是陶行知提倡的创办社会大学的宗旨。

2. 陶行知的教育理论

陶行知的重要教育理论之一是生活即教育,社会即学校。他的这种教育理论源于他的老师,美国实用主义哲学家、实用主义教育学家杜威教授,他曾提出"教育即生活"、"学校即社会",也就是教育与生活结合,学校与社会结合。陶行知提出"生活即教育"、"社会即学校",这两者关系问题的关键在教育实践中,是怎样把生活与教育、社会与学校结合起来,也就是教育和社会大环境的关系,宏观与微观关系。

(1)"生活即教育"、"社会即学校"。陶行知用生动的例子解释"生活即教育,社会即学校"的教育理论。1928年天旱,和平学院因急于要水吃,开了一个井。井是学校开的,献给全村公用,不久发现两大问题:第一,每天出水两百担,不敷全村之用,大家都起早取水,后到的取不到水。明天又比别人早,如此往复,一夜到天亮都有取水的,天亮了井里水干枯了,取不出水了。第二，大家为了取水，争先恐后，有时出现武力解决的情况。这种现象，假使学校即社会，可以用学校的权力来解决，由学校发出命令，叫大家照着执行。社会即学校的办法却不然，这与全村生活有关系，要全村人来解决，召开村民大会，共到了六七个人，讨论取水问题。到会的人有老太婆，也有十二三岁的小孩子，大家公推一位十几岁的小学生做主席，陶行知和许多师范生组成顾问团插在群众中指导小主人开会。共同决议几件事：一是井水每天休息14个小时，下午7时至上午9时不许取水，违者罚四洋元充修井之用。二是每天取水，先到先取，后到后取，违者罚小洋六角，充修井之用。三是公推刘君世厚为监察员，负责执行处罚。四是公推雷老先生为开井委员长，筹款加开一个井，茶馆、豆腐店多出款，劝富户多出款，最短时间内，通过村民的力量将井开成。

陶行知举大旱之年"开井取水"的例子，既体现生活即教育，也体现社会即学校。他告诉我们点点滴滴的事都是很生动的、活的教科书。处理及时能化解矛盾，化干戈为玉帛，处理不及时或不得当会使矛盾激化或形成突发事件影响社会生活和社会安宁，如何处置既是学习过程、教育过程，也是培养、锻炼人才的过程。培养人才、锻炼人才，可以不拘一格，十三岁小孩可以主持会议，老太婆能简明扼要发表意见，这是生活即教育、社会即学校的教育理论的经典例证。生活本身、社会大环境既能培养人才更能锻炼人才。生活与教育关系密切，凡有生活的地方就需要学习，也需要教育。正如陶行知所说："好的生活就是好的教育，坏的生活就是坏的教育，马虎的生活就是马虎的教育，健康的生活就是健康的教育，科学的生活就是科学的教育。"俄罗斯伟大的文学家高尔基把个人生活艰难经历及参与的整个社会活动写成了著名的三部曲——《童年》、《在人间》、《我的大学》。这个大学是无形的"社会大学"，也就是陶行知所说的"生活即教育"、"社会及学校"，也是高尔基所说的"我的大学"。

（2）"教学做合一"的教育理论。其理论的核心正如陶行知所说："先生教而不做，学生学而不做，有何用处？""教而不做，不能算是教；学而不做不能算是学；教与学都以做为中心，在做上教是先生，在做上学是学生。"反之则为"先生是教死书，死教书，教书死；学生死读书，读书死"。其平民教育实践典型范例是南京晓庄师范学校、无锡山海工学团、重庆社会大学、重庆育才学校等，这些既是陶行知的平民教育实践，也是陶行知的"生活即教育，社会即学校"、"教学做合一"的教育理论的具体体现。

3. 陶行知的教育实践和教育理论的评价

（1）陶行知的平民教育实践的评价。陶行知的平民教育的具体实践，使当时中国平民百姓获得了受教育的机会，也为国家培养了很多栋梁之才。当时中国是一个贫穷落后的国家，他用简单易行的措施使他们获得了文化、科学知识及谋生的技能。新中国成立后，国家各级领导干部和技术干部很多是从陶行知先生创办的南京晓庄师范走出来的。如张劲夫、刘季平、董纯才、徐明清、杨效春、操振球等。但以平民教育的方法传授知识只是当时的权宜之计，人类在进步，社会在发展，随着国家的强盛、人民的富裕、社会保障系统的不断发展、完善和巩固，国民义务教育等不断提高，我国目前已实行初中义务教育，部分富裕地区逐步实行了高中义务教育。很多西方发达国家早就实行了高中义务教育，虽然没有提出高等学校义务教育，但很多国家有大学和大专学历的占成年人的80%左右，显然平民教育已被国家义务教育所取代。

（2）陶行知言传身教的办学精神的评价。陶行知的言传身教、尊师爱生、人品风范和奉献平民教育的精神是永远值得学习的楷模。陶行知用"穷办法办教育，少花钱或不花钱，多办事，办实事"。特别是艰苦创业、勤俭办事业、抛弃高官厚禄、献身平民教育事业、鞠躬尽瘁、死而后已的精神是永远不过时，永远值得学习和推崇的。陶行知所具有的中华民族的言传身教、尊师爱生、品高为范、学高为师的教育道德的优良传统是我们要永远继承和发扬的。

（3）陶行知的"生活即教育，社会即学校"的教育理论评价。

1）"生活即教育，社会即学校"是陶行知的教育理论核心。它是正规教育的辅佐，是终身教育的主体，是人才成长的必由之路。陶行知在金陵大学读书时，课余研究王阳明学说，用他自己的话说："二十三年前，我开始研究王学，信仰'知行合一'的道理，故取名知行。"后在美国留学接受杜威的'教育即生活'、'学校即社会'的教育理论学习有所领悟，在教育工作实践中深有体会，综合古今中外教育理论和自己的教育实践经验提出'生活即教育'、'社会即学校'"，并认为"行为知之始，知为行之成"和王阳明的"知为行之始，行为知之成"有所相左。他的"生活即教育"、"社会即学校"理论是以生活为中心，把生活—教育—社会—学校四个相关概念连接在一起。在生活的基础上，实现各种类型、各种形式的教育，使人的成才多元化。特别是终身教育，离不开生活、社会的各种成才渠道。有所建树、有所成就的杰出人物，不是一走出学校就有所建树、有所成就的，而是在生活的磨炼和社会的洗礼下不断成长。"生活即教育"、"社会即学校"是正规教育的辅佐，是终身教育的主体，是杰出人物成长的必由之路。

2）"知"和"行"的关系。王阳明把"知"和"行"的关系概括为"知为行之始，行为知之成"，而陶行知与其相左，实际上"知"和"行"的关系是中国古代哲学家争论很久的问题。宋代以朱熹为代表的"先知后行"说，明代以王阳明为代表的"知行合一"说，明末以王夫之为代表的较为辩证的观点："知行始终不相离"、"相资以互用"、"并进而有功"。实际上是认识论问题，从宏观来看"知"和"行"是对立统一、互为因果，行是知的基础，行就是实践也就是行为，也就是生活。没有实践、生活和生活积累就不可能形成知识，也就"行是知之始，知是行之成"。但从微观来看，具体到每个人来说不可能事事都要自己亲自实践获得知识再去指导"行"，人们借助前人长时间积累的知识（书本知识）的"知"去指导"行"，从这种意义上说"知"是行之始，"行"是知之成又未尝不可，"知"和"行"谁先从辩证观点是对立统一、互为因果的。

（4）陶行知的"教学做合一"的教育理论评价。

1）"做"是中心。按照陶行知的知与行关系的认识"行是知之始，知是行之成"，"行"就是做，在教学过程中做是中心，反对教师教死书，反对学生死读书，主张在做上教是先生，在做上学是学生。为什么在"教学做"中，"做"是中心？陶先生按劳力和劳心把世界上的人分为四种类型：劳心的人，劳力的人，劳心兼劳力的人，劳力上劳心的人。劳心专门在心上做功夫，只管闭上眼想，愚弄无知的高等游民；劳力的人专门在苦力上讨生活，只管闷起头来干，无所用心，受人制裁；结果弄成"劳心者治人，劳力者治于人"的现象。劳力不劳心，一切囿于故常，不能开创新的途径；劳心不劳力，一切思想难免玄之又玄，不能印证于经验。劳力与劳心分家，一切进步发明都不可能。劳力和劳心都不能算是真做。

2）真做。真做是在劳心上劳力，在劳心上劳力是真正一元论，劳力和劳心并重虽似一元论，但不是真正的一元论，是以一人之身分为两段，一段是劳心生活，一段是劳力生活，这种人的心与力都没有意识，这种劳心或劳力都不能算真正的做。真正的做是劳力上劳心，用心制力，所谓用心制力，用心指挥力量，以力胜天，改造世界，以求物的变化，它是一切发明创造之母。

3）对中国古代"致知"和"格物"的浅释。中国古代有"致知在格物"一语，"格物"指推究事物的道理，"格物致知"是中国哲学史上认识论的问题，南宋朱熹认为接触事物（格物）是获得知识（致知）的方法，但又认为心被人欲所蒙蔽，所以知识不够完备，只有通过格物的功夫去掉人欲，对天地万物之理就无所不知了，这就是朱熹所说的"欲致吾之至，在即物而穷起理也"的道理。明朝王阳明认为"所谓致知在格物者，致吾心之良知于事物也"，这里的良知就是封建社会伦理道德，并宣扬从主观到客观的认识路径。"致知在格物"的另一种解释是"格致"即格物致知的略语，是清末讲西学的人对物理、化学等自然科学的总称。陶行知用辩证唯物主义观点论述在教学过程中"教学做合一，做是中心"的理论，对现在各级各类教育有很大指导意义，且对整个人生的成才之路也具有指导意义和现实意义。

(5) 对陶行知的平民教育实践和教育理论的评价。陶行知的平民教育实践和教育思想理论在现当代中国教育思想理论中占很重要的地位。重新评价和认识陶行知教育思想理论对现时期的教育改革也很重要，从健康角度重新认识陶行知教育思想理论，对提高全民的社会健康水平亦有很大的积极推动作用，对提高个人学习能力、成才、成长有很大的辅佐作用。

三、教学过程中学生的主观能动性

学习过程中，学生是主人，在学校学习中，虽然教师起主导地位，但教是为了学，要使学习有效，学生自己必须积极主动。不能一味依赖教师，以为只要把教师所教的记住就够了。确实，把教师所教的记住是能应付考试，是能取得一定的好成绩。但要能得心应手掌握知识、取得优异的学习成绩，只有发挥学习过程中的主人翁作用，创造性学习，掌握学习各个环节中的规律。学习是吸取知识、思考问题、运用知识的过程，学生要发挥主观能动性。首先，要有积极的学习态度，对学习产生强烈的兴趣，形成"我要学习"的自觉性，而不是"要我学"，才会像蜜蜂探花香寻蜜源般，孜孜以求地攀登知识高峰。科学有效的学习方法如分析的方法、比较的方法、概括的方法、推理的方法等等，正确的方法是学习的主要环节。课堂教学，是接受知识的主要场所，最基本是安心、静心、用心听老师讲解，尽可能在课堂弄懂老师所讲的问题，当堂消化，当堂理解，当堂能回答问题和老师布置的课堂练习。随着水平的提高，能记好课堂笔记，是很重要的方面。抽出一定时间博览群书，开阔视野，如此学习就可以事半功倍，学习效果好，成绩好，学习劲头足，学习兴趣必然提高，形成学习兴趣高—学习好—业余爱好广泛—学习兴趣更高的良性循环。

(一) 学习动机

学习动机对一个人学习的效果、持久性、刻苦性有很大的内部动力。学习动机从大处说可以报效祖国，从小处说可以改变个人处境。学习动机不是一成不变的，哥白尼、孙中山、鲁迅原来都是为了治病救人，强国人体格而学医。哥白尼一直以医生为职业维持生计，由于对天体奥妙的兴趣和爱好，不断观察、探索天体运行，创立了"日心说"的理论。他的理论不但推动了天文学的发展，也带动了整个实验科学的创立和发展，被誉为实验科学的先驱。孙中山虽然完成了医学生的学业，成为了一名执业医生，但最后却放弃了医生的职业，走上职业革命家的道路，领导中国人民推翻了数千年的封建社会，彻底拯救了中国人民。残酷的现实告诉鲁迅，若人们没有健康的灵魂，即使有健康的体格也会变成杀人的人和被人杀的看客，鲁迅没有完成医学生的学业，毅然决然弃医从文，从事文学创作活动，以唤醒人民大众，倡导新文化、新思想，成为了中国新文化运动的开拓者之一，他的笔下写出了当时中国社会底层人民的呐喊与彷徨，写出了很多战斗性杂文。

学习动机可分为：

（1）远大抱负和崇高理想的学习动机。从鸦片战争后，民主主义革命时期，莘莘学子抱着实业救国、富国强兵的远大理想，远赴"西洋"和"东洋"，学习先进文化、先进技术，报效贫弱的祖国。正如邓小平很深情的一句话："我是中国人民的儿子，我深情地爱着我的祖国。"我相信很多中国人由于地位不同，不能说出像邓小平那么深情的话，但"我是中国人，我爱我的祖国"，很多中国人都能由衷地说出这句话，这就是中华民族的凝聚力。

（2）直接近景的学习动机，又称实际的学习动机。小学生为得到老师表扬而学习，初中生为考试成绩好而学习，高中生为考大学而学习，学习目的虽然不怎么高大，但很具体、很实际、很现实，通过努力很容易达到，小学和初中老师要抓住孩子们这一心理特征，采取启发式教育，多表扬，少批评。因材施教，多鼓励，少说教，在表扬和鼓励中指出不足，可以起到事半功倍的效果，既发挥孩子们学习的主观能动性，又能充分调动教师在教学中的主导地位。

（3）间接远景的学习动机。为改变自己和家庭处境而学习。有三种：第一，摆脱贫困环境，如走出大山、走出农村；第二，接好父辈的班，如父亲从政，有一定政治地位和官衔，或父亲经商及家庭经济有雄厚的实力；第三，争取更好的前程。

（二）优秀学生在校学习的六大环节

1. 预习

预习指上课前一天把课文内容先自学一遍，明白了哪些问题，似懂非懂的问题，哪些问题完全不明白，针对这些问题写些简单笔录，上课时特别注意这些问题，重点加以理解。

2. 听课

听课是教学学习环节中非常重要的环节，上课时一定要专心致志，带着问题跟着老师的思路，听清老师是怎样一步步分析问题的，如不明白就要在课间、课后及时提问题，问清楚或参与讨论，要敢于提问、善于提问，不会提问题的学生不是好学生。还要学会记录课堂笔记，人的一生要不断学习、不断提高，要学习就要记录，在不同的学习阶段都要记笔记，利用好笔记对学习至关重要。

3. 复习

复习指重温所学过的知识，心理学研究者认为，对学过的知识，最初几天遗忘速度最快。当天学习的知识一定要当天复习。学习就是不断学习新知识、记忆知识的过程。孔子曰："温故而知新。"杜甫诗曰："旧书不厌百回读，熟读深思理自知。"学习就是接受—记忆—巩固—再接受的反复的过程。

4. 练习

练习包括做作业和动手操作。做作业是为了巩固和消化课堂学的基本知识。动手操作常指理科实验的操作，虽然是重复前人的经典实验，也会为以后攀登科学高峰奠定实验科学的动手能力和科研设计能力的基础。

5. 总结

总结可分单元、阶段、学期、学年的总结，包括概括基本内容、基本定理定律和公式，把单元分散讲解的知识联系成整体，既加深理解，又重点掌握便于记忆。

6. 考试

考试在学生学习过程中是一个重要环节，它能促进学生全面复习、理解、掌握所学的知识；考试是检验教学成果的重要方法，它能发现教师的水平、教学能力、教学态度和驾驭教材的能力，能发现教学过程中的薄弱环节和优势。

（三）培养观察思考能力

1. 什么是观察思考？

观察就是用眼、耳、鼻等感觉器官对事情的方方面面作由浅入深的调查了解。它就像照相机的镜头一样，摄取外部世界的影像，再经过大脑对影像的分析、综合，才能对事情的特点、原理等有彻底的了解，分析综合是思考，摄像过程是观察，也就是调查，得出结论就是结果，如果调查不全面深入，得出的结论可能就不能反映事情的本质。

2. 观察思考的重点

（1）明确目的。要观察了解什么，需要明确目的。如画一个人要描写他的主要特点，重点是观察他的眼睛和面部表情特点；写作文赞扬某人的优秀品质，应主要观察他的有关行为、言谈举止，不能没有目的地泛泛观察。

（2）注意观察顺序。这是进行观察的又一要点，观察某一个事物，要从有利于掌握它的特征出发，分别主次，确定顺序，这样可以避免丢掉主要东西，在叙述所观察的事物时也容易做到有条有理。

（3）带着问题观察。容易引起兴趣的问题也是最见成效的问题，因为这些问题使观察目标更明确，大脑活动也更积极，容易做到一边观察一边分析，一边记忆。问题一旦得到解决，会引起愉快情绪，更有利于观察结果的理解。

（4）记录观察具体情况。人的记忆容易受许多事情干扰而遗忘，同时人的记忆毕竟有限，随时把观察到的现象记录下来，日积月累就是一份宝贵的资料和财富。观察时对看到的现象进行分析，抓住它的特点，它与其他相近事物的差别和关联等等。对遗漏的方面需要再仔细观察，这样会使观察更加全面。

（5）观察要耐心。不少事情很难一眼就看透、看全。白菜籽发芽要3天，孵小鸡要21天，若只观察2天，看看无动静就不耐烦，就无法达到观察的目的。

（6）观察与思考。根据观察记录整理汇总进行分析、综合、概括推理，得出结论，就是思考。

（四）学习能力与健康的关系

一个人不具备一定的学习能力，就无法获取起码的谋生技能，就无法在社会正常生活，也不可能拥有社会健康素质。相反若一个人有很好的学习能力，则不但可以掌握较好的谋生技能，又会有丰富的文化知识和准确的判断能力，使工作有所成果，事业有所建树，思想境界高，心态良好，延年益寿，取得良好社会健康也是理所当然。

第三节 实践能力

一、概述

（一）开门见山话实践

实践是人们每天都要接触的，工人做工，农民种田，教师教书，医生看病，科学家实验，设计师设计，官员为百姓服务，每个人在日常生活中烧菜煮饭等都是实践。实践是人类生活的核心，没有实践可以说就没有人类，没有人类社会。一个人从出生到成长,都伴随着实践,孩子出生以后吮吸奶水,虽然是本能,但也要在成长过程中不断练习准确吮吸;孩童经过多次摔跤学会怎样准确起步和行走;经过多次穿错了左右鞋和对错了衣服纽扣到能准确穿鞋穿衣和对准纽扣;从简单应付充饥到能做出美味佳肴;从最简单的遮风避雨的寒窑到现代新颖别致的别墅和摩天大厦;从最简单的小船摆渡到现代化的各种桥梁建筑出现;人类户外活动的移动方式从步行、骑马、人力车、自行车到汽车、火车、轮船、飞机;人类穿着从仅能遮羞的衣物到现代各种面料、各种款式的服装问世。人类最基本的衣、食、住、行的变化和发展都是人类不断实践的结果。人类社会的进步和发展也围绕着人类的基本需要,从低级到高级不断进步和发展。人的精神领域亦是如此,如画家的画、书法家的字、作曲家的谱曲、雕刻家(雕刻)的人物、园艺家的植物造型和园林景观的设计、歌唱家的演唱、表演艺术家的表演、相声家的说学逗唱、舞蹈家的舞蹈表演、文学家的文学创作、摄影家的镜头画面,所有这些精神领域的东西都离不开实践。一个人不可能生下来就会作画,就会谱曲,就会写作,都要经历从不会到会,从不熟练到熟练,从不精湛到精湛的过程,这个过程就是实践过程。

(二) 实事求是谈改革

治国亦是如此,我国"文革"后经历两次思想解放,才逐步摒弃极"左"路线干扰使我国走向改革开放,使经济建设走向有序、健康、稳定的发展道路。

1. 第一次思想解放

1978年5月11日《光明日报》刊登了题为《实践是检验真理的唯一标准》的特约评论员文章。《人民日报》和《解放军报》先后转载,新华社即时播发。这篇文章引起了关于真理标准的大讨论,并得到了邓小平、叶剑英、胡耀邦等中央领导的支持,讨论逐步在全国展开。这场讨论,冲破了"两个凡是"的束缚,推动了全国性思想解放运动,为中共十一届三中全会和改革开放做了思想舆论准备。"两个凡是"是当时主管文化教育的中共中央副主席汪东兴指示两报一刊于1977年2月7日发表的社论《学好文件抓住纲》提出的"凡是毛主席做出的决策我们都要维护,凡是毛主席的指示我们都始终不渝地遵循"(两报一刊指《人民日报》、《解放军报》和《红旗杂志》。当时所发表的社论代表了中共中央的权威指示)。实际上"两个凡是"是常识性的错误,只要稍懂得辩证唯物主义就知道实践出真知,没有实践就没有人类,更没有人类社会。而推翻它要花那么大的力量和精力甚至成为一次思想解放运动，这难道不令人深思吗？

2. 第二次思想解放

1991年春，《解放日报》连续发表署名皇甫平的《做改革开放的带头羊》等4篇文章，引发改革要不要追问"姓社和姓资"的尖锐讨论，在全国范围内逐步形成第二次思想解放运动的大讨论。1992年1月18日，邓小平同志以88岁高龄进行了南方谈话，明确指出中国的改革就是要搞市场经济，基本路线要管100年。邓小平的南方谈话，解决了"姓社和姓资"的困扰，为中共"十四大"做了充分的准备。第二次思想解放运动是又一次拨乱反正，使全国人民能卸下包袱轻装上阵搞建设，解决了群众温饱问题，废除了生活必需品凭票供应的制度，在社会主义制度下怎样奔小康，被提到议事日程上来。根据10多年来一心一意搞建设的实践，人们了解到必须改革计划经济体制，实行市场经济。

3. 目前存在的问题

（1）关于"中国制造"问题。现在市场经济已经经历了20多个年头，处在改革开放前沿地区的广东省出现了一些亟待解决的问题。《中国新闻周刊》2008年第13期刊发的文章透露了一些调查实况：在广东东莞一家工厂里，一只旅行箱成本是9美元，出厂价为10美元，到达香港沃尔玛总部以20美元被收购，贴上沃尔玛标签后价格即为40美元，是出厂价的4倍，这是珠三角传统发展模式一个缩影。从这个例子可以看出，"中国制造"的中国利润低、劳动力报酬低、大量能源消耗、环境污染等困扰着中国经济发展，实际上是为他人做嫁衣，也是为其他国家或地区提供利润服务。我们不能再因为世界充斥"中国制造"而自豪，这里面有很多潜在危机值得我们深思。

（2）关于改革走向何处的问题。改革开放走向何处，现在广东地区正在讨论。政治改革滞后于经济改革，对国民经济的发展会带来阻力，那么阻力来自何处？温家宝总理于2010年10月13日接受记者采访时说"目前，政治改革有困难，有阻力。"治国、管理国家是一个很复杂、很细致的工作，要根据实践不断总结经验，同时要学习各国经验，以补充我们实践经验的不足。在具体实践中，根据实际情况作进一步的改革规划，切忌不经实践、想当然或空想、凭主观意志行事。

（三）实践的概念

实践是客观物质活动和生产活动的总和。哲学理论规范性定义：实践既是客观物质性活动，也是人类主观自觉的能动活动的总和。

1. 客观物质性活动

物质本身具有运动规律，只有了解它才能够改造它、利用它。我们要尽量利用客观物质活动造福人类，避免负面作用，如破坏环境、污染环境等。例如人们了解了水稻雄性的不育性，就培育杂交水稻以淘汰水稻的雄性发育，使养分集中在雌性植株中，从而提高水稻产量；有些物质的运动规律尚不能完全被掌握，如破坏性极大的地震是地质运动现象，但由于不了解它的运动规律，所以地震预报、预防和控制是世界难题。了解各类物质和物体运动是很艰难的科学实践过程，需要世代传承下去。如对中国河流的研究从《尚书·禹贡》篇开始已有数千年的历史，通常认为汉朝桑钦所撰的《水经》是研究我国河流地理学的重要代表作。北魏郦道元认为《水经》过于简单，他参阅了有关书籍达400多种，查阅所有地图，研究大量文献资料，亲自实地考察，每到一处都仔细观察搜集水道分布、水利设施及流经地区的自然和人文地理资料，核实书上的记载。那时交通不便，路途险峻，他不畏艰难，跋山涉水考察各地的山、水、湖泊、草、木和岩洞、土质。《水经》经郦道元注释后增加了1 252条，共30万字，比原来137条1万多字，字数增加近30倍。他埋头写作7年，一部40卷的《水经注》终于完成，书中记述了各条河流的发源与流向，各流域自然地理、经济地理和人文地理状况，以及山水、温泉、水利工程等。是中国古代最全面、系统的综合性地理著作。由于《水经注》在中国科学文化发展史上的巨大价值，历代许多学者都专门对它进行研究，形成了"郦学"。从郦道元撰写《水经注》的经历可见掌握物质和物体运动的规律是多么艰难与艰辛。

2. 人的主观自觉能动活动

实践是建立在主观与客观辩证关系的基础上的，实践是认识的基础，是人类社会活动的核心，没有实践就没有人类，没有人类哪有人类社会；主体为了自身的生存和发展，有目的、有计划地认识客体，改造客体，以获取物质生活资料。

二、实践的特征

（一）实践具有客观性

实践是主观和客观的统一。在实践中不仅有客体因素，而且也包括人的意识、精神的因素。以做饭为例，做饭的客观性必须要有米、水、燃料（温度），这三要素缺一不可，自古就有"巧妇难为无米之炊"。从米＋水＋燃料到能吃的饭是一个变换过程，具备这些客观条件是不是就能变换成饭，不能，必须有人去做才可以，这就是主观和客观的统一。从以上可以看出：第一，实践要素是主体、客体、实践手段；第二，实践过程就是要适当地控制；第三，对实践进行总结和思考需要一个过程；第四，实践的水平、广度、深度和发展过程，都要受客观条件的制约和客观规律的支配。

（二）实践具有能动性，即主观自觉能动性

客观的物质活动是人和动物都具有的活动，动物的活动不能称为实践，因为动物没有意识，不会有自觉的能动性。人有意识必然就有思维，应当从人的主观能动性去理解实践。自觉能动性是人类所特有的，只有人的自觉的能动性活动才是真正的实践意义。仍以做饭为例，通过人们实践，不断总结经验，饭煮熟需要多高温度，持续多长时间，结合现代计算机技术，这就是电饭锅制作理论基础，在此基础上通过实践操作制成电饭锅，供用户使用，再根据反馈信息不断改进，最后形成批量生产的电饭锅。这就是人的实践能动性实例。

（三）实践具有社会历史性

作为实践的主体的人不是抽象的、孤立的人，而是一定社会关系中的人。凡是人的实践，都是社会活动。与此相联系，具体实践必定受着一定历史条件的制约。在不同的历史时期，具体实践活动的对象、内容和水平都不相同，实践是不断发展的历史活动。

1. 元谋人的发现（生食阶段）

1965年人们在云南省元谋县发现了两颗猿人门齿化石，后来又发掘出旧石器，以及带有人工痕迹的动物骨片和用火的灰烬。距今大约170万年，这是中国境内发现最早的原始人类，是旧石器时期，虽然发现有火的迹象，可能尚不能保存和使用火，也就是不会利用火做熟食，还处于采集野生瓜果的生食阶段。

2. 北京人的发现（生食向熟食过渡阶段）

在北京南郊发现的北京人距今有四五十万年，经过不断发掘，发现了丰富的猿人化石及其他文化遗存，在他们住过的山洞里发现了很厚的灰烬，有的成堆、有的成层，里面有一块块颜色不一的兽骨和石头，一粒粒朴树籽以及紫荆树木炭块，看来他们经常在此烧烤兽肉，能够保存火种，使用火和管理火。

3. 人类熟食阶段开始

火的使用使早期人类可以吃上熟食，熟食缩短了食物消化的过程，有利于从食物吸收更多的营养,促进人类体质的进步和健康。同时,火可以御寒,防止猛兽侵袭,并能有效地帮助狩猎,可见北京人已进入熟食阶段。饮食从生食到熟食到饮食多样化,与社会历史条件的制约有很大关系。从单一火种保存、使用和管理到现代化多元能源的开发、使用和管理,体现了社会的不断进步,表明实践是社会历史的活动,不能脱离社会历史条件空谈实践。

三、实践基本形式

人类是一个不断进化的群体,从类人猿、猿人(原始人类)到人类的史前社会(石器时代),再到人类社会历史的各个阶段。实践的基本形式可以概括为四个方面:生产实践、处理社会关系的实践、科学实验、社会调查。

(一) 生产实践

生产实践是处理人类和自然关系的实践活动。它是人类社会生存和发展的基础,是决定其他一切活动的最基本的实践活动。人只有在改造自然、征服自然,从自然取得人类社会生存和发展的物质和能量的前提下,才能进行其他活动。人们在生产活动中逐渐地了解自然现象、自然性质和自然规律,以及人与自然的关系。同时在这个过程中人们也逐渐地了解了人与人的关系。相传,燧人氏、伏羲氏和神农氏分别发明了人工取火技术、原始畜牧业和原始农业,是我国远古时代对人类有巨大贡献的三大发明。

1. 火的发现

在人类进化过程中,从生食到熟食是一个质的飞跃的大进步,不但使人类大大改善了健康状况,也使人类摆脱了漫漫长夜般的黑暗生活,使人能在不分白天黑夜都能从事各项活动,使生活从单调到多元化,这位发明"火"的人被推举为氏族首领,称为燧人氏。

2. 原始畜牧业的出现

在原始氏族社会的生存和繁衍中,采集食物是一种充饥的主要方式,但不能完全保证吃饱,需要有狩猎和捕捞来补充采集野生瓜果的不足。后来人们学会把捕获的野生动物养起来驯养成家畜,开创了原始畜牧业,使人们一年四季都可吃到各种肉食。

3. 原始农业的出现

当人们发现扔在地上的瓜子、果实、谷粒会生根、发芽、长出新的瓜蔓、果树和谷物,就试着栽培。人类通过不断积累经验,找到了粮食、蔬菜、水果等大量可食植物,同时找到了大量可治病的药材。后又试着制造农具,开创了原始农业，使人类生活有了可靠的保证。

4. 原始医药的出现

在中国，神农氏是人类原始农业的开创者，又是古代药材学、医疗学的创始人。"神农尝百草"就是说他的实践行为，我国最早的药物学专著《神农本草经》总结了汉以前的药物知识，共收药物365种（其中植物252种、动物67种、矿物46种），提到疾病170种，据说很多是在神农尝百草的基础上整理的，经一代又一代的补充、修正，最终在汉以前成书。从这里我们可以看出生产实践是一切实践的基础，没有生产实践就没有火的发现，就没有原始畜牧业和原始农业的创立，人类创业之初是实践，人类进步是实践，人类发展、腾飞更是实践。

（二）处理社会关系的实践

人们在生产实践中必然产生人与人的关系。为改造和探索自然更加顺利，必须经常处理和调节人与人之间的社会关系，其中包括生产发展的大的宏观的社会关系，以及小的各低层单位和家庭具体的关系。

1. 处理社会关系实践的基本原则

（1）以人为本。保障人民各项权益，处理人的关系要有暖暖的人情味、浓浓的人间情。

（2）协调。协调主要是交流与沟通。要在交流、沟通的基础上协调，在协调指导下再交流与沟通最终达到化解矛盾、解决问题的目的。

2. 统筹兼顾

"统"是统一，即总体；"筹"是规划，即具体措施。从整个国家宏观来看，既要纵观全局，又要兼顾方方面面，要统筹城乡发展、区域发展、经济社会发展、人与自然和谐发展、国内发展和对外开放关系、当前利益和长远利益、局部利益和整体利益关系、个人利益和集体利益关系、中央和地方关系、国内和国际两个大局关系。具体到各单位群体和家庭，要因地、因时、因人而异，要做到天时、地利、人和共同分享。

（三）科学实验

指科学研究中为检验某一理论或假设而进行操作和活动。它是一种尝试性、探索性、学习性的社会实践。在古代，科学实验从属于生产实践。自近代开始，它逐渐从生产实践中分离出来，成为一项独立的实践活动。科学实验不是单纯研究现成的自然现象，而是从复杂的联系中抽出某一现象在单纯的、典型的环境中进行系统的、完整的研究。例如杂交水稻的研究成功就是从雄性不孕性的现象开始研究的。

(四) 社会调查

社会调查是实践的一个重要方式，也是帮助政府决策的重要手段。如新中国成立后我国经过3次人口普查，其中1950—1982年的人口普查，全国人口经过32年从5亿增至12亿，净增人口数达7亿，与生产力发展水平产生极大的不平衡，出现了一系列的社会问题。环境污染的普查表明，我国大气、水质、土壤的污染是世界第一位，为我国改革开放发展的基本国策计划生育和环境保护提供了重要的人口和环境资料。达尔文于19世纪中期，广泛了解、调查、考察了各种生物的生长环境，并采集了上万标本，最后完成了在世界范围内有很大影响的《物种起源》一书，阐明了一个自然界最重要的规律——"物竞天择，适者生存"，也就是进化论。这就是通过社会调查和自然界调查所得出的结论和真理。

四、实践和认识的关系

从实践的概念、本质、特征和基本形式，可以看出实践和认识是紧密联系在一起的。认识活动和实践活动，是主体和客体相互作用过程中的两个侧面，是对立和统一的关系。实践是认识的基础，它对认识起着决定作用。实践是认识的来源，实践是认识的动力，实践是检验真理的唯一客观标准，实践是认识的最终目的。

(一) 实践是认识的来源

人们在改造自然、探索自然的实践中，了解了自然界的各种知识，随着实践次数增多，对各方面知识和积累的增多，对客观事物的认识也由浅入深，最后发现其规律并掌握其规律。知识和经验不是单一的，而是互相联系，在大脑皮层形成网络，积累和储备在大脑皮层。大脑皮层有140亿个神经细胞，每个神经细胞相当于一个微型电子计算机，可见人的创造力和潜能之大。网络信息要靠知识和经验的积累，光有网络没有积累，网络也就起不了作用。阿基米德从洗澡中得到启示，发现浮力定律，这可以从大脑皮层信息网络储备理论得到很恰当的解释。一切科学知识都来源于实践，但离不开直接实践经验，不等于忽视间接经验。每个人的生命有限，实践范围有限，客观世界永恒多样的发展，任何人都不可能事事直接取得经验。每个人的多数知识都是通过书本、受教育得来的，是间接的东西。实际上间接知识也是实践结果，只不过是前人实践的结果，或同时期别人实践的结果。

（二）实践是认识发展的动力

人的认识发展的动力是什么？求知欲、好奇心、科学兴趣，这些对认识发展起着一定作用，是心理因素，是意识的东西，是第二性的，它们本身也是在实践需要下产生和发展的。实践本身是一步一步由低级到高级的发展，推动人们认识也是一步一步由浅入深，由片面到多方面发展。实践的需要是推动认识发展的动力。例如随着利用原子能的实践需要，促进了原子核物理学、基本粒子物理学、放射化学、放射生物学发展。

（三）实践是检验认识真理的唯一标准

阿基米德浮力定律是阿基米德在洗澡时得到启示从而发现的，而且每个人游泳和洗澡时都能感觉到水的浮力的存在，说明真理是通过实践得出来的，经得起多种实践检验。

（四）认识论

就是认识和实践的关系，是辩证唯物主义关于认识的本质和发展规律的理论。在此基础上创立能动的反映论。什么是能动的反映论？反映论的核心是承认物质、存在是第一性，精神意识是第二性，物质、存在决定精神意识。例如有各种形式、各种款式桌子的客观存在，人们见过而且多次见过，才可能在人的大脑中形成桌子的概念，这就是物质存在是第一性，精神意识是第二性，存在决定意识。吴承恩的《西游记》中所塑造的孙悟空、猪八戒及各类神仙、鬼怪，看似人间不存在，但他们的所作所为其实都是凡人的所作所为，这些栩栩如生、形形色色的神仙、鬼怪的形象来自现实生活，又能动地高于现实生活，指导现实生活。这就是在辩证唯物主义认识论基础上的能动的反映论。认识的本质是实践，认识分感性认识和理性认识。感性认识包括知觉、表象和想象三种形式，是认识初级阶段；理性认识包括比较抽象、概括及概念、判断和推理的思维过程，是认识的高级阶段；两种认识阶段的发展的动力是实践；只有实践才能使认识产生从低级到高级，从感性到理性的飞跃。

（五）实践是认识的最终目的

"实践是认识的最终目的"阐述了实践和认识的辩证关系，实践是认识世界、改造世界，在认识世界、改造世界的同时积累知识和经验，提高认识水平，认识水平发展了当然能推动实践能力和水平的进一步提高。这种辩证关系相互不断推动和提高最终仍是为了更好地实践，认识是意识，实践是行为。意识推动行为，行为发展意识。

第四节　人际交往能力

人是社会的生物，人是社会的核心，没有人就没有社会，社会是人际关系的总和，人际关系的核心又是人际交往，没有交往就不存在人际关系，在人际交往过程中能处理好各种人际交往关系的能力是人的社会健康的核心。一个人若是处于"四面楚歌"、"焦头烂额"、"矛盾重重"中就是没有处理好人际交往关系，没有人际交往能力，谈何社会健康？人际交往能力是不断协调人际关系、化解矛盾，达到和谐相处的能力，人际交往能力是最基本的社会适应能力。

一、人际交往的概念

人们生活在世界上，能够存活，就要生产和创造出人类必需的生活资料，生产过程是很复杂的过程，一个人很难完成。人类的经济活动、政治活动、文化活动，无不是在群体的协同活动中完成。

（1）概念。人类为完成各种共同任务的协同活动的需要，产生人际接触的多结构过程，称人际交往。

（2）人际交往具有多结构过程，包括信息交流过程、相互认知过程、相互影响过程。信息交流过程：借助语言把自己的思想、意念、感情、要求传达给另一个人或一群人。相互认知过程：交往在传递信息的基础上表达出各自的态度，在互相认知过程中各自态度会有所变化或升华。在交往过程、认知过程中产生新的态度促进协同活动。相互影响过程：人与人之间交往的过程必然有相互碰撞、相互作用、相互影响，再相识、相知。如果是两性就有可能相识、相爱直到进入婚姻殿堂；如果是群体，经多次谈判、相互理解、相互谅解、相互妥协、相互协作，就可能成为事业上的伙伴。团体、国家之间亦是如此。

（3）人际交往的多结构过程之间的关系：在人与人或者人与群体的接触中，产生多结构的过程，可以概括为交流、认知、影响。交流是交往的基础层次，认知是中间过程，互相影响是交往的目的。如各自需要寻找相互协作的伙伴，首先要亮出各自的思想、观点，然后通过不断的交流、认知，达到相互影响，最后达到各自的目的。在交流的基础上，相互认知才能相互影响，最后才能达到基本目的。所以说人际交往包括基本层面、中间层面和目的层面。没有交流就没有认知和影响,只有交流,没有相互认知和相互影响,交流也就没有意义;单有彼此交流而没有正确的彼此认知和理解,就不会有顺利的符合主体愿望的相互影响。所以交流、认知和影响既是三个层面,又是相互统一的整体。

二、人际交往过程

现实生活中人与人的关系形形色色、百态纷呈,无论在外部形态或内在质量上都有显著的差别。按上述交往的概念可把人际交往分为交流过程、认知过程、影响过程。现进一步剖析人际交往的多结构过程。

(一) 交流过程

1. 扮演好社会角色

一个人在社会上要扮演很多角色,主要有职业角色、家庭角色、社会角色。要扮演好应做的角色,古人说"修身",现代说是增强自己意志品质的磨炼,是扮演好应做角色的基本条件和基础。

2. 接触

要交往,就要有接触,接触是交往的核心。

(1) 初次接触。初次接触方式很多,见面、书信、看影视、书籍交流等,一般是见面,它是初次接触的主要方式,初次见面给人的是第一印象,主要是仪容、举止、言谈和风度。端庄的仪容、落落大方的举止、温文尔雅的谈吐和富有魅力的风度,能给人留下良好的第一印象。这些虽然是外在美,但它与内在丰富的知识、高尚的情操、优秀的道德品质、全面的文化素质结合起来就使人具有人格魅力,外在美和心灵美结合是人与人交往的重要的关键。

(2) 接触的内容。如应聘、推销产品、各种接待、会议发言、学术报告、述职演说、人情往来等。例如一个农业科技人员拿一种新培育的、经过多次实验证明是优良品种的产品向农民推广时往往遭到冷淡相待。虽然推广人员抱着真诚的态度和满腔热情宣传解说,但农民仍不认可,因为农民看见这种新产品时,很自然地要对当时的情景加以判断:对方是什么人?他是否负责任?种子可靠性如何?使用后果如何?这些问题都是农民要迅速、综合考虑的,然后才能决定是否接受这个新产品。新产品的推广和被接受这一连串问题,是美国心理学家托马斯所提出的情景定义理论。这一理论认为,人们行动之前有一个自我考虑的阶段,这个考虑阶段称情景定义,情景定义是人们接触的基础,也是人们生活经验的积累所产生的一种思维过程和思维方式,它影响着一个人的个性、一个人的自我意识、一个人的生活,也影响着一个人对周围环境、对社会、对文化的总的评价。突破对方的情景定义是有目的交往关键的一步，目前社会上各种坑蒙拐骗的现象层出不穷，要人们认可接受某种产品，首先要治理好社会大环境，另一方面推销人员的道德品质和社会责任也至关重要。

（3）交流。仍以推销农业新品种为例，当农民在自我考虑阶段之时，也就是情景定义的时刻，推销人员不要急于求成，可以继续进行宣讲，以实例、照片、图片、图解或影视资料、科学事实对新品种作详尽的介绍，解答多方面的质疑和咨询，并进行对话和互动。另外，在这个案例中，争取当地党和政府的支持是很重要的环节，要向当地的党政部门负责人宣传和发放资料，争取他们的支持和帮助。

（二）认知过程

社会心理学家鲁宾斯坦说："我们在日常生活中进行人际交往时，了解他们行为，仿佛在阅读对方，翻译对方的外部资料的意义，揭示其内心世界和潜台词。"阅读所交往的人的内心世界的准确程度和深入程度，将决定其共同活动的顺利程度。在交往中，可根据交往伙伴的外部行为来认识其内心世界。认知过程通过以下四种心理机制来实现。

1. 认同

（1）认同的概念。认同是通过有意无意地把别人的特征同自身相比拟而理解别人的方法，再据此方法形成关于对方的思想、意愿、动机、情绪等内部状态的预想。

（2）认同的两面性。这种预想可能是正确的，因为个体之间存在"人同此心，心同此理"的一面；也可能不正确，由于种种原因，人们缺乏设身处地的习惯，就会产生"看人挑担不吃力"、"饱汉不知饿汉饥"的对别人状况不能体察或体察不准的情形。设身处地的预想并不都是正确，个体之间存在着"人心不同，各如其面"的特点。有人常犯"以小人之心，度君子之腹"错误，是没有把别人和自己相区别，把自己和他人混为一谈，他自己自私，以为别人也很自私；他自己爱说假话，认为别人一定言不由衷。由此可以看出单靠认同的机制去了解他人是不够的。

2. 反省

（1）反省的概念。反省是从别人对自己的知觉中反映自己、认识自己，似乎把别人的知觉当作一面镜子从中照见自己。

（2）反省在交往中的作用。在交往中的反省机制是个体自我意识能力的表现，自我意识水平不高的人，往往不能在交往中反省。比如有人谈话不分场合、不分对象，只顾自己兴致勃勃地侃侃而谈，却不知听者早已对他所谈的内容不感兴趣了，甚至已产生厌倦之心。这种人不善于从别人的表情中看出别人对自己的态度，也意味着他们未能全面地了解别人，不知别人对他们的观感和态度也是别人内心世界的重要部分。在各种谈判中，当事人对反省机制的运用显得特别重要，高明的谈判者在陈述了自己的意见之后，甚至在陈述意见的过程中都随时在留意、揣摩对方对自己的观点和自己的诚意的内心判断，以便随时调整接下来谈判的策略。

3. 归因

（1）归因的概念。归因指在人际交往的认知过程中，主体根据他人（或自己）的外部行为，推论出行为的内在原因的过程。在日常人际交往中。人们看到别人的某种行为，立刻会在心里问个为什么，接着又自己对此作出回答。这种回答有时是经过分析的，但更多的是即刻作出的，这只是对别人行为原因的推测。

（2）推测行为归因的意义。推测正确与否构成了对别人认知的一个方面。行为原因的归因可以从多方面进行，把行为原因归于行为者的内在性，叫内归因；把行为原因归于客观环境和条件，叫外归因。此外归因也是决定成功行为的因素，不论是内归因还是外归因，或者稳定因素、不稳定因素。国外社会心理学家的研究表明，把工作成败的行为归为什么原因对一个人以后工作的积极性有重要影响。把成功归于内在因素（如能力、努力等），会使人感到满意和自豪；归于外在因素（任务容易、运气好等），会使人产生意外与感激心情；把失败归于内在因素（责任心不强、失误等），会使人心感内疚和无助；把失败归于外在因素（他人设置阻力），会令人气愤甚至产生敌意；把成功归于稳定因素（自身素质），会提高以后工作的积极性；把成功归于不稳定因素（领导支持、个人努力），则以后工作积极性会更高。总之，对一个人的归因研究有助于对人进行行为预测。

4. 刻板印象

（1）概念。这是指人们头脑中对另一群人或群体成员简单化的看法和固定印象。这种看法和固定印象往往不以直接经验为依据，也不以可靠的事实经验为基础，只凭某种偏见或道听途说而形成。刻板印象常常不正确，但生活中存在比较广泛。大而言之，可以是对一个国家的国情有固定看法；小而言之，可以是对某一地区的人和职业有固定看法。

（2）刻板印象的表现。例如，一些人认为美国人民是民主的、天真的、乐观的、友善的和热情的；英国人是保守的、狡猾的、有教养的、善于外交和庄重严肃的；日本人是爱国的、进取的、尚武的和有野心的。一些人认为北方人直爽、耿直，广东人精明而敢冒险，苏北人热情、粗鲁、好吵闹；认为商人狡猾、虚伪、见利忘义，学者诚实、严谨、胆小、不通世故。此外，许多人对别人的外貌和性格之间的关系也存在刻板印象，苏联心理学家包达列夫的调查表明，72人中有9人认为方下巴的人意志坚强，17人认为前额大者生性聪明，5人认为漂亮女人不是愚蠢就是自私。刻板印象多属于不符合事实的偏见。为何在现实中经常发生呢？没有人对此做大量的调查研究，也不能做，做出来的结论也没有现实意义，人们往往会以偏概全形成一种习惯性的思维方式，而人们从众和随大流的社会心理也起着一定作用。

（三）影响过程

交往的影响过程是人与人相互作用的过程。人们互相交往时，总有着某种目的。这种目的或者表现为对别人发生某种影响，或者表现为希望自己有某些变化。交往的影响过程在一定的情景中通过沟通而导致相互之间心理或行为的改变。

1. 交往过程中的角色扮演和角色期待

任何个体都是社会的成员，两个（或多个）个体之间通过交往虽然可以影响彼此的思想和行为，但这种影响不能不受到社会的制约，人际交往是在社会监督的条件下进行的。社会监督通过社会规范来约束个体的思想行为。社会规范是怎样对个体的具体行为起制约作用的呢？这涉及角色扮演和角色期待。

（1）角色扮演。每个个体在社会中都处于一个特定的地位，具有特定的身份，就像戏剧舞台上的演员，每人都扮演着一个特定角色。社会心理学家把一个人特定的地位和身份称为社会角色。如官员或百姓、教师或学生、家长或孩子、医生或病人、法官或犯人、丈夫或妻子等都是不同的社会角色，所谓角色扮演其实是承担着各自角色的社会责任和义务。

（2）角色期待。

1）角色期待的社会表现。这是社会规范的具体体现，官员要廉洁奉公、恪尽职守；百姓要遵纪守法；法官要公正执法、公平裁决；教师要为人师表、诲人不倦；医生要治病救人、救死扶伤；学生要好好学习、品学兼优。

2）角色期待的巨大影响。这些都是不同的角色期待，角色期待是社会期望，如能做得出色，会受到种种肯定、赞扬和奖励。例如焦裕禄、杨贵（带领修建河南林县红旗渠的县委书记），他们的事迹被广为传颂，自身也受到尊敬。例如红旗渠的事迹拍成电影纪录片在联合国放映后，引起了世界上的很大轰动,在国内上映,也感动了当时的广大人民。古代很多清官不但青史留名,人们还以不同的方式怀念他们,使他们的感人事迹千古流传,如杭州西湖的"苏堤",杭州的佳肴"东坡肉"就是杭州人民对苏轼任杭州刺史时为官一任造福一方的肯定。反之,若不符合角色期待,就会受到蔑视和谴责。"名垂青史"和"遗臭万年"就是对扮演社会角色的人的不同评价。角色期待往往是无形的,但对个体角色扮演者起着重要作用,它调节着个体行为,也调节着人与人之间的相互作用。

2. 人际相互影响的基本方式

(1) 说服。通过交换意见、收听广播、观看影视片、阅读书籍、报刊等方式改变人的观念和信念。为了提高说服效果必须注意:使说服对象消除怀疑,建立信任感;提高信息的准确可靠性,提出的观点须理由充足、逻辑严密;说服者在被说服者心中有威信,说服要晓之以理、动之以情。

(2) 暗示。用间接方式对别人心理行为产生影响的过程。可以用语言、手势、动作或其他手段来实施。这种方式一般通过在公众场合的紧急措施来影响受暗示者,暗示效果同施加暗示者的威望、权力、年龄有关,也同受暗示者的接受和理解程度有关。

(3) 感染。

1) 概念。这是个体对某种心理状态的无意识的非自主的趋从,没有任何外界其他因素,以个体自身情绪的波动为主。

2) 感染的震撼力。例如倾听一个人声泪俱下、感人至深的诉说,倾听者会眼眶发红甚至流泪,这是倾听者被倾诉者所诉事迹感化的一种情不自禁的情感流露。同样,置身于群情激奋的万人足球场,在旗帜如林、鼓声震天、欢声雷动的喜庆会场,当事人的心情也会不由自主地振奋起来,这些都是感染的效果。

(4) 模仿。

1) 概念。是人们自觉或不自觉地模拟榜样的行为。人类社会中的模仿现象广泛存在,对个体成长、人类进步、社会发展起着很大作用,可以说每个人都有模仿阶段,每个人都模仿过他认为的榜样。

2) 模仿的重大意义。例如书法家、画家都临摹过经典名家书法和经典画卷,张大千曾在敦煌数月临摹敦煌壁画;歌唱家一般都在大师指导下学习演唱、发声和各种发声技巧,并在漫长的演唱生涯中进行模仿才能形成自己的演唱风格。科学家在起步阶段也会不断重复做前人的经典实验,然后才能根据自己的研究方向不断设计新的实验。可以说,模仿是起步,模仿是继承,模仿是创新的基础。

3. 四种人生态度与人际交往关系

人际交往的过程中除受三种自我状态（家长自我状态、儿童自我状态、成人自我状态）的影响，还受人生态度的影响。人生态度是对自己和他人的一般看法。简单可分对自己"我行"或"我不行"；对他人可也分为"你行"或"你不行"；如交叉结合就形成四种人生态度："我不行，你行"，"我不行，你不行"，"我行，你不行"，"我行，你也行"。前三者是不正确的人生态度，而人生的态度与自幼的家庭环境有关。

（1）"我不行，你行"的人生态度。从小家长过多照顾孩子，家长代孩子做各项工作，孩子会变得不相信自己，不能照顾自己，久而久之，就形成"我不行，你行"的人生态度。如成人后仍是这种人生态度就会不自信、自卑、没有独立的人格、容易任人摆布，表现出顺应的服从。儿童最初一般都认定"我不行，你行"。如果孩子遇到一个冷漠的母亲，随着婴儿时期结束，爱抚也消失，孩子处在被遗弃的困境之中，会产生孤独与伤感的心情，也会认为"我不行，你行"。

（2）"我不行，你也不行"的人生态度。如果成人后仍持此人生态度就会产生既不喜欢自己也不喜欢别人，一概拒绝别人的帮助和关怀，表现为孤僻和内向。如果家长虐待和羞辱孩子，孩子会进行自我抚慰，告诫自己"等着瞧吧，我会行起来的"，从而产生仇恨报复心理。

（3）"我行，你不行"的人生态度。成人后便不能正确认识自己和认识别人，总是认为别人都是错的。

（4）"我行，你也行"的人生态度是正确的。持有这种态度的孩子，一般在孩童时期都有幸福的家庭，父母慈祥、善良、友爱，既关心孩子的成长，又不溺爱孩子，以身作则、言传身教、家庭和睦，孩子有个幸福的童年，在这样的家庭成长起来的孩子，自幼就既关心自己，又关心别人；既喜欢自己，也喜欢别人；相信自己，也相信别人。这样，成人后就有了正确的人生态度——"我行，你也行"。

三、人际交往的重要性

（一）交往是人类社会存在的需要

1. 交往对社会成员整合和调节作用

社会存在和发展不可一日无交往活动。人类社会分散的个体是能联合起来，聚集成一个整体的。整体中各个个体也能和谐配合，完成社会共同任务。

社会物质生产必须有协同活动才能完成各种生产活动，没有交往，就不能整合分散个体；没有交往，就不能调节和控制各个个体的配合，社会就会像一盘散沙。

2. 交往促进社会发展

（1）交往促进社会发展的概况。

1）农业商品产生。从封建社会的农业经济到资本主义的大工业生产，这是大的飞跃，封建的农业经济虽然比较落后，但除自给自足以外尚有其他需求，这就要互通有无，互通有无就是交往，交往就会出现农业商品。

2）贸易经济产生。农业商品经济产生后，就需要更大、更深的交往，从而出现了商品中介人和中介机构，贸易经济应运而生。随之而来的建筑业、服务业和手工业（制造运输工具等），资本主义经济开始产生，教育和科技事业蓬勃兴起，人类交往范围和层次日益扩大和提高。

3）资本主义商品经济产生。随着蒸汽机、电的发明使用，西方资本主义大工业生产的出现，资本主义商品经济和市场经济随之产生，人类交往向更深、更广发展，所以说交往促进社会进步。

（2）封闭使社会落后。我国从乾隆开始到晚清，由于清王朝实行闭关锁国政策，不接受西方文化和先进科学技术，结果使一直在世界上处于领先地位的中国，逐渐落后和衰败，最终被西方国家用大炮把国门打开，并割地赔款，使中国沦为半殖民地半封建社会。这是清王朝不和国外先进国家交往、故步自封、闭关锁国，所付出的惨痛代价。新中国成立初期由于种种原因实行了闭关锁国政策，关起门在国内开展批判各种类型的所谓资产阶级的学术思想，如批判马尔萨斯的"人口论"、批判摩尔根魏斯曼的"遗传学"、魏尔啸的"细胞病理学"，其实所批判的这些学术思想在当时是很先进的科学思想和科学技术，就是现在也不失它们的先进性和科学性，但由于当时的闭关锁国政策使我国建国30周年仍停滞不前。这也是不与外界交往、不接受先进文化、科学、技术的惨痛代价。

3. 社会发展更需要交往

（1）现代社会国际化。现代社会不但是资本主义大工业的生产，而且是跨地区、跨国家的生产和经营，生产规模国际化，商业贸易国际化，邮电、通讯、交通国际化，人才交流国际化，产品规格国际化，社会交往国际化。现代生活在地球的人们更需要学习国际通用语言——英语，语言是交往交流、沟通的工具。如今，国内掀起了学习英语的热潮，考托福出国留学，成为当今青年的一种追求，他们想走出国门，走向世界，创造更精彩的人生。

（2）中国走向世界。目前，世界上掀起了学习汉语的热潮，因为中国正在崛起，中国的文化、中国的资源、中国的市场、中国的廉价劳动力、中国的人才、中国对外开放的优惠政策正吸引着世界五大洲的有识之士，纷纷来到中国；而中国各大型国有垄断企业也纷纷走向国外，广泛地参与国际化大环境的交往，使中国和世界的距离日益缩短，使地球正在日益变成"地球村"。目前世界呈献出了频繁、空前、高效、多样化的交往活动，是被社会、政治、经济、文化的发展所带动的。若国际通讯、国际交通一旦中断，国际社会的各项运作就必然终止，必将导致国际社会的混乱和动荡。

（二）交往促进人的心理的产生发展

当今交往的核心是现代化的交往工具，主要是电讯系统和交通系统，使交往更加快捷、方便、精密和准确，使交往发生"质"和"量"的变化。

1. 人的心理是在交往中产生发展

人类交往的初期是母婴交往，而后是婴儿同家庭成员的交往，再后幼儿同幼儿园教员和同龄幼儿的交往，这使他们认识能力、体验能力、意志能力得以初步形成，初步开始他们社会化的进程。儿童入学后，经过小学、中学阶段十多年同教师、同学及其他各种社会成员的交往，心理活动日益成熟，社会化进程才趋于完善。

2. 人的心理在潜移默化中发展成熟

到了成年阶段，心理机能已发展成熟，正常交往活动依然是维持进一步心理机能发展的必要条件，比如"狼孩"，虽具有与人相同的神经系统和发达的大脑，但缺乏人际交往的环境，虽然经专家多方训练，终究不可能成长为社会的人。人的心理发展是在人的社会交往中、潜移默化中，不断积累的过程。人类的"婴儿—幼儿—儿童—成人"的心理产生发展无不与人际交往密切相关，没有交往就没有人的心理，所以说交往促进人的心理的产生发展。

（三）交往是维持人的心理和生理健康的重要因素

心理学家马斯洛提出人类有五大类需要，包括生理需要、安全需要、归属和爱的需要、尊重的需要和自我实现的需要。需要是内部环境或外部生活条件的稳定要求。实际上需要只包括两种，一种是生存的需要，一种是社会的需要。人类五大类需要从字面上看没有交往的需要，实际上每种需要的满足都离不开交往。

1. 生理与安全需要

这两种需要是人类比较低级的需要，它涉及物质资料（如食物、住房）

的取得,就不能脱离同他人的关系,生理需要中的性的需要涉及男性和女性,至少涉及两人交往,而安全需要更与他人有关。

2. 归属与爱的需要以及尊重的需要

个体的归属就是个体对另一个体和群体的依属关系,这种关系只能是交往的产物;爱的需要不论爱谁和被谁爱同样是交往的产物;尊重的需要,对他人尊重,不消说只能在交往中产生,自尊看似独立存在,但它也不可能在人际交往之外形成,它是内在的意志和心理状态,只有人际交往才能产生这种需要。

3. 自我实现的需要

自我实现是个人潜能的发挥、事业的成功,两者的舞台依然是社会的,因此自我实现是在人际交往中完成的。美国心理学家马斯洛提出人生的五大需要都离不开人际交往,这五大需要中哪一条对维持人的心理、生理的健康都是极为重要的因素,缺一不可。

四、人际交往的美学价值

美学是一门揭示美的本质,阐明美的客观标准,培养人们具有正确审美观、鉴赏观,创造美的能力的哲学学科。

(一) 人际交往中体现美学价值

有人说美育是一种完人教育,那么审美修养是达到完人的必修之径。实际上"金无足赤,人无完人","人非圣贤,孰能无过",完人,只是每个人在社会实践中不断的自我完善。立足本职,做好本职工作,力争事业上有所成绩,有所建树,美不是空中楼阁,更不是摆设的花瓶,而是个人在各项工作中优秀成绩的体现。

(二) 完善自我创造美学价值

美不仅蕴藏在大自然和各种艺术形式中,同时也落实在各行各业的领域里。怎样在人际交往中体现美学价值,就要不断自我完善,提高自身的审美修养。审美修养的提高,可以启迪人的智慧,发展人的思维想象力。有了丰富的思维想象能力,就可能发现在人类实践活动中美的丰富内容,也可以体现在人际交往中美的内涵和外延。审美修养的提高需要自我完善,它包括知识完善和人格完善两方面,这样才能创造人际交往的美学价值。

(三) 人际交往中的美学价值的例证

1. 中国和英国谈判关于收回香港问题体现的美学价值

邓小平同志提出的"一国两制"基本原则中,"一国"就是指香港是属中国管辖的特别行政区，国家派部队驻守香港保证香港安全和稳定；"两制"是指香港资本主义的制度、人民的生活方式、财产归属等不变。香港回归十多年来能保持稳定，并能持续不断发展，说明邓小平同志"一国两制"的谈判方针，既具有原则性，又具有灵活性。原则性就是香港属于中国管辖和派部队驻守，灵活性就是香港的一切制度和生活方式不变，使香港人民在祖国和平友爱的大家庭中享有充分的自由、民主和发展的空间。这种灵活的处理重大国际问题的方式，不但改变了我们以前在处理各种问题上的僵硬的态度，也体现了泱泱大国处理国际问题的博大胸怀和理解、互谅、妥协的精神，使香港回归的棘手问题能妥善、完美地解决。这既解决了多年悬而未决的国际问题，又达到了使香港回归祖国的目的，难道不是一种处理问题的美学价值的体现吗？

2. 诸葛亮柴桑口奔丧体现的美学价值

诸葛亮来到柴桑口直奔周瑜灵堂就哭拜在周瑜的棺材前，声泪俱下，哭诉和周瑜的交往及未竟的事业，所哭诉的是真实具体的为人所知的事实，使在场的东吴军政大员无不为之动容，将对诸葛亮的仇视转为同情，这不但使诸葛亮避免了杀身之祸，也使两国联盟能稳定下来，如此大的效果不是单纯的吊唁词所能达到，需用非语言手段、声泪俱下的哭诉方式，动情地烘托其内容，才能达到语言所不能起到的作用，从而发挥非语言手段的主导功能。假如诸葛亮用虚假的、动听华丽的语言哭诉就会适得其反。这也是人际交往中特殊传达信息和思想感情的具体表现，更重要的是真实朴素的事实和情谊，把真、善、美发挥得淋漓尽致。"诸葛亮吊孝"这段故事在民间流传甚广，它既表现了诸葛亮的深谋远虑，也表现了诸葛亮的聪明才智。有的文学评论家说三国演义中的诸葛亮不是真实的诸葛亮，而是人类智慧的化身，这段事实的描述体现了人际交往的美学价值，给人以美的鉴赏和美的享受，可以说，真实、朴素、简单是人世间最美的美学结构。

第五节 沟通能力

人的沟通能力是社会健康的核心，是人的学习、人的实践、人际交往、社会适应、家庭处理的能力的基础。人与人之间的交往若出现这样或那样的不和谐、不协调，要及时沟通，否则会出现矛盾，引起不良后果，甚至激化矛盾。小而言之既影响个人事业成败，又影响个人身心健康；大而言之会影响社会的稳定和安宁。解决问题要在萌芽状态，通过沟通，互谅互让，协商调节，就能使问题得到妥善处理。沟通既是一种协商能力，又是一种高超的人际交往艺术；任何人际关系的形成和发展都要通过沟通来实现。了解人际沟通的知识，总结人际沟通的经验，掌握人际沟通的技巧，灵活运用人际沟通的艺术，是一个人成熟的重要方面。

一、沟通的概念

沟通是指人与人通过各种方式的信息交流，在心理和行为上相互影响的过程。沟通方式主要是直接交谈，很多信息通过直接交谈可相互了解；但有些问题不便直接交谈，则可以通过书信往来或通过双方都熟悉的第三者传递信息，以达到相互了解和沟通，这种方式有时是重要的沟通方式。如中美建交前很长时间都通过第三国传递信息进行沟通，后来美国总统尼克松于1972年2月初访华，发表《中美上海联合公报》，在双方妥协的基础上建立了中美大使级外交关系，这是世界外交史上的一件大事，也是经过长时间不同方式的沟通达成协议的典范。

相互影响包括心理和行为影响，心理影响指观念，思维和情感等方面，特别是观念如信念、价值观、人生观和世界观。行为影响指一个人的言、行、声、色、情、德、志、体、美的影响力。

信息交流的信息指各自思想、情感、愿望和意见，交流是互换，通过互换促进双方交流协调、合作共事、取长补短、增进友谊，使一个人能和谐生活在群体中。沟通既体现交流信息、传递感情和调节行为的功能；又体现出了一个人的精神风貌、道德情操和思辨能力。

二、沟通的先决条件——做人

良好的人际关系是一个人走向成功的软资本，是生活健康的调味剂；良好的人际关系，像一座座桥梁，建得多了、广了，使你能到达更远、更好的地方；良好人际关系，像一条同心链，连接很多朋友，当你苦闷彷徨时能够倾诉，当你失意时能得到安慰和激励，当你困难时能得到帮助，当你在人生关键时刻能左右逢源。建立良好的人际关系并不是一蹴而就的，这是意志品质长期修炼的结果。建立良好人际关系的基础是做人，做人首先要克服自私、傲慢、狭隘、冲动、刚愎自用，才能与人良好沟通。

（一）克服自私

1. 自私的概念

自私指只顾自己的利益，不顾他人、集体、国家和社会的利益。

2. 自私的表现

自私有程度的不同，轻微者，计较个人得失、私心杂念、不讲公德；轻者，有贪婪、嫉妒、报复、吝啬、虚荣等病态社会心理；严重者，侵吞公款、贪污受贿、诬陷他人、杀人越货、铤而走险。自私是万恶之源。

3. 产生自私的原因

（1）本能的欲望。它处于一个人的心灵深处。人有许多需求，生理的需求包括性、求生；物质需求包括维持生命的物质保证，追求高层次的物质享受；精神需求包括理想、信念、价值观和世界观。

（2）社会原因。社会需求包括名、利、权、位等，特别是等级制度森严的人治社会，拥有权和位就有取之不尽、用之不竭的名和利，于是追逐权位就成为了这种社会的主流。弗洛伊德认为人的原始的盲目冲动、本能和被抑制的欲望是人精神生活的重要方面，如发生障碍会导致精神病，正确引导则可以发挥人的巨大潜能。

（3）克服自私。就个人而言，克服自私要从小事做起，从大处着眼，首先要适应社会，而后才能做到不贪婪、不嫉妒、不吝啬、不虚荣、不报复。这些都非一日之功，要不断地修身、独慎、完善自我。

（二）克服傲慢

1. 傲慢的概念

傲慢就是把自己抬得太高，将别人看得低，一副高高在上的样子，以盛气凌人的架势对待别人。

2. 克服傲慢

一个清高孤傲的人，势必会引起别人的反感。这种人在社会中很难交到朋友，容易自己孤立自己，拒他人于千里之外，久而久之则会形成社交障碍，成为不被人们喜欢的人。谦虚是克服傲慢的良方。谦虚，简单地说是正确认识自己、平等待人。虽然只是两个字，做到却很难。现在家庭里长辈与晚辈能平等相待吗？师生能平等相待吗？现在政府各级官员能完全和普通老百姓平等相待吗？《论语》是孔子和他的学生谈话的记录，从《论语》一书中可以看出，孔子不是以教师的口吻，凌驾于别人之上教训别人，而是以平等的态度，从点滴小事层层推理、说明大问题。"半部论语治中国"，2 000多年来已为中国人民所接受、认可，流传至今，正是由于孔子能正确地认识自己、平等待人、因材施教，才引发了深刻的社会意义和人生哲理。正确认识自己、平等待人是谦虚的核心。

（1）正确认识自己。孔子言"知己者明"，这句话的解读即正确认识自己才是明白的人。克服傲慢，首先要正确认识自己，做个明白的人。人贵有自知之明，古今中外成大事业者，都虚怀若谷，好学不倦，从不傲慢。宋代大文学家欧阳修，晚年文学造诣可说达到了炉火纯青的地步，从不恃才傲物，一遍一遍修改自己的文章。他的夫人怕他累坏身体，劝说："何必自讨苦吃，又不是小学生，难道还怕先生生气吗？"欧阳修回答："不是怕先生生气，而是怕后生笑话！"虚心自知，才是医治傲慢的一剂良方。

（2）平等待人。这是人与人沟通的基本准则，平等待人是文明礼貌的行为，也是人品修养的表现。平等待人要求人们在社会交往中，不论社会地位和生活条件有多大差别，都要一视同仁，切忌"势利眼"。古人言："不谄上，而慢下，不厌故而敬新。"这就是告诉我们待人不应用卑贱的态度去巴结、逢迎有权势、有钱财的人，怠慢经济条件较差、社会地位不高的人，要维护别人的人格尊严。正确认识自己、平等待人是与人沟通的基本态度。

（三）克服狭隘

1. 狭隘的概念

狭隘是心胸、气量、见识局限在狭小范围内，不宽广、不宏大，没有"会当凌绝顶，一览众山小"、"不畏浮云遮望眼，自缘身在最高层"的站得高、看得远的气概。

2. 狭隘产生的原因

（1）家庭。父母的狭隘心胸、为人处世的方法、不良的生活方式等对子女有潜移默化的影响，有的是父母的翻版。溺爱往往会使子女养成任性、骄横、自私的性格。受点委屈便耿耿于怀、对异于自己的人和事往往难以容纳和接受。

（2）个人。阅历浅、经验少、知识匮乏。遇事一方面容易把事情想得过于困难，过于复杂，对自己估计不足缺乏自信，面对复杂的人和事无能为力；一方面遇事想得过于简单、肤浅和过于理想化。

3. 克服狭隘的方法

（1）忘却。忘却是一种境界，狭隘和自私是孪生姊妹，忘却是超脱与豪放，是"退"与"宽"，"退一步海阔天空"，"心底无私天地宽"，是人生的莫大境界。豪放是旷达深远,"旷"是拓展心胸,"达"是心境,"深"是深邃,"远"是理想、信念和价值观,旷达深远是心胸开阔、志向远大,不是一般所认为的恃才傲物,恃才傲物不是豪放。李清照的"生当作人杰,死亦为鬼雄",苏轼的"大江东去,浪淘尽,千古风流人物",毛泽东的"不管风吹浪打,胜似闲庭信步",这些诗句体现出了一种旷达深远的豪放情怀,可见豪放是一种心境,是一种意境,有了这种境界人能狭隘吗?

(2) 丰富知识。大科学家培根说:"知识就是力量。"列宁说:"知识是人类进步的阶梯。"常言道"知识改变命运",可见知识对人多么重要,气度大方与个人知识修养有密切关系。知识多了就能站得高、看得远,也就能拿得起、放得下、丢得开。

(3) 正确善待自己。就是正确掌握"严"与"宽"问题。严是严于律己,宽是宽以待人。千里之行始于足下,从小处做起,小就是缩小自我,在生活中不要期望过高,更不要坚持一成不变的期望,最好来点阿Q精神,降低你的期望,人生不可能没有期望,人生更不可能没有阿Q精神,期望是人类进步的动力,阿Q精神是人生进程中的缓冲剂,只有进取和缓冲相结合才能顺利度过人生的艰难历程。鲁迅既有"寄意寒星荃不察,我以我血荐轩辕"的大无畏的气概,又有"躲进小楼成一统,管他春夏与秋冬"的缓冲休整的心境。人生不可能都是一往无前,鲁迅也有缓冲休整的心境,他是人不是神,当然不能没有缓冲休整的时刻。

(4) 陶冶情操。陶冶情操是多方面的。丰富知识,拓展视野;修身养性,博爱奉献;勤奋工作,提高能力;接触自然,舒展胸怀。现重点谈自然与情操。一个人在学习工作之余,特别是超负荷工作之余,在庭院花卉、草坪旁休息,在绿树成荫的大道上散步,在风景秀丽的幽静的旅游胜地游玩,往往心旷神怡、精神振奋,利于忘却烦恼、消除疲劳,特别是游览名山大川时别有一番心情。唐代诗人王之涣的两首诗曰:"白日依山尽,黄河入海流。欲穷千里目,更上一层楼。""黄河远上白云间,一片孤城万仞山。羌笛何须怨杨柳,春风不度玉门关。"黄河雄伟壮观的气势难道不能冲刷你那狭隘的心胸吗?唐代诗人常建的《题破山寺后禅院》曰:"清晨入古寺,初日照高林。曲径通幽处,禅房花木深。山光悦鸟性,潭影空人心。万籁此俱寂,惟闻钟磬音。"当你清晨进入这古寺,森林、小径、禅房、花草、飞鸟,都在一片宁静之中,能不被禅心感染吗?这三首诗表现出自然界的"动"和"静",可见自然界既可以冲刷心灵,又可以净化心境。大自然陶冶情操是潜移默化的,一个人不能决定人生的长度,但能决定人生的宽度。这宽度就是情操,人有了高尚的情操就可以克服狭隘，就能博爱大度，就能无私奉献。

（四）克服冲动

1. 冲动的概念

冲动和暴躁是在理性不完整的情况下的心理状态和随之而来的一系列不理智行为，如谩骂、吵架、斗殴、伤人、杀人。

2. 冲动与冷静

冲动和暴躁都是人际交往、人际沟通的大忌，冲动是人之常情，是正常心理活动的危险时段，不能降温和控制，常是一个人危险灾难的导火线。如能即时降温和控制则可以息事宁人、力挽败局于瞬息之间。例如，在一次中国外交官与英国外交官谈判间隙的随意交谈中，英国外交官谈到中国人有偷窃行为，中国外交官很激愤，若冲动爆发势必影响谈判进程和两国关系，若不回击则难以忍受，于是，中国外交官冷静、巧妙地问对方大英博物馆的很多珍贵文物来源于何处，对方不答，中国外交官就说是你们国家从我们国家抢来的，对方无言了，一场即将爆发的冲突瞬间被巧妙化解了，中国外交官既维护了国家和民族的尊严，又回击了对方的蔑视与无礼。

3. 克服冲动的方法

（1）冷静。冷静是克服冲动的核心，有了冷静，应对突发的人和事才不会暴躁、才能避免其他过激行为；有了冷静，处理日常事务时才会三思而后行，不会草率从事做出错误抉择；有了冷静，才能推己及人、处身设地为他人着想。上面提到的外交官，能恰到好处地处理突发事件，若没有冷静的头脑，不能保持清醒，也就不能处理得如此得体。

（2）宽容。宽容是一种理解，是理解别人、原谅别人。宽容是忍让，宽容是意识，是一种修养，是"静"的东西；忍让是行为，是"动"的东西，宽容不和忍让结合就不存在宽容，针锋相对、寸步不让，谈何宽容？宽容与忍让，说起来简单做起来难，因为忍让和宽容是要付出代价的，甚至是付出痛苦的代价。人的一生谁都会碰到个人的利益受到他人有意或无意的侵害的事情，是争，是让？"争之不足，让之有余"，"退一步，海阔天空"。人们在日常生活中应能忍则忍，能让则让。学会宽容与忍让，就能化解矛盾、赢得友谊，保持家庭和睦，婚姻美满，事业成功。在日常生活中无论对待子女，对待配偶，对待同事，对待顾客都要有一颗宽容的心，那种"与人斗"其乐无穷是很不准确的，宽容与忍让是一个人的大智。

（3）冲淡。"冲"为冲刷，是对心灵进行洗刷，确切地说是一种反思，是对人生、世事的思索；"淡"是用水把大火灭了，也就是把一切欲火给冲灭，使心灵净化、清澈、宁静。冲淡也就是"淡泊以明志，宁静以志远"。冲淡是一种放弃，冲淡是一种中间状态，冲淡是一种后退，冲淡是一种隐逸，冲淡更是一种境界，是人生过程中的缓冲和修整时刻，如姜子牙垂钓、诸葛亮隆中躬耕、在时机成熟时分别辅助周文王和武王定天下及为刘备争得三分天下。我们中国已进入老年社会，退休的老人更需要冲淡、平和的心态度过"青山依旧在，几度夕阳红"的晚年生活。

（五）克服刚愎自用

1. 刚愎自用的概念

刚愎自用指倔强、固执、自以为是。

2. 刚愎自用与自负

刚愎自用是人际交往和人际沟通的大忌之一，这种行为必然会产生只顾自己，不顾别人，一意孤行，听不进别人意见的现象。综上，刚愎自用就是以我为核心，固执己见。有这种个性的人往往有能力、有才华、有贡献，但不愿与别人交流、沟通、恃才傲物、故步自封，最终往往以悲剧告终。自负是过高估计自己的能力，缺乏自知之明，缺乏换位思考，与刚愎自用只是程度不同。

3. 刚愎自用给人生带来的悲剧

历史上著名人物刚愎自用的为数不少，最典型的是关羽和项羽。

关羽是三国时期的一名战将，对刘备忠心耿耿、始终不渝，智勇盖世、所向无敌，这些优点导致他刚愎自用、傲慢自大、目中无人。公元220年，吴、蜀为争夺荆州，出现矛盾，上级不听取下属意见，导致吴国利用了关羽对魏作战的时机，突然袭击，夺取荆州，杀死关羽。222年吴、蜀两军在彝陵（今湖北宜都县北）大战，蜀军失败。223年蜀王刘备病死永安（今重庆市奉节县），这就是历史上有名的"关云长大意失荆州"。关云长听不进别人的意见，一意孤行失去荆州，也就失去了蜀国的门户，自己也惨遭杀害。关羽的悲剧命运令人痛心，也令人深思。

楚王项羽是秦朝农民起义的领袖之一。公元前207年冬，农民起义军推翻秦朝，6个月后陈胜、吴广相继战亡，刘邦与项羽两支农民起义军屯兵霸上（今陕西省西安市东），项羽有兵40万，号称百万，刘邦仅10万，无法与之抗衡。在紧要关头，项羽听不进被奉为亚父的范增消灭刘邦的意见，在霸上鸿门设宴款待刘邦并放走了刘邦，4年后，刘邦势力渐强，于公元前202年

10月垓下之战使项羽败北,同年12月项羽被困垓下(今安徽灵璧县东南),一筹莫展,四面楚歌,最后项羽面对滚滚乌江自刎身亡。留给后人无尽的惋惜、反思与评价。

4. 克服刚愎自用的方法

(1) 读书。读书是人生继续学习的主要方式,生命不息学习不止,从书籍中可获得抚慰。法国数学家、哲学家笛卡儿说:"读一些好书,就是和许多高尚的人说话。"调查表明,经常阅读伟大人物的传记,能使刚愎、自负、固执的人得到心灵上的慰藉。读书使人聪慧,读书使人思想开阔,读书使人克服教条,读书使人克服陈规陋习;读书使人明理、宽容、大度;读书使人谦虚、尊重他人,使人不过于欣赏自己的成绩,不计较微不足道的事,不品论他人不足。

(2) 实践。仅读书不实践易变成死读书的书呆子、养成书生气,反而导致刚愎自用、固执己见;实践可以收获成果,也会得到失败和挫折;失败和挫折能培养一个人的意志品质,在意志品质的磨炼过程中培养自己的自觉性、果断性、坚韧性、自制性,人生就是不断实践、反复实践的过程。生命不息,实践不止。一个人要勇于实践,善于实践。勇于实践,是战略问题,宏观问题,只有勇于实践才能敢于创新,敢于走前人未走过的路。善于实践,是战术问题,微观问题,善于实践是做事,踏踏实实工作。只有在实践中忠于职守,精益求精,才能发现新问题、新苗头、新现象;才能有新成果、新理论、新思想。实践是医治刚愎自用、固执己见的良药,项羽和关云长虽然勇猛能战,但不是智勇双全,要做到智勇双全就必须读书、实践,更要善于读书、善于实践、善于总结、善于提高。

(3) 从容。有厚重文化的内涵,又有丰富阅历、经历和经验,又善于总结和提高,从容就不难理解,就是处事从谏如流、镇定自若、运筹帷幄、得心应手、决胜于千里之外。古往今来既有项羽、关云长等刚愎自用的悲剧英雄;也有很多遇事从容对待的人物。曹操官渡之战大败袁绍大军,中原统一逐渐形成;谢安举棋若定,淝水一战巧胜苻坚,力挽东晋于危难之中;马谡失街亭后,诸葛亮所在西城,仅2 500名士兵和身边的一般文官,司马懿15万大军兵临城下,诸葛亮镇定自若,大开四面城门身披鹤氅,头戴纶巾,带两书童,登上城楼,凭栏坐下,燃香抚琴,琴声从容淡定,使先头部队不敢入城,急报司马懿,司马懿飞马前往观看,疑有重兵埋伏,急令撤兵。这是何等从容,如是刚愎自用,不可能演出历史上的千古绝唱的"空城计"。诸葛亮曰:"夫为将之道,必顺天、因时、依人以立胜也。"

三、沟通的艺术

沟通是人际交往中很大的一门学问，人际关系和谐、事业成败、感情融洽、家庭幸福美满都与善于不断互相沟通有很大关系。

（一）学会变通

变通是人际交往、人际沟通的重要桥梁，桥梁多了、广了，就能四通八达，就能通向更远、更广之处。变通是在不失尊严，不失大原则，不损害各自利益的前提下，设计灵活多样的方法和措施。有一家企业招聘白领人员，在面试阶段，总经理设计了一个房间，仅摆一张办公桌，一把椅子，总经理坐在办公桌后面的靠背椅上。第一位进来的是博士生，总经理说："请坐！"博士生见无处可坐，就回答说："我站着就可以。"第二位是一位经验丰富的中年人，总经理同样说："请坐！"中年人说了些恭维的话后说："我习惯站着。"第三位是一位刚毕业的大学本科生，总经理同样说："请坐！"本科生见无处可坐就说："我可以从外面搬一把椅子吗？"总经理说："可以！"于是他从外面搬了一把椅子坐下。这就是在测试一个人的变通能力。在中英、中美未建立大使级外交关系前，分别在对方首都设立了代办和联络处，处理双方外交、商贸、文化等问题，最后终于使大使级外交关系建立，这是一种处理国际问题的变通方法。小到生活小事，大到国际关系处理都要有变通的能力，变通是人际交往、人际沟通的灵魂，人的思想、感情、观念不可能都一致，只有变通，才能保持继续交往和沟通。"识时务者为俊杰，能变通者为豪杰。"可见变通的重要。

（二）学会赞美

美国心理学家威廉·詹姆士说："人类本性最深的企图之一是期望被赞美、钦佩、尊重。"他又说："我们只利用了我们肉体和心智的潜能的极小部分，而我们拥有的其他各种能力还未被利用。未能利用的能力之中，有一种重要的能力就是赞美别人、鼓励别人、激励别人发挥潜在能力。"一位伟大的心理学家的基本观点是用赞美来代替批评和冷漠。他用实验方法证实了，当批评减少而鼓励和赞美增加时，人所做的好事也会增加，而消极堕落的事会减少。查尔斯·狄更斯是英国的批判现实主义小说家，在儿童时期他就热爱读书并喜欢投稿，因为写作了一个小故事被一位编辑赞美、认可，并将作品付梓，改变了他一生，后来作品不断。如《大卫·科波菲尔》、《荒凉之屋》、《艰难时世》、《双城记》等流传100多年而不衰，成为世界公认的经典名著，狄更斯也成为了誉满全球的一代批判现实主义文学大师。20世纪30年代，曹禺尚是一位文学青年，他的作品《雷雨》被一位责任编辑置于处理稿中，时任主编茅盾有一个习惯，经常查看处理稿，曹禺稿件的题目吸引了茅盾，茅盾读后认可了这个作品，于是他亲自找曹禺商谈，肯定作品优点，指出不足，希望曹禺修改后发表。该作发表后被艺术团排练公演，轰动了当时整个上海滩。茅盾的肯定和赞美成就了一位文学青年，使之成为当代中国文学艺术大师。可见赞美和肯定对个人和社会多么重要，赞美别人是做人的美德，赞美别人是开发人类潜能的钥匙，赞美别人是温暖人类灵魂的阳光，同样赞美别人也是人际交往、人际沟通的桥梁。赞美别人不是说别人几句好话、恭维话，也不是低俗的阿谀奉承，更不是献媚取宠的吹牛拍马，而是发自肺腑的对别人的具体优点和长处的肯定、鼓励和激励。狄更斯和曹禺就是被鼓励和激励之后充分调动自己潜能，成为一代文学宗师的。所以说赞美别人是做人的美德，也是一种境界，更是人际沟通的艺术。下面谈谈运用沟通的艺术。

1. 体察别人

真诚赞美，于人于己都有重要意义。对别人来说，他的优点和长处，因你的赞美显得有光彩；对自己说，别人的优点和长处深深吸引着你，使你有所补益。赞美不是源于谎言、信口开河乱说一通，而是源于认真体察别人。"体"是体验、理解，理解他人缺点和不足加以淡化，体验他人的优点和长处加以深化；"察"是细微观察，察看别人言、行、举、止、待人、接物、做人、做事，经过分析、综合、比较，概括出他人的基本优点、长处、缺点和短处。把深化的部分表达给别人就是赞美，淡化部分略微提出就是语重心长，也可以说是提意见和批评，但这样别人乐于接受并改正。一个人因别人真正赞美和语重心长指出不足，能改变其一生的命运。发自肺腑真诚的赞美是建立在充分了解他人、认识他人的基础上，这要有一定的胸襟、一定的思想境界、审美感和高度的价值观。

2. 赞美是艺术

赞美要把握度，赞美他人要实事求是，恰如其分。赞美方式要适宜，对年轻人、晚辈，语气可稍带夸张，但不能失真；对长者要用尊重的口吻；对思维机敏的人，要直截了当；对有疑虑的人赞美要具体明显，把话说透，使之心服口服。赞美的频率要适当，对同一个人在同一时间内赞美次数越多，赞美作用就越小。适当的赞美使人心情舒畅，受到鼓舞，多了也会使人反感、厌恶，赞美是一门艺术，它的核心是真诚适度。

3. 赞美内容真实具体

赞美他人最好举出具体实例，例如我在公共汽车上看到你主动让座，由这里加以深化，表达出尊老爱幼、关心别人、爱护别人、心地善良的优秀品质，使之深受鼓舞。这种赞美既鼓舞了对方，又能使对方对你肃然起敬。可以说赞美是互相的，接着可以说希望你在不为人知的情况下多做好事、善事，培养独慎、修身的优良品质。

4. 赞美能调动潜能

德国心理学家洛依德在心理学上的重大贡献是发现人的潜能有巨大的创造力，有待进一步开发。赞美别人、鼓励别人、激励别人是发挥人的潜能的重要方法。也可以说赞美有两面性，既调动赞美人的潜力，也是调动被赞美人的潜力。一位教育学家举过一个例子：一个天赋一般的男孩，在小学时读书不用功，成绩较差，老师经常批评他，他无所谓。每次开家长会老师都批评他，家长回家，孩子问妈妈老师批评了什么，家长回答老师说你有进步，只要努力你会学得很好。家长不断如是说，孩子果然不断进步，顺利读完小学和初中，后来考上了一所重点高中，高中毕业后以优异的成绩被清华大学录取。孩子在不断赞美鼓励、激励下不断调动自己潜力，取得了学习的成功。赞美别人难道不是一种沟通的艺术吗？难道不是一种调动潜能的方法吗？

（三）吃亏是福

吃亏是福是中国哲人总结出来的人生观，它体现了一种愚笨者的智慧和柔弱者的力量，领略了生命含义的旷达和由吃亏退隐而带来的安稳与宁静，它又是一番心境之美。著名作家林语堂在《生活的艺术》一书中指出："中国和平主义的根源，就是能忍耐暂时的失败，静待时机。没有一个人能永远占着便宜，也没有一个人永远做傻子。"这就从一个侧面解释了"吃亏是福"的道理。吃亏是沟通的重要艺术，与人交往处处占人便宜，能沟通吗？古今中外凡能成大事的人都具有一种优秀品质——容忍，就是不纠缠是非琐事，不斤斤计较生活小事。善于求大同存小异，大处着眼、胸怀大志，才能成大事、立大业。

1. 能忍人所不能忍

汉朝开国名将韩信，未参加农民起义之前在家乡，当时乡里恶少要他爬过他们的胯下，否则就要杀他，韩信二话没说爬了。对男人来说这应该是奇耻大辱，可是不爬恐怕少不了一顿拳打脚踢，不死也得丢半条性命，韩信就是"好汉能吃眼前亏"的最佳典型，他丢面子、失尊严、人格受到极大侮辱，在处于弱势时吃得眼前亏而保全了自己，不然的话也没有日后的统领雄兵、叱咤风云的一代开国元勋韩信。这就是成语"胯下之辱"的典故。

2. 能容人所不能容

人之所以多烦恼，活得很累，就是不能容人、让人。能容人，能让人，说起来容易，做起来可不简单。古时候有个叫陈嚣的人与一个叫纪伯的人做邻居。有天夜里，纪伯偷偷地把陈嚣家的篱笆拔起来，挪了挪。这事陈嚣发现后，心想，你不就是想扩大地盘吗？我满足你。陈嚣等纪伯走后，又把篱笆挪一丈。天亮后，纪伯发现自家的地又宽出了许多，知道陈嚣在让他，很惭愧，主动把多占的地还给了陈家。再如，杨玢是宋朝尚书，晚年退休在家，居宅宽敞，人丁兴旺，生活舒适。有一天他的几个侄子说："我们家旧宅地，被邻居侵占了很大一部分，不能饶他！"杨玢听后问："邻居家宅子大，还是我们家宅子大？"侄子回答说："当然我们家宅子大！"杨玢又问："邻居占些旧宅地，于我们有何影响？"侄子回答说："没有影响，他们不讲理不能放过他们！"杨玢不答。侄子呈上状子，杨玢合上状子批了四句话："四邻侵我我从伊，毕竟须思未有时。试上含光殿基望，秋风秋草正离离。"写罢，告诫侄子们："在私利上看透些，让人一码，心界更宽"。"陈嚣让地"、"杨玢让地"是能容人所不能容，"吃亏是福"就是"善于放弃"，是容人、让人、忍耐，是放弃了争执、纠纷、烦恼、恩怨、委屈、愤懑。人的一生，不能事事如意、样样顺心，总有沟沟坎坎，你的奋斗，你的付出，没有预期回报；你的理想，你的目标，不能实现；你怀才不遇、愤愤不平、一腔委屈、怨天尤人，难免心态扭曲、心力交瘁。生活在凡尘俗世，难免磕磕碰碰，难免被别人误会猜疑，难免遭人中伤和误会。若都辩驳澄清，以牙还牙，拼个你死我活，必然导致两败俱伤。善于放弃就是善于甩去烦恼，笑对恩怨，抛掉愤懑，消除委屈，这样，你会发现天依然很蓝，人生依然很美好，生活依然很快乐，这难道不是福吗？此福源于吃亏、放弃、后退，所以"吃亏"是一种艺术，是一种境界，是一种人性美的享受，是人生价值观的体验。

（四）诚信

1. 孔子的诚信观

孔子关于交友谈到："益者三友，损者三友。友直，友谅，友多闻，益矣；友便辟，友善柔，友便佞，损也。""友直"，指真诚、坦荡、刚正不阿。诚信可以在怯懦的时候给你勇气，可以在你犹豫不决时给你果决。"友谅"，《说文解字》说："谅，信也。"信，就是诚实，为人诚恳，不作伪，老实本分，与之相处内心妥帖、安稳，使自己精神世界达到净化和升华。

2. 荀子的诚信观

荀子说："天地为下矣，不诚则不能化万物；圣人为智矣，不诚则不能化万民；父子为亲矣，不诚则疏；君上为尊，不诚则卑。"可见诚信是为人做事的根本。"诚"是个人主体行为，"信"是客观影响度；客观效果是他人的信任度，是个人行为主客观的统一。与人交往沟通只有诚信守义，才能赢得信任和青睐，若一个人在社会中无悖于诚信，那么就算无法获得名和利，也终不至于失败。

3. 老子的诚信观

老子说："大丈夫处其厚，不居其薄。""处其厚"，是敦厚、忠厚、淳厚、诚心；"不居其薄"，薄者指不讲信用，不真诚、不厚道。韩非对"大丈夫"的解释是"谓其智之大者"，即大智慧者，也可以说诚信是一种大的智慧。

4. 卓恕的诚信美谈

古代有一个叫卓恕的，为人十分守信，他从建邺回到上虞老家，和师傅诸葛恪约定，某日再来拜会。到了那天，诸葛恪守约设晚宴等他。赴宴人都认为从上虞到建邺相距千里，怎能如期到达，可是"须臾恕至，举座皆惊"。卓恕在史书上没有多少记载，可见他在中国历史上不是盛名远播，更不是大富大贵之人，但他"诚实守信"在中国民间传为美谈，千余年而不衰，被誉为诚信的楷模，这难道不是做人的成功吗？

5. 做生意要以诚信为本

人们一般认为生意场上没有诚信，只是尔虞我诈，其实不然，只有以诚信为本才能赢得顾客信任，才能获得利润。生意，生意，生财如意。只有如意才能生财，如意是双方得利，双赢双惠，只是一方得利不能叫生意，只能叫欺诈，欺诈是做生意的大敌。香港首富李嘉诚一个"诚"字，一个"嘉"字，合起来是真诚有嘉，精诚可嘉。他连续8年位居香港首富，经商成功的秘诀就是一个"诚"字。用他自己的话说："我绝不同意为了成功而不择手段，如果这样，即使侥幸略有所得，也必不能长久。"他经常教导子女："一生之中，最重要的是守信。现在再有10多倍的资金，也不足以应付那么多生意，很多是别人主动找上门，这些都是为人守信的结果。对人要守信用，对朋友要讲义气，很多人未必相信，但我觉得它实在终身受用。"改革开放后，深圳崛起的商业巨子吴志剑，于1985年和7个兄弟到深圳来，当时他只有不足1 000元。因一次机会他承包了华东商场，生意日渐红火，经营电冰箱生意时，产品销出后，顾客反映说噪音大，制冷效果不理想，而根据合同，对方已经验货，责任就该自负。但吴志剑进一步检查电冰箱后，发现确实有质量问题，认为应该对顾客负责，于是决定允许全部退货，这使他损失上万元，却一下子美名远播。一位港商得知此事,慕名而来,一次就签订了1万台日立冰箱的合同,并商定"先销货,后付款",吴志剑因此从中获得了丰厚的利润。此后不久,他与日商签订了15万美元的活文蛤合同,但运送活文蛤的货车,因遭遇台风未能如期到达,时间拖延致活文蛤死亡大半,吴志剑想到客户利益,马上组织力量收购活文蛤,高出原来价格部分,全部自己承担,此举感动了日商,决定把以后在华的1000万美元订货业务全部委托给他代理,使他获得了巨额回报,同时也成为商界争相效仿的楷模。可见诚信是人际交往和沟通的重要人品,也是一种无形的艺术,它既是人品又是一种巨大力量,诚信是在人际交往中,心灵修炼的成果。

(五)弹性做人

1. 韧性为人

俗话说:"人活脸,树活皮。"维持面子是人的本能和天性,但要有个度,这个度就是一个弹性区。脸皮太厚不行,面子太薄也不行,要从实际出发,让脸皮保持一定的弹性,伸缩自如韧性做人。董明珠在格力空调公司任销售部经理时,某公司欠账不还,部门销售人员索要了很长时间,都被其以各种借口拒绝,于是她决定亲自出马,同时带了一位下属。她来到这家公司,老板对她打过招呼后,便忙这忙那,不给她说话机会,但她在老板办公室沙发上正襟危坐,既不表示不满,也不刻意找老板协商。办公室人来人往,有人不时投来诧异的目光。她的下属被看得不好意思,她依然不动声色。中午下班,老板有点过意不去,就说:"我该下班了,以后再说吧!"她说:"我们俩带盒饭在外面吃一下就行。"下午上班时,她和下属又进了办公室,依旧人来人往,老板置之不理,她依旧不动声色。如此坚持好几天后,该公司老板终于沉不住气了,对她说:"我现在没有钱,等有了钱我就打给你。"说后又补充一句:"又不是你自己的钱,犯得上这样吗?"董明珠回答:"这是我的职责,至于钱是谁的对我来说不重要,希望你理解、配合我的工作。我会一直等下去,直到还钱为止。"老板停了一下,找来会计交代还款日期。最后老板对她说:"我很欣赏你,不只是工作态度,还有做人方法。"董明珠这样韧性做事,弹性做人,不仅没有失去面子,最终还使面子增光添色,赢得别人尊重和敬佩,这是一种无声的人际交往和沟通,可谓"此时无声胜有声"。

2. 迂回行事

人生就是做人,做事。做人为了做事,做事为了成事,但成事往往不能仅凭执着和热情,往往还要用心做人,用心就是智慧象征,成熟的人善于审时度势,能进能退,能屈能伸,迂回行事,成就大业。所谓迂回,就是调整自己，创造条件，接受竞争，迎接挑战，逐步取胜。有位留美计算机博士，起先由于要求过高，多家公司都未录用他，最后他决定收起所有学位文凭，以"最低身份求职"，被录用为程序录入员。他在工作中一丝不苟，不久，老板发现他能看出程序中的错误，非一般的程序录入员可比，这时他亮出学士文凭，于是老板给他调整了相应的工作。不久，老板发现他能提出独到的、有价值的建议，远高于一般大学生水平，他又亮出硕士文凭，职务又一次得到提升。又过了一段时间，老板发现他比一般人优秀，就约他长谈，此时他拿出了博士文凭，这时老板对他已有更全面的了解，坚定不移地重用他，这是迂回成事的实例。他的优秀不是他专业知识如何高人一等，而是他的智慧，懂得做人做事的迂回性，在迂回的过程中经受实践锻炼，进一步熟悉和掌握所学专业知识，以便能够驾驭自己的工作，这样容易出成果，也能在工作中发挥才干，这就是迂回成才的秘诀。这种沟通比直接不自量力，提出要求要高明得多、智慧得多、基础也牢靠得多，这难道不是一种无形的沟通吗？这难道不是一种弹性为人吗？

3. 得理饶人

得理已是高人一等，让人则更高人一等，高人两等当然让众人尊敬、佩服，能使自己立足社会，有利于成大业、成大事。如果得理不饶人，硬要争个山高水低、家长里短，结果活得很累不说，也会使自己失去人缘，人缘就是机缘，人生的机遇很难得，机遇往往是人的口碑提供的。汉朝一位官员刘宽为人宽厚仁慈，有一次，有人认错他驾车的牛，硬说刘宽驾车的牛是他的，于是刘宽叫车夫把牛解下给那人，自己步行回家。后来那人找到自己的牛，便把那牛还给了刘宽，并向他道歉，而刘宽非但没责备那人，反而好言宽慰一番。又有一次，刘宽和属下在官府办公，其夫人指使婢女捧着肉汤从官府经过，装作不小心把肉汤泼在他官服上，刘宽非但未责怪婢女，反而问"有没有烫着你的手"。他在南阳任太守时，小吏或百姓做错事，只用蒲鞭责打，以示羞辱，此举深得人心。刘宽有理让三分的做法，既感化他人，也赢得人心，这既是宽厚仁慈的品质，又是心灵沟通的艺术。

(六) 热忱

1. 热忱的概念

热忱是人的心理过程中的情感过程，情感则建立在需要和对客观事物认识体验的基础上，比情绪表现更具深刻性和稳定性，情感处于意识控制之下，以微妙的方式流露出来。

《新华词典》对"热忱"的解释是热心、热情；对"热情"的解释则是热烈的感情。可见"热情"、"热忱"意思基本相同，情绪则不然。一般情况热忱内在性较大，感情稳健；热情外露性较大，亲切可人。所以，热情在人际交往和沟通领域占很重要的位置，往往被称第一印象，常听"某人很热情"、"某人是热心肠人"，可见热情是人际沟通的重要艺术方式。英国乔治·埃尔伯特指出：所谓热情，就是像电机能使电灯发光、机器运转的一种能量，它能驱动人、引导人奔向光明前程，能激励唤醒沉睡的潜能、才干和活力，它既是朝着目标前进的动力，又是从心灵深处发出的一种力量，更是点燃你生命的火焰。哲学家黑格尔曾说："没有热情，那世界上就没有一件伟大的事情能完成。"美国的《管理世界》杂志进行过一项问卷调查，"什么品质最能帮助一个人获得成功"，调查表明人们普遍认为是"热情"。

2. 热情的可贵

（1）热情成就事业。热情既能成就事业，又高于事业。汽油再纯，若没有一根小火柴将它点燃，不会发出半点光和热，热情就像火柴，它能把你具备的多项能量和优势释放出来，给你的事业带来巨大的动力。德国著名作曲家贝多芬是法国大革命时期作曲家，他继承了德国古典音乐的优秀传统，以其热情和英雄气概谱写了一篇又一篇华美的乐章，代表了进步阶层的反抗精神和变革愿望，对同时代和以后欧洲音乐发展有着重大影响。1789年法国大革命开始，19岁的贝多芬已进入德国波恩大学读书，当时革命者、革命文学先驱者希那哀特在波恩大学讲授德国文学，他在讲台上鼓吹新思想、新理念、新思潮和慷慨激昂的诗篇，激起了学生们如痴如狂的热情，次年希那哀特的一部革命诗集问世，贝多芬也是最早的预约订购者，他是希那哀特革命文学的狂热读者和追随者。正是由于这股新时代的热情，旧思想、旧理念反叛者和强烈追求变革的愿望，使他在1796—1799年把弗里德贝尔格的战争诗谱写成了《行军曲》和《我们伟大的德意志民族》，1800年他分别创作了欢悦的《七重奏》和明澈如水的《第一交响曲》。后谱写多篇乐章：1801年的《月光奏鸣曲》，1802年的《幻想奏鸣曲》，1803年的《第二交响曲》，1804年的《英雄交响曲》、《弦乐四重奏》、《热情奏鸣曲》，1805—1806年的《第五交响曲》和《第四交响曲》,1808年的《田园交响曲》,1812年贝多芬与歌德在波希米亚见面,并写出《第七交响曲》和《第八交响曲》,1815年贝多芬耳朵全聋,1824年谱出《合唱交响乐》、《第九交响曲》。贝多芬处于欧洲大革命风暴时代,他用他的乐章歌颂革命,追求变革的愿望,谱写他的痛苦、挣扎,谱写他的幸福、理念,谱写他人生的重大不幸——耳聋后的那种沉闷、坚强、乐观。这些感情真实流露的乐章,没有热情、激情,能创作出来吗?

(2)热情是巨大力量。尼科洛·马基雅维利生于意大利佛罗伦萨,处于意大利内部分裂,外部面临法、德、西班牙入侵之际,人民强烈不满,多次举行起义,意大利处于内忧外患之中,他曾被捕入狱,1年后出狱,写出《关于提图斯·李维前十卷的对话》(简称《对话》)和《君主论》两部伟大代表作。《君主论》是阐述君主统治国家的原则和权术,《对话》则是关于共和国制度所遵循的治国的原则和手段。马基雅维利清醒地认识到,要在16世纪的意大利建立一个共和制政府,时机尚不成熟,他写《君主论》的唯一目的是呼吁由一个强有力的君主来领导意大利,把人民从政治分裂和社会腐败中解救出来。《对话》记述了古罗马共和制国家的概况,表现出了作者对古罗马共和制国家的向往,并视之为他心目中的理想政府,抨击了专制政治,提倡民主共和制,是共和制的倡导者,对人类政治思想产生了巨大影响,是推动共和制国家建立的巨大力量,被誉为"政治学之父"。如果马基雅维利没有对16世纪灾难深重的意大利的深切关注和满腔爱国爱民的热情,是写不出这两部具有划时代意义的政论性巨著的,可见热情的力量是巨大的。

3. 保持热情的方法

热情是世界上最大的财富,热情能摧毁偏见、热情能化解敌意、热情能扫除障碍、热情能摒弃懒惰、热情能得到友谊、热情能唤醒潜能、热情能驱散失望的阴影、热情是沟通的钥匙、热情是生活的灵魂、热情是行动的信仰,有了这种信仰的力量,人便能无往不胜。热情如此重要,我们应怎样增进热情和保持热情呢?

(1)了解。了解是热情的开始。现代派画家奥格·曼狄诺,最初对现代画没有好感,认为它只是由乱七八糟的线条构成的图画而已,直到经过内行的朋友开导以后,才恍然大悟:"有了进一步了解,才发现它很有趣、很吸引人。"奥格·曼狄诺发现要想对什么事热心、抱有热情先要从了解开始,学习你目前不热心的事,学习了,了解了,你就有兴趣了,学习越深刻,了解越多,你对这件事兴趣就越大,兴趣越大,热情就越高。兴趣来源于了解,兴趣的升华来源于热情,热情的保持使兴趣和事业结合起来,奥格·曼狄诺后来成为了现代派职业画家的杰出代表就是经过了这样的历程。热情从了解开始，热情的增强和持续来源于学习的深刻、理解的透彻、了解的全面和掌握的纯熟。

（2）行动。热情需要行动，一个人对人生、对事物、对他人、对自己、对理想、对信念，有消极的和积极的。通过理解和学习奥格·曼狄诺了解到现代画派是20世纪西方出现的形形色色的绘画流派，包括野兽派、表现派、立体派、超现实派、抽象派的综合称谓。他们的艺术思想和表现形式是追求个性的张扬，创作方法上是求新、求异、打破传统，使绘画领域内出现异彩纷呈的局面，这是一种浪漫主义和现实主义结合的新格局，主要代表者有毕加索（1881—1973）的立体派，他的代表作是《格尔尼卡》；蒙德里（1872—1944）的抽象派，他的代表作是油画《百老汇的热门音乐》。

（3）实践。从实践中了解人生的真谛和生活的乐趣，才能满怀热情地迎接挑战，接受生活的洗礼；才充满朝气、热情洋溢地对待生活、对待他人、对待各种事物；热情从了解开始，热情在实践中增强。大教育家、实验心理学奠基人威廉·冯特说："感情总是受行动支配。"大物理学家、雷达和无线电发明人、诺贝尔物理学奖的得主爱华德·亚皮尔顿说："一个人想在科研上取得成就，热情的态度远比专门知识更重要。"

四、沟通的技巧

只要有人际关系，就存在沟通，如上下级、同事、师生、医患、同学、战友、邻里、兄弟、姊妹、父母、夫妻、亲戚、朋友、合作者、交往者、商贸间、部门间、单位间、地区间、国家间等等错综复杂的关系，为了能合作共事、和谐相处、广交朋友、喜结善缘、互利共赢，就要有沟通。沟通要讲究沟通艺术、沟通技巧。沟通技巧包括基本态度、基本方式和基本技巧。

（一）基本态度

在人际交往和沟通过程中，基本态度很重要，它决定着沟通的行为和沟通的效果及成败。包括热忱诚恳、尊重对方、包容谅解。

（1）热忱诚恳。沟通的对象很广，热忱诚恳极为重要。要有高尚的道德，高度的责任心，设身处地为他人着想，才能取得对方的信任与合作，取得沟通的效果。

（2）尊重对方。包括尊重对方的人格和尊重事实。尊重对方人格，首先要明确尊重别人就是尊重自己。对长辈要尊敬，对晚辈要关爱，所谓忘年之交就是在这样的基础上建立起来的。对强者要在尊重人格、尊重事实的基础上，不卑不亢，应对自如，维护自身权益。对弱者要在尊重人格和事实的基础上，抱着解决问题的诚意，应对弱势群体的合理要求，不能以权压人，以势压人，推诿了事，使矛盾激化，影响安定团结的社会秩序，要做到多方协调、合情合理，以解决群众疾苦和具体问题。

（3）包容谅解。在沟通过程中难免会有不和谐、不融洽场面，在这种情况下，就要各自包容谅解对方，"大事讲原则，小事讲风格"，作出适度让步，这样既能沟通交流，又能解决问题，更能增进友谊，这样互利双赢的事为什么不做呢？

（二）基本方式

沟通的基本方式不外乎陈述事实真相，明确各自观点，统筹协调，互相妥协，增进友谊。

（1）陈述事实真相，明确各自观点。很多问题人们往往不知道真相，或道听途说，以讹传讹，造成了误会，而通过陈述事实真相，明确各自观点，往往能及时消除误会，有利于解决矛盾。

（2）统筹协调，互相妥协，增进友谊。明确事实真相后，双方在现有条件下，先易后难，先急后缓，统筹协调，逐步解决，问题就能妥善处理。目前，台湾问题是在长时间、多层次、多方面的接触交流，及互相协商、互相妥协、互谅互让的基础上，基本达成"先易后难，先急后缓，先经济后政治"的共识的，这使海峡两岸盼望已久的"三通"问题基本得到了解决。这就是处理复杂问题的典范。妥协是人的重要的优秀品德，学会妥协是立身处世的根本，常言道："你敬我一分，我敬你十分。""争之不足，让之有余。"通过各自妥协不但能促进问题解决，化解矛盾，增进双方友谊，也可能使双方成为挚友。

（三）基本技巧

沟通基本技巧不是投机取巧、尔虞我诈，而是一个"诚"字，以诚相见，坦诚相待，坦率表白，有理让三分，表现为说、听、提、答四方面。

（1）说。叙述事实真相，表达时要心平气和，把所经历或了解的事实原原本本陈述出来，语言精练、中肯，既要说出事实真相，也要把不足之处道出，使对方感到合情合理，这样，就能使矛盾缓解，不要蛮横无理地指责对方，这样反而会激化矛盾。

（2）听。认真听取对方陈述，表情放松，态度从容，必要时可点头示意，或做记录，使对方感到你的诚意，这无声的表现可使对方对你产生好感，有利于问题的解决。不要不耐烦，任意打断对方陈述，即使对方陈述烦琐，语无伦次，也要耐心听下去，这样可以缓和对方情绪，无形中化解敌意。

（3）提。提出问题亦称质疑，即简要概括问题实质，以商量的口吻提出，中肯地提出对方的不足之处，也说出本方的错误或不足。切忌过多指责对方，情绪冲动、蛮不讲理或失去理智，应语气轻柔、态度随和。

（4）答。是解答对方问题，回答问题的态度要诚恳谦和，不要避重就轻，语言要流畅，不要吞吞吐吐，要明确事实真相，不要指责对方。当对方提问题不明确，不切入主题，可以保持沉默。答也是沟通过程中的一个重要技巧，答往往在外事活动中占有很重要的地位，平时所说的外交辞令，就是答的技巧。

第六节 社会适应能力

一个人的社会健康一方面取决于社会大环境的健康程度，另一方面取决于个人的社会健康水平。个人社会健康水平主要表现为学习能力、实践能力、人际交往能力、人际沟通能力、社会适应能力和家庭处理能力。社会适应能力是个人社会健康的核心，也是建立在上述六个能力基础上的一种综合性的心理素质和正确行为方式，包括意志品质、认识能力、高级情感、情商与智商和健康人际关系。

一、概述

（一）社会大环境健康不尽如人意

目前，社会心理不健康的人数骤增。根据20世纪末WHO统计，世界有20%~30%的人心理异常，世界上完全没有社会心理疾病的人只占9.5%。2008年中国精神病人有1 500万人，全国有5%的人有心理障碍。

目前，社会心理不健康的案例越来越多。据2005年统计，中国已有1 200多个企业家自杀。

（二）孔子关于社会适应能力的论述

社会适应能力是一个大课题。家庭和睦幸福，人际关系和谐，事业成败，身心健康都脱离不了社会适应能力。找到生活坐标，适应日常秩序，充满生命活力，姹紫嫣红、千姿百态，社会生活能如此五彩缤纷，主要是人类对社会的适应。万物对大自然的适应，才能创造出千姿百态、五彩缤纷的大千世界。适应是无言的进化，适应是生存的动力，适应是一种潜能，适应是一种智慧，适应是一种审美享受，适应是一种更高的境界。所以说社会适应能力是个大课题，这个大课题首先受到的是中国最大的两大思想体系的影响。现从孔孟之道（儒家之思想）和老庄思想说起。

1. 顺应就是适应

"天地混如鸡子，盘古其中，万八千岁。天地开辟，阳清为天，阴浊为地。盘古在其中，一日九变，神于天，圣于地。天日高一丈，地日厚一丈，盘古日长一丈。万八千岁月，天数极高，地数极深，盘古极长。"盘古开天辟地的神话故事，阐述了"天人合一"的自然观和世界观，即保护大自然、顺应自然和天地万物共同快乐、共同成长，顺应就是适应，就是平常所说的顺其自然。

2. 冷静观察、静穆无言

孔子曰："予欲无言。"子贡曰："子如不言，则小子何述焉？"子曰："天何言哉？四时行焉，百物生焉。天何言哉？"这段语录表达了孔子的生活态度和教育观，它的核心就是两个字"无言"。"无言"正是"此时无声胜有声"，表达出了"身教重于言教"，表达出了"沉默是金，雄辩是银"，表达出了"病从口入，祸从口出"，表达出了"言多必失"等群众流行的生活态度和处世哲学，孔子虽被尊为"古代圣贤"、"万世师表"，但他也是生活在群众中有血有肉的人，所以他说的虽是至理名言，然而也是最朴素、最精炼的生活经验总结。"无言"就是"冷静观察"、"静穆无言"。

3. 己所不欲、勿施于人

子贡曰："有一方可以终身行之乎"？子曰："恕乎！己所不欲，勿施于人。"曾子曰："夫子之道，忠恕而已矣。"樊迟问仁，子曰："爱人。"问知，子曰："知人。"前一个知，为智，第二个知，知人是最大智慧。这段语录所表达的是以孔子为代表的儒家的理论核心"忠恕"、"仁爱"，再简单一点就是"恕"、"仁"两字，简单解释就是"己所不欲，勿施于人"。孔子思想虽博大精深，但也很简单。北宋宰相赵普说"半部论语治天下"。这句话可以说一点也不夸大。"有一方可以终身行之乎"也是如此。时至现代1993年8月，仍被世界宗教会议把它和基督教的"博爱"思想及佛教的慈悲观念视为"黄金法则"。

4. 统治者也要有适应社会的能力

子贡问政，子曰："足食，足兵，民信之矣。"子曰："必不得已而去，于斯三者何先？"曰："去兵。"子贡曰："必不得已而去，于斯二者何先？"曰："去食。自古皆有死，民无信不立。"这段语录表达了孔子的政治理念，能安邦治国，必取信于民。"民无信不立"，得不到广大人民的信任，就不能团结国民、安邦治国。用现代话说，不仅要有GNP（国民生产总值），也要有GNH（国民幸福指数），这才是国强民富。古往今来，社会都分为统治者和被统治者，不但被统治者要有适应社会能力，根据孔子所说的"民无信不立"，说明应关心民众疾苦，调整政策发展生产，使广大人民丰衣足食，严格执法取信于民，所以统治者也要有适应社会的能力。

5. 安贫乐道的价值观

子贡曰："贫而无谄，富而无骄，如何？"子曰："可也。"孔子特别赞赏他的学生颜回说："贤哉，回也！一箪食，一瓢饮，在陋巷，人不堪其忧，回也不改其乐。贤哉，回也！"颜回很穷，缺衣少食，住在破烂的巷里，但这样的艰苦生活，颜回却自得其乐。孔子称颂颜回"安平乐道"的精神，也流露出了孔子的人生观和价值观。

（三）老子关于社会适应能力的论述

1. 不断探索适应社会

"道德经"第一章曰："道可道，非常道。名可名，非常名。无名，天地之始。有名，万物之母。故常无，欲以观其妙。常有，欲以观其徼。这两者同出而异名，同谓之玄，玄之又玄，众妙之门。"这段语录表达了老子的基本思想即《道德经》的本质，并解释了"道"、"名"、"玄"、"妙"、"无"、"有"。"道"，宇宙本体；"名"，探索、求索；"玄"，尚未了解的规律；"妙"，纷繁复杂的规律；"无"，是原始的，是动力的；"有"，发现、了解、学习和掌握的规律。宇宙本体及万事万物规律是客观存在的，是人民在不断探索求真中发现、了解、学习和掌握的各种规律。如未发现和不了解就无名，"无名"为天地之始，反之则为"有名"，"有名"为万物之母；宇宙万事万物的规律需要人们不断地探索求真；探索不息，求真不止，这是老子思想的核心所在。要想很好地适应社会就要不断探索求真。

2. 只有无为才能适应社会

"一谓追求有为很难适应社会。""道常无为而无不为。""为无为，事无事，味无味。"只有"无为"才能达到"有所为"，达到"无为而无不为"。这既是辩证法的对立统一规律，又是方法论的两点论。"有为"是愿望、目标、理想，"无为"是踏踏实实、兢兢业业工作，看似"无为"，其实"有为"的基础。"有为"是敢于创新，敢于实践；"无为"不等于无所事事，不等于静等成果。"无为"是默默耕耘，善于实践。"无为"与"有为"是老子的世界观，人生观，价值观，是老子思想的核心之一。他"无为而治"的政治观点，也是由其而来。只有"无为"才可能"有为"，一味追求"有为"也可能达不到"有为"。社会适应能力，只有"无为"才能适应社会，一味追求"有为"则很难适应社会。

3. 老子提出"虚"、"静"、"常"、"道"是适应社会的方法

"致虚极，守静笃。万物并作，吾以观复。夫物芸芸，各复归其根。归根曰静，是谓复命。复命曰常，知常曰明。不知常，妄作，凶。知常容，容乃公，公乃王，天乃道，道乃久，没身不殆。"这段话是"老子"对"虚"、"静"、"常"、"道"的解释。"虚"即无欲，"静"即清静，有了寡欲清静的心态，就能观察到万物复杂变化的本原，看透事物本原心态就更平和，称之为"静"。以"静"观动，这动称之"常"，反复观察动就会更明白"常"，不了解"常"，妄动，就会出凶祸。了解"常"，就会按规律行事，就会公正，公正就合王道，王道就是天理、自然，而合乎道就能天长日久，相安无事。"虚"、"静"、"常"、"道"是适应社会的方法，特别是"致虚极，守静笃"则是更高的智慧境界。

二、意志品质

人的心理过程分为三个阶段，即认识过程、情感过程和意志过程。意志过程即心理过程的第三阶段，它能调节行动、克服困难、实现预定目标，是人生至关重要的心理过程。意志品质包括果断性、坚韧性、自觉性和自制力。

（一）意志品质

意志品质是影响社会适应能力的核心问题之一。

1. 意志品质培养的重要性

（1）经得住失败。经得住失败和挫折是意志品质培养的极为重要的方面，也就是意志品质磨炼的重要性。人生是不同阶段和不同时期的追求和奋斗的过程，这个过程不可能一帆风顺，不可能事事如意，不可能事事成功，否则就没有失败和挫折、经验和教训。人生是实践—失败—再实践—直至成功；或者实践—失败—再实践—失败，这也是在情理之中，这些经历会给人以意志品质的磨炼和培养，即古人说"胜败乃兵家常事"、"失败是成功之母"。

（2）失败的启示。一个人若经不住意志品质的磨炼就只能悲观消沉，若能经得住意志品质的磨炼就能不断成熟、干练，就能成为身心健康、勇于进取、乐于奉献的高尚的人。从别人的失败挫折中，可以吸取经验教训，以重振旗鼓，重新开始新的事业。

2. 意志品质的培养

人的心理过程，由人的认识过程、情感过程和意志过程组成。四种意志品质是密切联系的，其中以自觉性为核心、基础和前提，其他品质彼此互相渗透和影响，进而形成完整的意志品质，一个人不可能完全具备四条标准，同时意志品质的培养过程还要受到认识、情感过程和环境等综合因素的影响。意志品质培养应从以下几方面入手：

（1）树立科学世界观。科学的世界观承认自然界是物质世界，物质是不断运动和变化的，并有自身规律；社会是由人类创造的，随着财富的积累、社会的不断进步和发展，最终走向民主法治社会，变得国家强盛、人民富裕、社会的安定和谐，这些的总和就是科学世界观，更简略地说就是人的意识和行为符合自然和社会规律。

（2）勇于实践、善于实践。实践是人类起源、进化、发展的源泉。没有人类的各种实践，就没有人类的进化、进步、发展及人类文明。若没有类人猿的最早的制造工具的劳动，就没有类人猿的直立行走和上下肢分化。为了更好地协作分工、提高劳动效率，人们需要交流，从而产生了语言，这就是人类真正的开始。从"大河文明"到"海洋文明"，从"古代文明"到"中世纪文明"，从"近代文明"到"现代文明"，无不是先人们不断实践的结果。"实践出真知"，"实践是检验真理的唯一标准"，实践能磨炼一个人的意志品质，能在不断实践的过程中提高一个人的意志品质的自觉性、果断性、坚韧性和自制力。

勇于实践、善于实践是思想方法。勇于实践就是敢于提出问题，敢于提出目标，敢于提出课题。善于实践就是实事求是，不盲目、不畏惧，循序渐进。遵循规律，先了解后提高，先熟悉后创新，先积累后开发，先实验后推广。

杂交水稻之父袁隆平经过十多年对天然野生杂交水稻的调查，于1961年意识到了天然雄性不育水稻的存在，经过四年勘察，世界上第一株天然雄性不育水稻被发现。袁隆平在野勘笔记本上这样记载："这是今年的第16个野勘日，勘察到第6 400颗稻穗，终于发现了第一株天然雄性不育水稻。"1966年他发表了题为《水稻的雄性不育》的论文，被国家科学技术委员会九局发现，时任国务院副总理兼国家科学技术委员会党组书记聂荣臻表示支持。1966年到1970年上半年，袁隆平带领助手先后用1 000多个品种做了杂交组合实验，但没能培养出一个不育株，出现了科学研究的瓶颈。周总理和华国锋同志都很关心杂交水稻，对袁隆平鼓舞很大。1973年10月袁隆平在苏州召开的水稻科研会议上，发表了《利用'野败'选育三系的进展》的论文，正式宣告中国籼型杂交水稻"三系"配套成功。1975年10月的全国杂交水稻第四次科研协作会上，湖南省农业科学院负责人提出了可以利用华南沿海地区有利气候条件，组织更多育种人员"扩大南繁"，以加速杂交水稻种子的繁殖。时任第一副总理华国锋同志对杂交水稻研究评价较高，决定由中央拿出1 580万元支持杂交水稻推广。1975年冬湖南省政府组织育种大军赴海南制种，拉开了全国大规模南繁制种的序幕。项目经过14年不懈努力，最终获得了成功。袁隆平曾经深情地说："成功＝知识＋汗水＋灵感＋机遇。"勇于实践和善于实践对袁隆平杂交水稻研究的成功起着到了重要的作用。

（二）果断性

1. 果断是事业成功的条件之一

果断性是事业成功的资本。美国钢铁大王安德鲁·卡耐基认为机遇往往有这样的特点，它意外突然来临，又会像闪电火石一样稍纵即逝。这个特征要求人们在资料、信息、证据不是很充足，而又来不及做更多搜集、分析的情况下，作出决断。卡耐基开始做交易时，也有犹豫，但随着经验的增长，他变得越来越果断，事业也因此越做越大。他对铁路建设的巨额的投入，就是果断行事、取得成功的例证。美国南北战争结束后，政府和议会决定修建横贯北美大陆的3条铁路干线，同时各级政府还准备修数10条次干线。当时世界上的铁路铁轨纯度低，含碳多、缺乏弹性，极易因产生裂纹而断裂。卡耐基得知伦敦钢铁研究所发明了一项新科技，能除去铁中的碳和其他杂质，使其提高1/3的纯度，改善了弹性，能大大延长铁轨使用年限，于是他果断决策，花血本买下了此项专利，这使他在美国铁路大建设之前，以质优获得了全美铁路建设的垄断权，后来其所获得的利润可想而知。

2. 果断是综合素质

美国石油大王洛克菲勒、汽车大王福特等决策者，在勇于实践和善于实践的同时，也都有如此的预见性、自觉性和果断性，否则不能成就事业。果断性产生于勇敢、大胆、坚定和顽强等多种意志素质的综合品质。

（三）坚韧性

1. 坚韧的意志品质能成就事业

美国前总统柯立芝晚年在回忆录中写到："世界上没有一样东西可以取代

顽强和坚韧。才能不可能，怀才不遇者比比皆是，一事无成的天才到处可见，教育也不是，世界上充斥着学而无用、学非所用的人，只有顽强和坚韧才能无往而不胜。"坚韧性指对挫折的忍耐力，对压力的承受力，能克服外部和自身的困难，坚持完成任务，能在巨大压力下坚持目标和自己的观点。人生是一个漫长的过程，要实现人生总目标需要数十年的奋斗。老一辈科学家、艺术家由一个共同的心理条件——意志上高度的坚韧性。鲁迅在"风雨如磐"的社会中，坚持"韧性战斗"，"忍看朋辈成新鬼，怒向刀丛觅小诗"，这可以看出鲁迅怀抱深厚情谊不屈不挠地战斗着，用他具有战斗精神的杂文冲锋陷阵；而他面对亲朋好友又有一番情感，"扫除腻粉呈风骨，退却红衣学淡妆"。李四光、华罗庚、童第周都具有这种坚韧性，数十年如一日地克服种种艰难险阻，百折不挠地向前搏击，最后终于修成正果，使他们在各自的领域中有所创新、有所建树。

2. 坚韧意志品质培养——坚持

2008年，中央电视台新闻频道的"小崔说事"栏目播出了浙江瑞安县一位普通医生蔡笑晚夫妇把6个孩子全部培养成博士生的案例。他们总结的经验是：要培养孩子坚韧不拔精神，很简单，就是"坚持"。坚持虽然就两个字，但含意极其深刻。坚持就是胜利，只要坚持就有希望。探究一些人失败的原因，不是没有能力、没有诚心、没有希望，而是没有坚韧不拔的持久恒心，遇到困难或艰难险阻，不是迎难而上用坚韧不拔的精神克服困难、排除险阻，而是知难而退，放弃努力和争取，不能坚持下去。三国时期魏吴会战于江淮之间的军事重镇合肥，吴王孙权偷袭魏将张辽的营房驻地，被张辽预先获知，在逍遥津水域地区被魏将张辽打败。孙权落荒而逃，逃到逍遥津旁，桥已拆除，前无去处，后有追兵，孙权当时很惊慌，但在部将的提醒下，当机立断，以坚韧不拔的大无畏精神，毫不畏缩，策马扬鞭，飞蹄跃过逍遥津，有诗为证："后退著鞭驰骏马，逍遥津上玉龙飞。"当魏军赶到时，孙权已不知去向。这个古代战争故事告诉人们，坚韧不拔的大无畏精神是克服困难、排除艰险的重要精神力量。特别是大无畏的精神不是一日之功，它是长期意志品质磨炼的结果，不是孤立的，而是互相影响、互相渗透、相辅相成的，"逍遥津上玉龙飞"就是孙权临阵时听取了部下建议、发挥大无畏精神而出现的人间奇迹。它是自觉性、自信心、果断性和坚韧性相结合的结果。

（四）自觉性和自制力

自觉性、自制力、果断性和坚韧性这四方面的品质互相形成了一个整体，伴随着一个人的整个人生过程，如能自觉掌握它、运用它，不断地总结它，吸取经验和教训，勇于实践，善于实践，不断培养意志品质，使自己不断地成熟和坚强起来，那么，成为一个真正的自我是完全可能的，但这需要长期坚持，无法一蹴而就。

三、认识能力

认识是人类适应社会的重要表现之一。认识是人类心理活动的重要过程，它是人类对客观现实的了解。客观现实是指一切自然现象和社会现象，人的心理活动，无论是简单的还是复杂的都可以在客观事物中找到它的源泉。如人知道了河流、湖泊、湿地、海洋、花草、树木的基本知识，进而上升为理论，这就是人对这些自然界客观事物存在的状况的反映与了解。没有反映就不能了解，不了解，就谈不上认识，没有认识，谈何认识能力？认识能力是在对客观事物存在的反映与了解的基础上产生的。

（一）认识是对客观现实的主观反映

（1）主观反映。每个人由于知识、经验、世界观、个性心理特征等主观因素的不同，对同一个人、同一件事，人们会有不同的看法和评价，甚至对自然界的景物，也会产生不同的主观体验，这是各自主观世界在起作用。不同人对人生的晚年有不同看法。唐代大诗人李商隐诗曰："夕阳无限好，只是近黄昏。"罗贯中说："青山依旧在，几度夕阳红。"曹操诗曰："老骥伏枥，志在千里。烈士暮年，壮心不已。"

（2）提高个人认识水平的重要性。个人的认识水平，小而言之与个人事业成败有关，大而言之与国家兴衰，民族的振兴有很大的关系。

（二）正确的认识对适应社会的重要性

认识过程包括感觉、知觉、记忆、思维、想象、注意等内容。这些内容虽然是认识的不同阶段，但在认识过程中是通过有机联系形成的完整的认识过程，认识的最终结果是形成意识。意识也就是通常所说的"心灵"，人们把感觉和知觉比作心灵窗户，注意是心灵的开关，记忆是心灵的仓库，思维是心灵的中枢，感觉和知觉也是认识的起点。

1. 知觉

感觉和知觉是心灵窗户，也是认识的起点，它包括外部感觉和内部感觉。外部感觉有视、听、嗅、味和皮肤等五种感觉；内部感觉有运动感觉、平衡感觉和内脏感觉等。这些感觉既是认识的起点，又是认识的基础。1961年，美国心理学家赫龙进行了一项有名的"感觉剥夺"实验。他们把55名自愿接受实验的大学生分别关闭在一人一间隔音的暗室里，剥夺他们视觉和听觉刺激,为了尽量减少他们的触觉,给他们双手套上了筒子。要求他们除吃饭和大小便外,不做任何事情,只是睡觉。结果,大多数人只能坚持2～3天,个别人也只能坚持6天。所有人在这种状况下,都不能集中思考,都出现了幻觉,都感觉到难以忍受的痛苦。实验进行到第四天,研究人员对被放出来的大学生进行各种检测,发现他们的各种能力都受到了不同程度的损害。经过一天左右的时间他们的这些能力才恢复正常状态。实验结果表明,人们的生活离不开最基本的感觉活动。

2. 提高观察力

观察力的关键是注意,注意是心灵的重要开关,注意在感觉经验的基础上结合知觉自身的选择性、理解性、整体性和常恒性对外界事物作深入的反映,具体体现在人的观察和观察力上。观察是一种有目的、有计划、比较持久的知觉活动。观察力是观察活动的能力,巴甫洛夫在他研究院的门的石碑上刻下了"观察、观察、再观察"的名句,以此来强调观察对研究工作重要性。达尔文曾说过:"我没有突出的理解力,也没有过人的机智,只是在观察那些稍纵即逝的事物并对他们进行精细观察的能力上,我可能是中上之人。"正确认识是科学态度,科学就是实事求是,科学就是实验,观察是实验的组成部分,在正确观察和实验的基础上,才能形成正确认识,从而追求真理,做到利他、利民、利己,适应社会,推动社会进步。

3. 调动心灵中枢

(1) 思维过程的能动作用。思维是建立在感觉、知觉、记忆、注意的认识过程的基础上。思维本身包括分析与综合、分类与比较、抽象与概括,人类有了语言之后才出现特有的心理现象即意识,也就是思维,在思维的基础上形成判断、推理,能动地把认识的客观事物系统化、理论化,并对其加以想象。

(2) 意识与实践关系。调动心灵中枢,拓展创造性,展开心灵翅膀,发挥想象力,就是要发挥人类特有的心理现象——意识,按照"认识—实践—提高"、"再认识—再实践—再提高"的顺序,虽是"认识—实践—提高"不断地往复,但不是机械的重复,它是人的认识能力和实践能力不断提高的波浪式前进。螺旋式上升的科学攀登,就像盘山曲路,看似重复,但是在重复中有上升,最终才能登上高山之巅、"一览众山小"。这就是"道路是曲折的、前途是光明的"这种"科学认识论"和"科学实践论"必然结果。没有"科学认识论"和"科学实践论"为指导,拓展创造性思维就是"假、大、空",展开思维翅膀的想象就是空想。

4. 提高判断力

（1）正确判断的形成。孔子说"四十而不惑"，"不惑"是在丰富知识的基础上，提高观察力和正确的判断能力。一个人事业成功、有所建树、有所创新都来源于正确判断，而正确判断来源于实践过程中的仔细、认真的对事物的观察，以形成初步的较为明确的对事物的认识，并在明确认识的基础上形成正确判断。

（2）正确判断的巨大能动作用。诸葛亮在危急关头，成功运用"空城计"使战局转危为安源于诸葛亮对司马懿个性、为人、战略思想和战术方法的正确了解、正确认识、正确判断。袁隆平杂交水稻的成功，源于他对水稻的精深研究、正确判断水稻是雌雄同株的水生植物，他经过多年艰难的野外勘察，发现只有雄性不育才能使水稻植株结出丰硕的颗粒，最终，这项研究使水稻亩产量达到了 800 公斤的世界最高产量。

四、高级情感

（一）一般情感

情绪、情感是一般情感，伴随认识过程而产生，并影响着认识过程。它是人们就客观事物是否符合人的需要而产生的态度体验。情绪、情感既是一般情感，又是一种心理表现形式、心理状态和态度体验。

1. 四种情感

四种情感即快乐、愤怒、悲哀和恐惧。快乐可表现为满意、愉快、异常欢乐、狂喜等几种水平。愤怒可表现为轻微不满、生气、愠怒、激愤、大怒、暴怒等。悲哀可表现为遗憾、失望、难过、悲伤、哀痛等。恐惧表现为束手无策、慌乱不安、心神不定、神态失控、无所适从等。

2. 情绪情感状态

这包括心境、激情、应激、挫折、热情。心理学界对其所包括内容的认识有所不同，有的认为包括心境、激情、应激；有的认为包括心境、激情、应激、热情。

（1）心境。指比较平静而持久的情绪状态，它是自我评价，也是客观评价。如一个人自我陈述："我当时情绪心情不好，说话不当之处，请多谅解。"如代人陈述："某人当时可能情绪、心情不好，说话可能有些不当，请多谅解。"这里面的情绪、心情指心境，心境对一个人的生活、工作、学习和健康有很大影响。积极向上乐观的心境可以提高活动效率，增强自信，对未来充满希望，有益于健康；消极悲观的心境，会降低人的活动效率，使人丧失信心和希望，经常处于焦虑状态，有损健康。人的理想、信念、价值观、世界观决定心境的基本倾向，对心境有着重要调节作用。

（2）应激。对意外情境作出的适应性反应，有的称为适应综合征，是一种情绪状态，一般分为警惕期、抵御期、衰竭期，特别是第三期易导致严重疾病，如糖尿病、高血压及其他身心疾病。

（3）激情。也是一种情绪和情感状态，在激情状态下"往往出现意识狭窄"，理智分析，自我控制，受到抑制，出现过激行为造成不良后果。要善于控制自己的激情情绪，培养坚强的意志品质、提高自我控制能力可以达到这个目的，使消极状态变为积极状态。

（4）挫折。指个人行为目的受到阻碍后所引起的情绪和情感状态。也就是所要做的事和想做的事不能完成，这时的心理状态。可以表现为失望、自责、后悔、焦虑、抑郁、沮丧。引起挫折的有客观和主观因素。客观因素包括：自然因素，如环境变迁、时间、空间的限制，生老病死、自然灾害等；社会因素，如社会制度、人际关系、家庭环境、社会文化背景等。主观因素，如个人能力、个人社会地位、个人性格、个人意志品质等都与挫折有密切关系。《挫折论》是弗洛伊德精神分析学说理论的代表作，书中认为人在主客观因素阻碍下引起挫折是个人的心理防御反应，表现为攻击行为，冷漠、幻想等多种心理防御反映形式。

（5）热情。是一种强有力的稳定而深厚的情感状态。白居易忆江南两首词："江南忆，最忆是杭州。山寺月中寻桂子，郡亭枕上看潮头，何日更重游。""江南好，风景旧曾谙：日出江花红胜火，春来江水绿如蓝，能不忆江南。"足见白居易对江南饱含满腔热情，他对江南这份热情是强有力的、稳定而深厚的。

（二）高级情感

1. 高级情感的概念

高级情感是由人的社会需要所引起的情感。它体现了人的精神风貌，体现了人的文明程度，它是人类特有的感情。高级情感又称高级社会情感、健康情感、社会性情感、情操。

2. 高级情感的特点

需要是高级情感的基础，需要是人类的客观需求的主观的满足，它包括自然需要、社会需要和精神生活需要。自然需要包括衣、食、住、行、求偶、嗣后、排泄、睡眠、运动、休息等的需要；社会需要是人类特有的需要，如劳动的需要、交往的需要、成就的需要、社会赞许的需要、求知的需要、精神生活需要如各种文学艺术欣赏的需要。这些需要对维系人类社会生活、推动社会进步有重大作用。高级情感是人类社会需要和人类文明的综合体。

3. 高级情感对人的社会适应能力的重要性

（1）没有高级情感一个人在社会中无法生存。劳动需要是人类重要的社会需要，如果一个人连劳动需要都没有，那这个人就是好吃懒做、游手好闲，最终会被社会摒弃或者走向犯罪道路。

（2）没有高级情感一个人难以立足于社会。交往的需要和求知的需要也是人类的两个重要社会需要。若连起码交往的需要都没有，就不能正常地在社会中工作、生活；一个人没有求知的需要，就无法学习及获得谋生的知识和技能，就不能很好地生存。一个人没有成就的需要，社会赞许的需要，也就没有人生追求，社会进步、人类发展也无从谈起。

（3）没有人类的高级情感就没有人类社会的精神文明。人类的高级情感既包括情感的道德感、理智感和审美感等社会性；又包括情感的倾向性、兴奋性、深刻性、广阔性、稳固性、效能性的情感品质。所以说高级情感又是人类社会的需要和人类文明的综合体，它体现出了人类物质文明和精神文明。如果人类对生活水平没有不断需要的追求，仅仅停留在能吃得饱的层面，那世界上就不可能有各种美味佳肴；仅仅停留在能避风雨、防寒暑的层面，世界上就不可能有各式各样、风格独特、功能不一、流派纷呈的建筑，既达到居住目的，又能满足审美需要；仅仅停留在有路可走、有车可行的层面，世界上就不可能有各种级别的公路、轮船、火车、地铁、飞机等立体的交通网络，更不可能有超音速的飞机、高速公路、高速铁路及各种豪华的交通出行设施；仅仅停留在能遮羞、御寒的层面，世界上就不可能出现各种款式的时装，也不可能出现服装设计、时装模特等新兴的热门职业。这反映了高级情感是人类社会物质文明和精神文明的基础。

（4）充分发挥高级情感功能，树立高尚的社会风貌。高级情感具有动力、调节、信号、保健、感染、迁移和适应功能。能推动广大人民爱祖国、爱人民、爱劳动、爱科学、爱社会，从而成为有理想、有道德、有文化、有纪律的"五爱"、"四有"的公民。体现了当官要"干干净净办事"，广大公民要"清清白白做人"的社会高尚风貌。

4. 高级情感培养

培养少年儿童的良好情绪、陶冶高尚情操，不仅是少年儿童教育工作者的责任，而且是整个社会的责任。少年儿童是社会的未来和希望，使他们能健康成长，成为社会栋梁之才，是社会的需要，也是人类的需要。

（1）丰富自身科学文化知识，努力提高实践能力。

意大利文艺复兴的出现是人类高级情感培养的结果。意大利文艺复兴的影响也促进了高级情感的发展。通过该运动涌现出了一批又一批文化和科学精英，他们勇于实践、善于实践、不断提高实践能力，使他们对自然、对社会、对人类规律的探索"知之深"，更使他们对人类、对社会、对国家、对民族、对科学、对文化"爱之切"，为人类社会物质文明和精神文明作出了杰出贡献，开创了新的科学文化发展的里程碑。

（2）调动高级情感功能，培育高尚情操。

1）调节功能。过去认为情感会干扰或破坏认知过程，现代心理学研究证实，适当的情感对人的认知过程具有积极的组织效能，也就是调节功能。只有不适当的情感才会产生消极的瓦解作用，这项研究成果亦为世人所瞩目。不仅更新了历史上把情感作为理智对立面的观念，而且打开了非智力因素，直接影响智力因素的一条重要通道，对人类的实践活动，如教学、修身、各种竞技、研究、探索活动，具有不可估量的价值，是对心理学一个重要补充，也是现在所说的情商。

2）信号功能。一般公认表情有传递信息的作用。人能借助表情传递思想和愿望，据现代心理学家研究发现，英语系统的人，在日常社会中55%的信息靠非语言表达感情，38%信息是靠语言、表情传递，只有7%的信息靠语言传递。

3）保健功能。人的情绪与健康的关系，中、西方自古对此就有研究，并有所心得。现代医学中发展起来的一门专门研究情绪与健康的分支学科——心身医学，进一步研究发现了情绪调节健康的机制，主要是通过影响人体免疫系统的功能这一中介，来对人的健康起着调节作用。情感的保健功能对现代生活中每一个人，尤其是青少年来说，具有十分重要的意义。

4）动力功能。情感的动力功能是指情感对人的行为活动具有增力和减力的效能。现代心理学研究表明，情感对人类行为动力施予了直接的影响。在同样有目的、有动机的行动中，个体情绪的高涨与否会影响其活动效果。在高涨的情绪下，个体会全力以赴，努力奋进，克服困难，力图达到预定目标；在情绪低落时，个体则缺乏冲动和拼劲，稍遇阻力，便畏缩不前，半途而废。"终日昏昏醉梦间，忽闻春尽强登山。因过竹院逢僧话，又得浮生半日闲。"这是唐代诗人李涉的《登山》。虽然是文人的感怀诗，但它提示了人生哲理，说明要抓住机遇、振作精神、急起直追、克服困难，以达到目的。

5）感染功能。指一个人的情感具有对他人情感产生影响的能力。很多失学青少年通过影视媒体的报导引起了世人同情与关注，得到资助完成学业，走向社会为个人奋进创造条件，有的成功后也资助他人，代代相传形成传统，如爱国主义传统、民族的凝聚力，这使人类高尚情操得到了继承并发扬光大，是人类情感的感染功能的具体体现。"白也诗无敌，飘然思不群。清新庾开府，俊逸鲍参军。渭北春天树，江东日暮云。何时一樽酒。重与细论文？"这是杜甫所写的五言律诗《春日忆李白》。他们仅于公元744年夏初相会洛阳，曾周游开封、商丘等地，第二年又在山东兖州重会，以后两人没有重见。李杜的相见和交往是中国文学史上一件趣事。这首诗是杜甫对李白的回忆，表现了他们之间的深情厚谊，两人情感的相互感染和影响，渗透在了字里行间。

6）情感的迁移功能。指一个人的对他人的情感会迁移到与他人有关的对象上去的效能。1890年，詹姆斯首先进行了记忆训练的迁移实验之后，情感的迁移现象引起了心理学家的极大兴趣，提出了不少有关认知方面的迁移理论，随后发现迁移现象具有相当普遍性，不仅局限在认知方面；在操行、技能、知识、情感和心态方面都可以迁移。

五、情商与智商

（一）概述

情商是情绪智慧或情绪智商，简称情商（EQ）。过去认为智商（IQ）高低与一个人的人生成就是密切相关的，现在再持此观点就显得落伍了。在日常生活中，IQ很高的人不一定是一位成功之士，而EQ很高的人必定是成功之士，为什么？因为IQ高的人一般为专家，而EQ高的人却具备综合与平衡的才能。以中华古训来解释，EQ高的人是一个人情练达的人，古人曰："人情练达皆学问"，可见EQ高的人，人情练达，人情练达是一个很大学问，它不是从某一本书能学来的，它是通过在人生中不断练达，才能掌握好人间的人情，这里关键是怎样做人，怎样做事，只有做好人，才能做好事。而做好人用中华古训来解释就是"修身"、"自省"。目前，国外非常重视个人EQ的培养，美国的学校已开办了EQ学课程并将其与传统的语言学和数学等课程并列。在港台地区，EQ学也正在成为一门显学。柏桦编著的《EQ情商》，首次向中国人民介绍了EQ。IQ高的人为什么可能事业无成，智力平庸的人却可能表现非凡？IQ决定人生的20%，EQ则决定人生的80%。美国耶鲁大学心理学家彼得·沙维（Peter Salovey）把EQ概括为了五方面的内容：认识自身情绪、妥善管理自身情绪、自我激励、认识他人情绪、人际关系管理。实际上从心理学观点看，EQ 是调节和整合人的心理状态和心理过程；从健康观点来看，它是人的心理健康和社会健康特别是社会适应能力的一种综合与平衡的才能的体验。一个人要有高超的综合与平衡能力才能团结别人、激励自己，从而在事业上勇往直前、追求胜利。

（二）认识自身情绪

1. 情绪概念

对情绪一词确切地下定义很难，心理学家、哲学家已争论了 100 多年，就字面意义可参考牛津英语字典的解释："心灵感觉或感情的激动或骚动，泛指任何激越或兴奋的心理状态。"本书所指的情绪是指感觉及其特有的思想、生理与心理的状态及相关的行为倾向。事实上，人类有数百种情绪，其间又有无数的混合变化与细微差别。情绪之复杂超过语言所能及。

2. 认识自身情绪

一个人在人生过程中必须培养自己的崇高人格，才能立足于群体，立足于社会。崇高人格完善的过程，是不断认识自身情绪的过程，在认识自身情绪过程中要充分调动多种心理过程，意志品质磨炼，克制不正当的欲望和冲动，加强自律性，不断自我激励和导正，认识自身情绪是人生漫长而艰巨的历程，绝大多数人可能终生不能完全认识自身情绪。

（三）自我激励

一个人的人生历程可以说是多灾多难。如何面对，对一个人度过漫长人生之路极为重要。自我激励是提高生活勇气迎接困难，它包括化解不良情绪和自我激励。

1. 化解不良情绪

（1）自我控制。培养自制力，消除不良情绪影响。

（2）自我转化。采取迂回的办法，把情绪和精力转移到其他活动上去。

（3）自我发泄。最简单的方法是宣泄，当你悲痛欲绝时可以放声大哭一场，或向至亲好友倾诉。

（4）自我安慰。遇到挫折和不幸，应该想到，事情原本可能更糟。

（5）暂时避开。离开使你伤心的地方。

（6）幽默疗法。听听笑话，看看幽默小说，可以排遣愁闷。

（7）广交朋友。特别是和心胸开阔、性格开朗的人交朋友。

（8）热爱工作。工作使人忘却烦恼，给人带来欢乐，一个人最快活的时光往往是他最艰苦工作的时候。

2. 自我激励

它包括自信、乐观、奉献、热情、自制力等。

（四）妥善管理自身情绪

情绪管理必须建立在认知基础上，如何进行自我安慰，摆脱焦虑、灰暗或不安。这方面能力较匮乏的人常与低落情绪交战，掌握自如的人则能很快走出生命的低潮，重新出发。

1. 神经系统对情绪的管理

人的情绪状态受大脑皮层支配、控制和管理，皮层下中枢主要是边缘系统，它位于大脑底部边缘故称边缘系统，是皮层下情绪的反应中枢，人类的本能活动、情绪反应和记忆的管理中心。

2. 糖果试验（压抑冲动）

先举一个实际例子：对一个4岁孩子说，一个大哥哥要出去办点事，如果你等他回来，可以拿2块糖果；如果不愿等，只可以拿1块糖，但立刻可以拿到。这的确是试验孩子灵魂的难题，象征着冲动与自制、欲望与克制、追求满足与延迟满足的永恒难题。这个试验能很快看出孩子性格特质，甚至可以由此略窥孩子未来的人生走向。美国史坦福大学心理学家瓦特·米伽尔（Walter Mischel）于1960年开始进行上述实验，对象是史坦福大学附设幼稚园的孩子（多数为该大学教师和研究生的孩子），实验一直持续至这些孩子中学毕业。十几年后这些孩子成为青少年，这个实验的预言逐渐明朗。4岁时就能抵抗诱惑的孩子到青少年时期显得社会适应能力较佳，较具自信，人际关系较好，也较能面对挫折；在压力下比较不会崩溃、退却、紧张或乱了方寸，能积极迎接挑战，面对困难也不轻言放弃，在追求目标时也和小时候一样能压制想要立即得到满足的冲动。而冲动型孩子约有1/3较缺少这类特质，表现出较负面的共同特征，如觉得难于与人接触，顽固而优柔寡断，易因挫折而丧志，认为自己是坏孩子或无用，遇到压力容易退缩或惊慌失措，容易怀疑别人及感到不满足，易嫉妒和羡慕别人，因易怒而常会与人争斗，而且和小时候一样不易压抑立即得到满足的冲动。糖果实验确实证明了克制情绪冲动和压抑冲动是一个人最基本的能力。糖果实验显示的是童年的一个很小的行为，长大后却扩大成了多方面的社会与情感能力，很多大大小小的成就都取决于压抑冲动能力。抗拒冲动可能是最基本的生理能力，也是各种情感自制力的根源，因为所有情绪本质上都导向冲动。实际上"情绪"一词原意是"行动"，能够抗拒冲动，压制未形成的行动，很可能是脑部发挥了压制作用，使边缘系统无法传递信息给负责行动的皮质，这只是中枢神经系统理论的解释，尚未得到实验研究证实。

3. 焦虑

对焦虑现象的研究表明：通过对1 790位受训的空中交通管制人员的测验，愈焦虑表现愈差，所谓表现就是检测的各种指标和考试成绩，焦虑影响智能。早在20世纪60年代，理查·艾尔坡（Richard Alpert）对考试焦虑现象进行研究，结果认为考前焦虑会影响思考和记忆，使读书事倍功半，考试时也无法维持清晰的思考力。

4. 乐观

对乐观的研究表明：从EQ的角度来看，乐观指面对挑战或挫折时不会满腹焦虑、悲观、消沉。乐观源于自信，能使人生之旅更顺畅，自信来源于务实，而不是盲目乐观，盲目乐观最终会导致更大的挫折和可悲的后果。

5. 妥善管理情绪

（1）压抑冲动。有较强的压抑冲动能力，能克服焦虑使智能、思考、记忆能正常或超常发挥。

（2）乐观。乐观是面对挑战和挫折的最佳心理状态，乐观要务实，盲目乐观将导致可悲的结局。

（五）认识他人情绪

人是社会的人，人与人要有接触、交往、沟通，才能认识对方、了解对方，从而达到相互协作共事，初次接触了解对方的情绪主要是观察，深层次交往主要是同情心。

1. 观察

通过鞠躬、握手、互致问候、坐姿、表情、目光、服装、习惯性动作、各种形体动作等来观察。

2. 同情心

（1）同情心的解释。同情心简单说就是了解他人的感受，这个能力在各个领域都很重要，不管是医疗、教育、政府官员、育儿、恋爱、营销等或其他方面。同情心一词源自希腊文empartheia（神入），原来是美学理论家用以形容理解他人主观体验的能力。1920年美国心理学家钱钦纳（E. B. Titchener）首先使用同情心一词，认为同情心源自身体上模仿他人的痛苦，从而引发相同的痛苦感受。同情心与同情有区别，同情并无感同身受之意。

（2）同情心与神经系统的关系。关于同情心与脑部结构的关系来源于

1975年的案例报告。这份报告的简单内容是前额叶右边受损的病人无法了解别人语调中传递情感的信息,但能准确无误地理解别人所说的话。1979年一份案例显示,右脑受损后不能通过语调、手势表达自己的感情。这两份报告都指出其原因与边缘系统有关,通过动物实验发现同情心源自边缘系统杏仁核及其与视觉皮层的连接纤维有关。

(3)同情心是道德的基础。同情心在认知基础上以自觉为主导,一个人愈能准确坦诚对待自己的感情,也愈能准确阅读别人感情。同情心是道德的基础,许多道德判断和义举源于同情心。缺乏同情心是犯罪的根源。缺少这个能力的人可能导致极可怕的后果,例如成为心理变态者、极端罪犯、强暴者、虐待儿童者。

(六)人际关系管理

人际关系的管理就是管理他人情绪的艺术。一个人的人缘、领导能力、人际和谐程度都与这项能力有关,充分掌握这项能力的人常是社会上的佼佼者。从EQ学来说,就是人际EQ学。

1. 掌握他人情感是人际关系管理的核心

EQ既是综合与平衡,也是对一个人的情绪和情感的控制与掌握,掌握的度就是精髓。情绪与情感收放自如就是其中之一。人际关系管理实际上是如何掌握他人情感,掌握他人情感必须先具备两项技巧,自我掌握与同情心。自我掌握就是自身心平气和和耐心等待;同情心是基本人际技巧,只有善解人意的人才具有同情心。

2. 情绪会互相感染——人际关系的基本定理

在越南战争初期,一排美国士兵在某处稻田与越南军激战,这时突然有6个和尚排成一列走过田埂,镇定十足地一步步穿过战场。美国兵大卫·布西(David Busch)回忆:"这群和尚目不斜视地笔直走过去,奇怪的是竟然没有人向他们射击。他们走过以后,我突然觉得毫无战斗情绪,其他人也有同样感觉,因为大家不约而同停下来,就这样休战一天。"这些和尚的处变不惊在激战方酣时竟浇熄了士兵的战火,这正显示了人际关系的基本定理:情绪会相互感染。这是一个极端的例子,一般的情绪互相感染是在相互交往中、潜移默化中相互交流、相互感染。

3. 情绪的协调是建立人际关系的基础

一个人的人际关系好坏与情感协调能力有很大关系。若能善于顺应他人的情绪或使别人顺应自己的步调,人际互动必然较畅顺。成功的领导者或表演者能够使千万人随着他的情绪共舞。

4. 人际智能的四大要素

（1）组织能力。这是领导者的必备技巧，表现在孩子身上则常是游戏场上的带头者。

（2）协商能力。这种人善于仲裁与排解纷争，适于发展外交、仲裁、事业购并等，表现在孩子身上则常表现为同伴排解纷争。

（3）联系能力。这种人深谙人际关系艺术，易于结识人，善解人意，适合团体合作，更是忠实的伴侣、朋友与事业的伙伴，在事业上也是位称职的工作人员。

（4）分析能力。敏于察知他人的情感动机与想法，易与他人建立深厚的亲密关系。以上的人际技巧是人际关系的润滑剂，是构成个人魅力与风范的根本条件。

（七）EQ 对疾病和健康的影响

这是比较大的课题，也是新兴的课题。正处于基础理论实验研究阶段和临床观察阶段，现简单介绍基础理论研究成果和临床观察体会。

1. 艾德实验

1974 年心理学家罗伯特·艾德（Robert Ade）做了一项实验：先给白老鼠吃一种药（使 T 细胞减少的药），同时给白老鼠喝糖水。后来白老鼠只喝糖水，T 细胞的数量也会减少，有些白老鼠因喝糖水而病得奄奄一息。这一项实验与 1888 年巴甫洛夫所做的经典条件反射实验虽然相距 86 年，但有惊人的相似。

2. 艾德实验的启示

艾德实验虽然很简单，但显示了神经系统与免疫系统有着千丝万缕的联系，从而推动了人的精神领域与神经系统及免疫系统纵向和横向联系的研究，促进了"精神神经免疫学"的形成和发展。艾德实验影响所及不但在宏观价值上催生了一门新兴科学，在微观上也推动了医学的基础理论研究和临床探讨 EQ 对疾病和健康的影响。

3. 艾德实验的理论贡献

在艾德实验的基础上，艾德的同僚大卫·费尔顿（David Feltou）与妻子苏珊及同僚继续研究得出了如下成果：①发现情绪首先影响自主神经（植物神经）。②电子显微镜进一步研究发现自主神经通过释放神经介质调节免疫细胞或相互传递信息。③发现免疫反应大减，说明情绪通过自主神经影响免疫正常功能。④情绪影响免疫力的机制。人在情绪压力下释放荷尔蒙，它包括儿茶酚氨（包括肾上腺素与正肾上腺素）、氢氧基皮质酮、催乳素，机体本身止痛剂 β-内啡肽、脑啡肽等。这些物质释放到全身会抑制免疫功能。强大思想情绪压力长期存在必然会对免疫功能产生持久的压抑，影响人的健康是不言而喻的。

4. 艾德实验对临床医学的贡献

（1）艾德实验促进了临床医师关注情绪对疾病和健康的影响。

情绪对健康的影响确实有临床意义。最重要的一项资料是综合101项小型研究而写成的报告，研究对象多达数千男女，结果证实负面情绪对健康有一定影响。长期焦虑、悲观、紧张、敌意、严重猜疑的人患下列疾病的几率比其他人高一倍，如哮喘、关节炎、头痛、十二指肠溃疡、心脏病。特别是三种情绪——愤怒、焦虑、沮丧，对疾病和健康的影响最具代表性。

情绪对外科手术也有影响。如病人对手术太恐惧、焦虑、紧张会使血压升高，血管舒缩功能失调，使划开皮肤时会流血过多，大量出血有时会造成致命危险。

（2）处理人际关系的技巧是现实生活中关键的能力。大家都熟悉IQ测验，但目前尚无EQ测验，关于EQ和IQ关系的争论也比较大，在20世纪二三十年代有人提出社会智能本身便是IQ的一部分，所谓社会智能是指了解他人思想行为。一些心理学家进行了关于人际智能的研究，结果发现处理人际关系的技巧是其最重要的特质之一，是现实生活中的关键能力。

六、健康的人际关系

健康的人际关系是一个人适应社会的能力的基础。

人不可能没有关系，正如俗话所说："一个篱笆三个桩，一个好汉三个帮。"这说明良好健康的人际关系是多么重要，它是一个人适应社会的基础，又称新型的人际关系。它可以消除孤独感、郁闷感、抑郁感、忧愁感；使人获得安全感、友谊感、审美感、道德感、愉快感和社会力量感。根据心理健康原则，朋友交往要乐于助人、乐善好施、见义勇为、扶弱济困；既帮助别人，也能接受别人情感和实质性的帮助；中国自古就有"有来有往，有来无往非礼也"。在与人相处时持善意态度，信任、尊敬、喜悦等；不要持敌意态度、怀疑、轻蔑、厌恶等；相互关心、相互扶持、相互交流、相互沟通，促进各自心理、身心健康。当一个人意识到自己能够对别人提供关心和帮助时，他的自信和自尊也会增强。在人际交往中和健康人际关系的建立中要掌握好

"度",这个"度"怎样掌握很难,要靠一个人的实践经验、生活经历、社会阅历、文化素质等方面的综合因素。

第七节 家庭处理能力

家庭是社会细胞也是社会基础,如果没有家庭就没有社会,家庭使社会存续,使人类不断衍繁,一代又一代地传承下去。家庭是社会缩影,人类社会不外乎利益、感情、尊严、协调,这些方面在家庭中都存在,能处理、协调好家庭,使家庭和睦融洽确非易事,能指挥好千军万马不一定能管理好家庭。处理好家庭关键是"情"的处理,人类主要感情关系在家庭中都存在,"爱情"是家庭的核心,没有爱情也就没有家庭,更没有社会的存续;"亲情"是组成家庭后的必然结果;"友情"中各自对方的亲友是一个庞大的关系网,处理不好,也影响家庭关系。家庭主要成员都担负着一定的社会工作,社会工作的好坏也影响着家庭气氛和关系。反过来家庭关系和谐也影响社会工作,家庭关系好,就能全身心地投入到工作中去,聪明才智能得到充分发挥,使工作获得可喜的成果,促进家庭和谐气氛。人生离不开家庭,家庭对一个人事业成败、身心健康至关重要,古人曰:"修身、齐家、治国、平天下。"在家庭中还要赡养孝顺父母、教育子女、养家糊口,走过漫长人生路,从一个旧家庭的解体到一个新家庭的诞生,能兴旺发达、长盛不衰实非易事。

一、概述

现代家庭是社会群体的基本单元,它的职能是组织生活,繁衍生息,满足两性生理和心理的需要,承担各种社会职能。它是通过法律程序建立起来,以爱情为主体,以性关系为纽带的合法婚姻关系,男女双方称之为合法夫妻。

婚姻缔结和家庭的组成,产生了对配偶、子女、双方父母,对社会的法律责任和道德义务。尊重人、爱护人、照顾人、关心人,把自己的幸福与配偶、子女和家庭其他成员的幸福凝聚在一起,这就是当代婚姻家庭的道德观。结婚绝不是爱情的结束,而是深厚爱情的开始。夫妻感情要在生活中不断吸取营养,才能巩固和发展爱情。生活是严峻的、曲折的,各种思想的、道德的、经济的、政治的、文化的、个性的、亲属的、性的因素在影响着双方。夫妻双方要在生活的长河中,相互支持、相互关心、相互谅解、相互慰藉、相互忍让,甚至作出必要的付出和牺牲,才能做到互敬互爱,使爱情之树常青，这就是婚姻家庭的责任感。

二、夫妻关系的处理能力

家庭是社会的细胞，夫妻是家庭的核心，处理好夫妻关系也是家庭管理的核心。常言道"家无常理"、"清官难断家务事"，说明夫妻关系难以处理。

（一）爱情是夫妻关系的主体

（1）没有爱情很难有幸福美满的婚姻和家庭生活。爱情是男女双方以繁衍后代的本能为基础，从而使人获得强烈的生理和心理的享受的感情；另一方面对对方怀着持久的倾慕、真挚、专一的感情及共同理想。它既具有生物学的本能性、自然性、单纯性，又具有人类特有的社会属性，它既包含丰富感情内容，又包含理智内容。只有前者爱情不牢固，只有后者爱情缺乏魅力，两者缺一不可。概括而言，爱情既包含生物学属性的性爱又包含着人类社会属性的情爱，它是一种男女间纯洁而高层次的感情。

（2）爱情是种种体验。爱情是人类感情中最复杂、最微妙的一种感情，它是矛盾的统一体。《情爱论》的作者瓦西列夫说："爱情是本能和思想，疯狂与理性，是自发性和自觉性，是一时的激情和道德修养，是情感的奔放和充实的思想，是淡泊和欲望，是烦恼和欢乐，是痛苦和快乐，是光明和黑暗，爱情把人的种种体验熔于一炉。"

（3）健康的爱情心理结构特点。

1）思想感情的一致性。爱情建立在思想、理想、事业、志向、道德品质、价值观、生活信念和审美情趣等方面上，也就是"志同道合，情投意合"的基础上。有共同理想、志向、兴趣就能成为事业和生活的推动力，就能牢固和持久，就能经得起生活磨炼和时间考验；建立在金钱、美貌和一时感情冲动基础上的爱情将只能昙花一现，难以持久。

2）心理的相容性。心理相容性指相爱双方的兴趣、爱好基本一致，以及性格、情感方面的类似和相同。心理相容是爱情成功的背景，心理相容的程度高，双方就能协调一致，就能体验爱情生活的甜蜜、欢乐和幸福；心理不能相容就感到惆怅、痛苦和失望。心理不相容、不协调就不存在真正的爱情。心理相容需要经过长期的、全面的了解，这是一个动态过程，人和环境是不断变化的，双方要在不断变化的情况下增进相互间的了解，取得新情况下的心理相容和协调，使爱情永葆青春。

3）性意向一致性。性意向指对爱情的性行为看法，性意向是构成爱情的心理结构的重要组成部分。它是性爱与非性爱的本质区别，只有爱情才包括性意向，性爱是以性欲为基础的对异性的倾慕、亲近的情感体验。性爱有两种功能：一是衍繁后代，生儿育女；二是为夫妻双方带来快感、性的满足和爱的幸福。性意向的一致、性生活的和谐，是获得新的力量的源泉，能产生饱满的劳动热情，能激起生活上的激情和心理上的满足，是爱情发展、巩固的重要因素。

4）人类性爱的特点。人类性爱特点是人类健康的爱情心理结构的重要组成部分，它包括如下四个方面：

一是排他性。指人们抵制其他人对自己性爱对象予以任何性亲近的心理倾向。这是由于私有制确立，一夫一妻制的形成而强烈显示出来的，是文明时代人类性爱的特点。它的积极作用是：爱情的专一性控制着第三者插足自己的性爱对象，尊重并体谅别人的排他性。消极作用是自私、嫉妒、猜疑和占有欲。

二是冲动性。指性爱对象表现出来的强烈的亲近欲望和随时可以激起不顾一切的行为的驱使力，使之带有非理性色彩。性爱是撞击心岸的海涛、沸腾热血的酒精，使你激动让你迷醉。性爱冲动是速度快、强度大和控制力差的激情状态。

三是直觉性。靠直觉感知而对异性产生一种心理倾向，能否产生爱，往往在双方直觉感知中便可判断。直觉感知（第一印象）在性爱中意义很大，它对相当一部分的人起决定作用。直觉性往往肤浅、下意识，它是一见钟情的基础，一见钟情往往容易造成不幸的婚姻，因此要克服直觉性的肤浅和盲目。契诃夫说："面貌的美丽当然也是爱情的一个因素，但心灵与思想的美丽才是崇高爱情的牢固因素。"

四是隐曲性。性爱的隐曲性表现为隐蔽、不让人知、不让人见的特点。性爱的亲昵行为当然也是不让人看到的。性爱的隐曲性是人类文明的标志。隐曲性使人们的性爱显得更含蓄，更富诗情画意。但是它更有伪装、隐瞒、私通的消极面，往往被人利用来进行不正当的性爱。抵制性爱隐曲性消极面的途径，主要是加强道德修养，提高道德水准，人类性爱的排他性、冲动性、直觉性、隐曲性四个特点是爱情的自然属性，也是人类性爱与动物交配的区别之一。情爱使夫妻感情生活包含广泛的社会内容和深刻的精神生活内容，既包含着理想、信念、世界观、价值观和道德观，也包含感情和理智的统一。

（4）爱情是夫妻感情生活的主体。爱情是夫妻感情生活的主体，但夫妻感情有时是很脆弱的和微妙的。为了使夫妻感情能持续稳定和发展，夫妻感情生活必须适应时代潮流，与时俱进，一个人最高的乐趣还是事业上的成就、对社会的贡献、拥有诚实的朋友和同志。夫妻间要善于重新认识对方。充分估计对方在社会活动中的进展、事业上的新成果和个性的塑造。双方要在共同理想、共同事业、人际交往中不断增长知识和才干。夫妻感情要不断培养，不断增添新的情趣。如果随便放纵自己的弱点缺点，不善于保持自己的吸引力（含事业的成就，社会的声望，经济的收入，仪表风度等），有可能给家庭带来麻烦，甚至引致第三者插足，如果出现第三者插足，就要冷静考虑为什么会出现第三者插足的情况。夫妻的感情生活是动态过程，若没有真正的情爱，只有单纯的性爱，这种婚姻是维持不久的，"性"是在"情"的基础上，没有"情"，只有"性"，就只是一种本能，短暂的愉悦感。家庭是社会细胞，是个小的社会，如果没有足够能力处理纷繁复杂的家庭关系及情感问题，仅凭单纯性生活维持家庭稳定是根本不可能的。

（二）性生活和谐是促进夫妻感情发展的纽带

人类的性功能和性器官的发育是相辅相成的，但性要求和生殖功能不完全一样，生殖功能消失，性要求不会消失，一方面对异性的吸引，另一方面人的心理需要和社会生活中方方面面的影响，使人的性要求和性功能不随生殖功能消失而消失。所以老人再婚是生活需要，是生理和社会心理需要的结果。夫妻双方性生活是终生之事，不要难以启齿，夫妻双方性生活和谐能促进家庭和睦幸福。

夫妻性生活是男女婚后生活的一个重要方面。男女双方都要正确对待，它既是生物学本能，又是夫妻感情生活的磨合剂；它既是人类繁衍发展的行为方式，又是人类精神风貌的独特内涵，很难想象夫妻双方无和谐性生活而能有活跃的精神风貌。所以不能把性生活作为一种惩罚、要挟和满足不合理要求的法宝，这种害人害己的做法不可取，也会造成对方性功能的障碍。一方强求、一方嫌烦的情况也要避免。

性生活的和谐是夫妻双方的事，只有互相协调、相互配合才能达到相互愉悦、相互满足。当一方有性生理、性心理障碍时，另一方要表示关心、共同分析原因，找医生诊治，而不是歧视、打击、讽刺和挖苦等，这容易导致婚姻破裂。据某一地区民事诉讼案件统计分析因性生活不满足而导致夫妻感情破裂的占离婚案件50%以上。性功能障碍器质性疾病极少，一般与心理因素有关。前面已述"性"生活只是夫妻感情生活的纽带，没有足够的处理家庭关系和感情问题的能力，这个纽带也会断裂，只有双方珍惜家庭，共同协调处理好家庭生活中出现的各种问题，家庭才能和睦融洽。这样，性生活和谐就是顺理成章的事，而性生活和谐又会进一步促进夫妻感情发展，可以说，家庭生活充满着辩证关系。

（三）家庭民主

民主不仅是人们非常关注的社会问题，也是家庭关系的重要指导思想，夫妻双方没有民主作风就会出现"大男子主义"和"大女人味"。所谓"大男子主义"和"大女人味"就是不尊重对方人格、不尊重对方意见，遇事不协商、不交流、不沟通，我行我素，这样长此以往必然引起情感困扰、情感破裂，最终导致婚姻解体。家庭民主关键是尊重。尊重对方人格、尊重对方意见，不要无故羞辱对方人格，恶意人身攻击。要尊重对方意见，对人、对事、对问题从不同角度、不同侧面，或个体学识、阅历、经历不同对问题看法会有所不同，要慎重对待，求大同存小异；先执行共同认可的意见，若对大问题有不同意见可以搁置争议，进行交流、沟通、协商，协商不成暂缓执行，不要唯我独尊，不尊重对方意见一意孤行。尊重是家庭民主的基础，没有尊重就没有家庭民主，有了尊重和民主才能有平等，在尊重、民主、平等的基础上，双方才会相互信任、相互谅解、宽容体贴。尊重对方隐私，不要强行追问或猜测，以免造成不必要的误解和相互的不信任。

（四）家庭管理

（1）思想融洽。思想意识是人类特有的，随着环境、身份、地位、经济、文化、修养、社会阅历、生活经历变化而发生变化，可以说人的思想是千变万化的。要使家庭成员间的思想达成共识，特别是夫妻间的共识，就要不断进行思想交流和沟通。夫妻双方在生活的长河中，要互相支持、互相关心、互相谅解、互相慰藉、互相忍让，甚至作出必要的牺牲，只有交流和沟通，才能打开思想深处的钥匙，通过这把钥匙才能解开家庭生活中各种情结，使家庭生活既严谨有序，又欢乐和谐；既团结互爱，又分工协作；既有爱情的火花激荡，又有情意似水的涟漪，让你生活满足，让你生活充实；使你生命的泉水永不枯竭。

（2）经济管理。做好家庭经济管理，首先要家庭开支共同协商、公开透明；其次要勤俭持家、精打细算、细水长流、留有余地、有备无患。

（3）家庭料理。

三、与子女关系的处理能力

与子女关系的处理能力是对孩子们的身心发育成长、家庭幸福和睦、社会安定至关重要的问题。与子女关系处理是家庭生活的重要方面，也是体现一个人的家庭处理能力的重要方面。一个人在家庭中所获得的经验及所受到的教育对一个人的人格发展最具影响力。弗洛伊德认为：6岁以前的家庭生活影响一个人的一生。波沙特指出："父母的言行举止是悬于子女前的一面镜子，家庭生活方式是一份丢不掉的家庭遗产。"可见家庭生活直接影响子女的人生道路，其关键是父母如何处理各种人际关系，父母的一言一行、人生准则和道德风范对子女都是无声的教育和影响。父母与子女由于时代背景不同，两代人之间在心理上出现差异是必然的，随着年龄增长，唯父母之命是从的情况会发生变化，变得似乎与父母有些格格不入，有人称这种现象为"代沟"。这种矛盾现象具有普遍性。父母要用发展的眼光去观察和认识发育成长中的孩子，研究和掌握他们一系列的心理变化，才能做到既是教育孩子的老师，又是养育和影响孩子的父母，更是朝夕相处、融洽无间的益友，一个父母若能和孩子达到老师、父母、益友这样的境界实属不易。

（一）做孩子的良师益友

"学高为师、品高为范"。要能做孩子良师，首先要加自身修养，包括知识修养和品德修养，才能做到"学而不厌，诲人不倦"，在日常言谈举止中，潜移默化地影响和教育孩子。"莫愁前路无知己，世上谁人不识君。"要想成为孩子的知己，首先要改变传统的家长式教育，在尊重、理解和平等的家庭氛围中，使孩子乐于和自己相处，并倾诉衷肠，使之互相了解，真实感情得以交流、避免不当教育方式带来不良后果。要理解孩子，现代孩子视野开阔，生活经历丰富，接触面也宽广，他们的欲求也提高了，应当恰当给予满足，若是暂时不能满足或要求过高，要晓之以理、动之以情，耐心说服，不能态度粗暴地呵斥。要尊重孩子，随着年龄的增长，孩子的成人感、独立感、自尊心日益加强，他们不喜欢别人（包括家长）对自己进行过多的干预和限制，对其无休止的劝说和训导容易产生反感及对抗情绪，要尊重孩子的意见和要求也是促使和孩子互相了解的重要基础。加强自身修养，要理解孩子、尊重孩子，作风民主是做孩子的良师益友的重要前提。

（二）改变不适当的教育方式

父母是孩子的第一任老师，父母不适当的教育方式往往会给孩子带来不良的影响，甚至终身遗憾。不适当的教育方式有：

1. 对孩子过分唠叨

所谓"唠叨"就是某些观点、理念、格言的反复、枯燥、机械的重复，这不但不能促使孩子思想活跃，学业长进，反而使孩子厌烦，产生逆反心理，如果不断用生动、新鲜的事例讲解、剖析你所唠叨的深层次的核心问题，可能效果更好。中国著名谚语"话多不成古"就是说话说得太多就没有指导意义。"不成古"的含义就是不能流传下来，对后人没有启示、警世及指导意义。"读书破万卷，不如名人一点"，"熟读唐诗三百首，不会作诗也会吟"。这两句诗的字数虽然不多，但具有指导意义，故能成"古"。

2. 期望值过高

期望值过高，望子成龙，会使孩子的压力过大，使孩子面对各种压力，有不堪重负的感觉，结果可能适得其反，令孩子丧失信心，厌学逃学，甚至自暴自弃。

3. 过于溺爱

爱是人类的美德之一，爱子女能使孩子茁壮成长；爱父母能使饱经沧桑的老人在晚年得到慰藉；爱家庭能使家庭充满活力、充满生气；爱这个社会，这个社会就是欢乐人间；爱民族、爱国家，这个国家就能欣欣向荣，无往不前。但过分溺爱会使孩子任性放纵、骄横无理、以自我为中心，使处于花样年华的孩子过早凋落。

4. 过分严厉

"严师出高徒"说明"严"能锻炼人才，"严"能养成科学态度，"严"能加强自身修养，提高孩子的意志品质。但过分严厉，就会超出常人所能接受的"度"，何况是孩子呢！长此以往会使孩子怯懦、胆小、自卑或充满怨恨，有时会将这种不满以反抗形式表现出来，自我放任、自暴自弃、自甘堕落。

（三）家长的行为态度是一种无声的教育方式

父母持有温暖接纳、爱护的态度，子女便能自我接纳、愉快及情绪稳定。父母持拒绝、冷酷、控制的态度，便会造成子女的自卑、焦虑、退缩、过分顺从，甚至出现反社会行为。

（四）教育子女要一致

家长对孩子的教育是一项艰巨、复杂的系统工程，是孩子的朋友、父母和老师，做到这点很难。对子女的教育若意见不一致时，不要在子女面前争执，同时要互相维持对方威信；切忌一方教育孩子，另一方纵容、支持孩子，这样比不教育孩子更坏，会使孩子有恃无恐、养成任性的性格；结果其在家中感觉不到亲情的温暖，在学校中，由于娇惯、任性，也不能和同学很好地相处，更感觉不到友情的可贵，进而养成孤僻的性格。

四、与父母关系的处理能力

我国已进入老年社会，关注、关心、照顾、爱护和赡养老人是社会问题，更是做子女的责任。

(一) 老人的赡养

这是一个社会问题，考验了一个人的家庭责任感和社会责任感。要关爱、照顾好没有固定经济收入的老人的晚年生活，使之无后顾之忧；企事业单位离退休职工"老有所为、老有所乐"的问题尚待完善；各级政府和社会组织都要关心老人，子女们要多回家看看老人，关爱父母。"老"是人生中的最后一站，关爱父母的老年生活，也是关爱自己的未来。

(二) 支持老年再婚

老年再婚是当前重大的社会问题之一。老年丧偶是人生一大不幸，所有的老年夫妻不可能同时离开人间，离开人间总有先后。特别是中年丧偶以后的老人，由于事业、家庭、子女等种种原因，尤其是女性，没有及时再婚重组家庭，而是固守自我到了老年，待将子女抚养成人，子女走出家庭后，不免有孤独之感。他们有生活上的需求、生理和心理的求偶要求，希望能找到一个伴侣陪伴自己一起走完人生的最后历程，作为子女应当理解，并给予支持和协助。由于种种原因，非但不予支持和协助，而且设置重重障碍阻止父母再婚的，在当今社会为数不少。其实，父母老年再婚既满足了他们生理和心理的需求，又使他们在生活上能相互扶持、相互帮助、携手并进，共度他们美好的晚年，更能促进老年人身心健康，作为子女应予以支持。

(三) 孝敬老人

孝和敬连用，孝为行，敬为心。以往辞书上解释孝敬有三种含意：伦理道德之一，尽心奉养父母，无条件服从。可见孝是道德范畴。尽心奉养父母，也就是尽心赡养父母，包括物质赡养和精神赡养。

五、高危家庭

高危家庭往往会损害家庭成员的健康，是预防保健工作的重点。

高危家庭的标准：单亲家庭，吸毒、酗酒者家庭，精神病患者、残疾者、长期重病者家庭，功能失调濒于崩溃的家庭，受社会歧视的家庭。

具有以上一个或多个条件的家庭即为高危家庭。

高危家庭一般由人为因素引起。社会、国家对广大群众应多一分关注、多一分爱心、多一分帮助以尽量减少高危家庭的形成。有关职能部门应开展对高危家庭的调查、研究，制定救助方案，确立有关社会保障体系。

第五章　健康是基本人权

1978年世界卫生组织（WHO）在《阿拉木图宣言》中指出："健康是基本人权，达到尽可能的健康水平，是世界范围内一项重要的社会目标。"这概括了健康的政治和社会含义，使健康的内涵大大超出了疾病的范围，把对健康的认识提高到了新的高度。人没有健康的生命，就不可能充分认识自然和社会，也就不能推动社会变革，促进社会进步。本章从健康的角度出发，多侧面、多层次论证了健康是基本人权。

第一节　人权概述

与漫长的人类文明相比较，200多年的人权史，只不过是短暂的瞬间，但在这并不长的时间里，人权的理念已得到不断丰富和充实。人权实践呈现了规范化、普遍化的趋势，成为了各国制度体系无法拒绝的价值核心。近几十年来，各国的人权机构纷纷建立，更是将人权制度化保护推进到了一个新的境地。社会公正是社会道德的核心，也是最主要的社会公共道德。正如温家宝总理所说："公平、正义比阳光还要光辉。"人权是社会公正的基础，离开人权就无所谓社会公正。现当代世界各国人权运动风起云涌，人权观念在我国已迅速普及。大力宣传人权观念，积极推进中国人权的发展，对建设中国特色社会主义具有重要意义。

一、人权的概念

人权是人的基本权利，是人们生存和发展必要的、起码的、最低的权利；是满足人们政治、经济、思想等方面最低的、起码的、基本的权利；它包括财产权、平等权、政治权、自由权、受益权等。健康是基本人权，属于受益权。

二、人权的认识和发展过程

（一）17世纪欧洲人权思想理论（早期人权）

1679、1689年英国国会分别通过了《人身保护法》和《权利法案》。英国人权主义者约翰·洛克是早期人权思想的代表，他在《政府论》中主张人类的自由、平等和独立，政府统治必须得到人民的同意，遵循人民的利益，政府违背人民的信托就是对人民的背叛，人民就有权更换政府，这些都体现了英国资产阶级革命时期所提出自由和民主的权利，建立资产阶级民主政府必须维护人民利益。

（二）18世纪欧洲、北美的第一代人权思想理论

1. 美国独立宣言

1776年美国的《独立宣言》提出一切的人生而平等，享有不可侵犯的天赋人权——生存、自由和谋求幸福的权利，是第一次以国家名义宣布人民权利神圣不可侵犯，被称为"第一个国家人权宣言"。

2. 法国《人权宣言》

1789年法国议会通过的《人权宣言》把私有财产列为天赋人权，特别规定神圣不可侵犯的权利，肯定了法国启蒙主义思想家孟德斯鸠提出的国家三权分立的原则，将其作为国家机器运转的基础。《人权宣言》是1791年法国《宪法》的总纲，法国的《人权宣言》标志着旧秩序的结束，代表着"新时代"的开始。

3. 托马斯·潘恩的人权论

法国大革命时期的思想家和政治活动家托马斯·潘恩（1737—1809）所写的《人权论》热情歌颂了法国大革命，为人权作了最有力的论述。以上是以反封建专制制度为根本宗旨的人权思想，包括自由、民主、独立、私有财产不可侵犯，是早期人权的主旋律，被称为"第一代人权"，亦称为"反封建的政治人权"。

（三）20世纪的第二代人权思想

20世纪初先后出现了以苏联为代表的社会主义国家及资本主义国家走过原始资本积累，经济和社会权利在世界上迅速发展，社会保障、最低工资保障、医疗保险、失业保障、养老保障、免费教育成为人权的重要内容，称之为"第二代人权"，又称社会福利人权。

(四) 20世纪中后期第三代人权思想

第二次世界大战后,亚洲、非洲、拉丁美洲广大殖民地和半殖民地人民取得独立,以发展权和民族自决权为核心的集体人权,也成为人权的一部分,称为"第三代人权"。

目前,对人权的争议颇多,有的人权专家认为自由、民主、平等是人权最根本的根本,没有自由、民主、平等就没有人权,其他的人权就得不到保证;有的人权专家认为人权是一个发展的概念,随着时代潮流的推进,人权也在不断充实新内容。

三、人权的渊源

(一) 中国远古原始社会的"禅让制"

中国原始社会,在黄河流域的部落联盟出现了尧、舜、禹三个著名领袖。关于他们禅让的故事,古书有不少记载。但这种民主的禅让制度,仅存在于短短的三代帝位,以后在中国再未出现过,是世界最早的民主选举制度,也是人权的渊源之一。禅让制的选举权表现了中国远古原始社会时期朴素的人权观(政治权)和民主治国思想理论(人民直接参加国家政治生活)。

(二) 中国春秋战国时代诸子百家

1. 儒家思想理论

孔子为代表的以"仁"为核心,以"中庸"为基础的辩证的思想方法,称为儒家。"中庸"就是调和对立双方,促进统一,如果很好掌握"中庸"之道,普通百姓就能很好地处理家庭问题,使家庭幸福美满,和和睦睦,执政者就能很好地处理国家问题,使国家安定、民族富强,看似折中,实际是调和矛盾,推进社会发展。"中庸"既是思想方法,也是世界观,可以概括为调和各种关系的学说。"仁"可以从两个侧面去理解,一方面普通人民要"爱人"就是尊重人、爱护人、关心人、赞美人;另一方面执政者(为官)要"爱民",关心人民的疾苦,关心人民的愿望和要求,对人民怀有深厚的感情,这叫做有"情";有责任和有义务保证他们合理要求和合法权益(人权)能够实现,这就叫"有义"。孔子提出的"仁"是世界上最早的人权思想理论,西欧文艺复兴的核心"人文主义"就是受中国孔子儒家思想"仁"的影响而形成的,比但丁提出的"人权"概念要早2 000多年。后来,中国封建统治者把"仁"用在个人修身和以"仁"释"礼"的道德规范上,变为了封建统治者统治人民的思想理论基础。"仁"和"中庸"互相配合既体现了孔子的思想方法、处世态度、执政理念，又体现了孔子的世界观。

2. 道家思想理论

其创始人为老子，道家的核心思想是"道"，指天地之道，也就是指自然规律。在"道"的理论基础上提出社会政治见解和人生理念，主张"无为而治"。"无为"指遵循自然规律，脚踏实地的工作，不提出过高要求和不切合实际的理想和愿望，是治理国家和人生的思想境界。这个"无为"实际是"自然法"观念的具体体现，较古希腊索福克勒斯在悲剧《安提戈涅》中提出"自然法"的观念早100多年。他所著的《道德经》体现了朴素的辩证法思想，揭示了世界上的事物包含矛盾、对立的两个方面，相互依存、相辅相成，在一定条件下，它们可以相互转化，这是非常可贵的。道家尊重自然法则，尊重个性自由发展的"无为而治"思想，是"自由"人权观的早期形式。

3. 墨家思想理论

墨家创始人墨翟的思想理论核心是"兼爱"和"非攻"。既反对"大压小，强压弱"的兼并战争，又反对"富欺贫，贵傲贱"的观念。反映了生产者要求平等、厌恶战争、希望安居乐业的思想。主张"尚贤"、"尚同"，即崇尚贤能之人，崇尚平等待人，唯贤能是举，打破等级观念，选举最贤能的人当君主和各级官吏。"官无常贵，民无终贱"，"虽在农与工肆之人，有能则举之"。这些具有进步、平等、自由、博爱、民主的思想和人权观。

4. 法家思想理论

法家早期代表人物是管仲、子产和商鞅。法家核心思想是"变法"，力主以今法取代古礼，提倡历史"进化论"，主张"变革不必法古"。后期代表人物为韩非子，他提出以法为本，法（政令）、术（策略）、势（权势）三结合，以充作"帝王之具"，辅之以赏（德）、罚（刑），使帝王能利用众智、众力和集大权于一身"操生杀之柄"。韩非子主张的是极端的君权主义思想，比较适合当时形势。中国第一个大统一封建王朝是由法家商鞅的《商君书》和《韩非子》提供专制主义君主集权政治蓝图，可以说是中国封建统治集权政治原始教科书的基石。

中国春秋战国诸子百家、学派林立、政见纷呈，是适应当时社会需求，为中国以后封建社会奠定了政治思想理论基础，是世界上第一次思想解放运动，也为人类人权思想理论奠定了初步基础。

（三）古希腊的城邦制

雅典是古希腊"城邦制"的国家代表，公元前5世纪，民主政体在雅典确立。雅典实行的是直接民主制，所谓直接民主制就是所有公民有义务和权利直接参与政治和管理国家。雅典民主政体由公民大会、五百人会议、陪审法庭及十将军委员会等系列机构组成。五百人会议是公民大会闭会期间处理国家政务的常设机构。在全体年满30岁的公民中选出，每年重选一次，不得连任。因此，大多数公民在一生中都有担任五百人会议议员的机会。五百人会议还负责官吏选举，选举出的官员主要是为公民大会准备提案、管理日常政务。陪审法庭是雅典最高法庭，它不但审理诉讼案件，还兼管官吏的资格审查、纪律检查和投票表决国家法律的废立。这个法庭审判员叫陪审员，由30岁以上公民抽签产生，任期一年，不得连任。雅典主要官员是10名将军，称"十将军委员会"。在雅典只有将军和司库这两种官职是由公民投票产生的，其他官职均由抽签决定。综上可以看出，雅典这种民主制度，有效地保证了全体公民直接参与管理国家。全体公民是真正意义上的国家主人。古希腊"城邦制"可以说是世界民主政治的发源地，也是人权思想和人权理论的发源地。

（四）古希腊的"自然法"和"天赋人权"观念

"自然"指客观存在的物质世界，"法"指法规、法则，"自然法"指客观物质本身具有的一定规律和法则，不可违抗，违抗就要受到大自然的惩罚。何谓"天赋人权"？人都是天生自由、平等而独立的。在自然状态下，一个人不能享有支配别人的生命、自由或财产的专断权力，只享有自然法所给予他的保护自己和保护人类的权力。天赋人权是以自然法则为准则，保护人类的基本权利，后来，英国启蒙运动思想家约翰·洛克把自然法系统化、理论化，形成了天赋人权理论和法律思想。自然法是立法的思想理论基础，是人类包括立法者的永恒规范，人类所制定的法律、法规、法则都必须符合自然法，违反就是不正确或无效的，这为后来的民主政治立法奠定了基础。"自然法"就是大自然本身的运动规律，也就是自然法则，必须遵守。例如农作物春生、夏长、秋收、冬藏，虽然简单，但必须遵守。如违反，就长不出庄稼，人们就没有饭吃，这是很简单的道理，也是真理。

"自然法"和"天赋人权"的观念是人权思想的渊源之一，古希腊著名悲剧作家所创作的悲剧《安提戈涅》通过女主角安提戈涅提出的"自然法"和"天赋人权"的观念，既体现了作者的自然观对自然法则的遵从，也体现了作者的民主思想和初步的人权思想，可以说他是人权思想理论的奠基人。这部公元前4世纪诞生的悲剧作品所表达的"自然法"和"天赋人权"的观念仍被当代法学家和人权专家所推崇。可见，"人权"虽然是近代概念，但它的种子在古希腊和欧洲中世纪就种下了。

（五）罗马法

公元前449年，人们把成文法的条文刻在十二块铜牌上，所以又称为《十二铜表法》，它总结了以前的习惯并为以后罗马法的发展奠定了基础。内容涉及土地占有、债务、家庭继承和诉讼等方面的法规，反映了罗马奴隶制的发展和社会财产的分化过程。经100多年不断的完善，查士丁尼时期，在大臣特里波吕安的主持下，编纂成了《查士丁尼法典》、《法学阶梯》、《学说汇纂》及《查士丁尼新律》以上四部至12世纪被统称为《民法大全》或《罗马法大全》，是历史上一部最完备的奴隶制成文法典。罗马法在西欧封建制度和资本主义制度的发展中占有重要地位。12—15世纪欧洲出现罗马法复兴时期，许多国家采用了罗马法。资产阶级取得政权后差不多都以罗马法为基础，结合本国实际情况制定和改造自己的法律体系。随着资本主义经济的发展，罗马法影响范围具有了世界性。20世纪初，罗马法经过日本传到中国。罗马法形成和发展的过程就是把人的社会行为和基本人权用法律形式固定下来，体现人权思想的法制观念。

罗马法萌芽于欧洲奴隶社会，形成于欧洲中世纪，作为维护人权的法律形式发展于近代和现代欧洲，它是以法治国民主政治体制的法律体系，它是在旧形式基础上改造为人权、民主、法制的新内容。

四、西欧中世纪人权

（一）西欧中世纪没有人权

在1 200多年的漫长的欧洲中世纪封建社会中，广大人民受神权与王权束缚，没有人权，在各方面都没有发展，人们在漫长的黑暗里伴随着各种灾难，在死亡和病痛中挣扎。

（二）黑暗中人们看到了人权的曙光

1.《圣经》

《圣经》明确提出"在上帝面前，人人平等"，给教徒虚幻的"平等权"的寄托；在《圣经》里也有反映古代社会的不平等和人们渴望自由的思想。

2. 英国的《大英宪章》

1215年，英格兰国颁布的《大英宪章》承诺了臣民的权利和王权所受的限制，它实际上确认了"国王在万民之上，却在法律之下"的人权观点。

3.《摩西十戒》

《摩西十戒》等教会法规是欧洲中世纪法律、伦理、道德规范的基础。

《圣经》的释文成为整个中世纪法庭判案的依据，长期的教权与俗权之争，都需要各自的法学家、更需要法律条文作为依据，于是出现了《十二铜表法》。

4. 罗马法的兴起

罗马法的复兴是社会前进发展的必然趋势。它对西方法律与政府机构的形成产生了深远的影响。人权是通过法律的形成来完成的，人权更需要法律来保证执行，"法律"和"人权"是孪生姊妹，没有法律，人权得不到保证，没有人权，法律就是一纸空文。关于欧洲中世纪宗教统治和宗教文化是怎样孕育人权思想和理论的，有待进一步研究。

五、西欧文艺复兴与人权思想理论

（一）概述

1. 文艺复兴指导思想

西欧文艺复兴的指导思想是"人文主义"。"人文主义"的核心是"以人为中心"、"以人为本"、"人乃万物之本"，它包括四个提倡。"提倡人的价值，反对教权"，"提倡人权，反对王权"，"提倡科学，反对蒙昧"，"提倡现实，反对来世"。文艺复兴经过二百多年的时间，宣传了"人文主义"精神，通过一批又一批先进知识分子不断进行科学实验、社会调查研究和创作实践，批判教权、王权、蒙昧和对来世的向往；创立新理念、新思想、新理论，实验科学破土而出；推动西欧社会变革，促进社会进步和发展，使欧洲走向大发展的道路。

2. 创立新文化

欧洲文艺复兴创立了"人文主义"的新文化，使沉睡了千年之久西欧中世纪，从封建神学思想的束缚中苏醒过来，发现了自我，解放了思想，拓展了学术新领域，促进了经济上产业革命的爆发，使欧洲特别是西欧进入了突飞猛进的新时代。它创立了近现代人权思想理论，带动了人权运动的发展，加速了世界现代民主政治的进程。欧洲文艺复兴时代是一个百花齐放、硕果累累、群星灿烂、人才辈出的时代。

3. 揭开人权运动的序幕

西欧文艺复兴时期在人文主义思想指导下，呈现百花齐放、百家争鸣的空前思想解放运动。先后涌现了人文主义、自然主义、空想社会主义，它们的共同特点都是提倡人权，反对教权，反对王权，反对蒙昧，反对来世。在西欧揭开了人权运动的序幕，同时，它们各自提出了人权思想理论。西欧是近代人权运动的发源地,文艺复兴也是人权运动的先驱,而文艺复兴思想理论则是人权运动的思想理论基础。

（二）文艺复兴时期人权思想理论的认识

（1）人文主义思想家但丁对人权的认识。但丁在 14 世纪初的《神曲·天堂篇》中提出:"人类的目的是要建立统一的世界帝国来实现普天下的幸福,而帝国大厦的基石是人权。"这是人类历史上第一次出现"人权"这个名词,也是人类历史上简单的人权概念。虽然简单,但说明了人权的重要性,把人类比作大厦,人权比作基石,没有基石就没有大厦,也就是说没有人权,人生活在世界上就没有意义。真理往往是很简单的,但它颠扑不破。

（2）自然主义思想家对人权的认识。格老秀斯提出了天赋人权和财产权;霍布斯,把自然法则扩大,认为人的行为准则也是自然法。

（3）空想社会主义者对人权的认识。以英国托马斯·莫尔为代表的早期空想社会主义者,他们提出公正、公平和平等是人权的基础,早期空想社会主义者也被认为是人权的先驱。

六、欧洲宗教改革运动的人权思想理论

（一）宗教改革

1. 宗教改革的发源地和先驱者

欧洲宗教改革从德国开始,16 世纪初,德国有很多经济发达城市出现了资本主义萌芽,德国很多地区也比较富裕,市民阶层（中产阶层）迫切要求摆脱封建专制的束缚,促进生产发展,以获取更大更多的财富。教会利用各种特权从德国搜刮钱财,竟比国王全年税收高 21 倍,可见教会在德国的势力,在当时德国要反封建,首先就要反对教会,教会给德国带来的负担,令广大百姓苦不堪言,但是敢怒不敢言。

1517 年,罗马教皇为筹建大教堂,派教士到德国推销"赎罪券",更引起了德国全社会的怨愤;1517 年 10 月 31 日,德国维登堡大学神学教授马丁·路德在维登堡城教堂大门贴出了一张《九十五条论纲》,其主要内容是教徒的忏悔之心,不能被利用来作为满足教会私欲的手段,只要真诚忏悔,不购买"赎罪券"也可以免罪,出卖"赎罪券"毫无意义。这点起了德国宗教改革的烈火,也为整个欧洲宗教改革开了先河,人们一般把这一天作为西欧宗教改革的开始。

2. 马丁·路德的宗教改革的基本理论（早期宗教改革）

"因信得救,不靠德行"是马丁·路德宗教改革的基本理论。它的基本思

想就是：两个肯定，两个否定。两个肯定是：肯定《圣经》的权威，肯定上帝的权威（圣父、圣子、圣灵）。两个否定是：否定教会教皇的权威，否定教皇、主教、王公贵族把自己对《圣经》的理解或曲解强加给别人。

马丁·路德的"因信得救，不靠德行"的理论，使西欧广大教徒思想、行为从教皇、主教、教会的"教阶制"、"救赎论"形式主义的繁缛礼节、苦修等功德行为中解救出来。当时西欧都信仰基督教，使教徒从教权、神学思想中解放出来，也就是使西欧广大人民从宗教束缚中解放出来，体现了人的价值，这与西欧文艺复兴"人文主义"提倡的人的价值，如出一辙。

3. 加尔文的宗教改革理论（后期）

约翰·加尔文的宗教改革的思想理论就是"预定论"。所谓"预定论"是"上帝预定一切，宇宙无一事不是上帝所预定"。"上帝安排、创造、管理一切"，把马丁·路德的"因信得救，不靠德行"的宗教改革理论推向了新的高峰，完全排除了教皇、主教、教会在宗教中的地位；彻底否定了教皇、主教、教会的权威；彻底否定了教皇、主教、教会的"救赎"理论，进一步肯定了《圣经》的权威和圣父、圣子、圣灵的权威。

加尔文领导的宗教改革运动具有很强的思想性、鲜明的时代特色和世俗政治体制改革倾向，并体现了四个思想特点，即辩证思想、客观思想、激进思想、世俗权力的思想。加尔文把天上的宗教体制改革与世俗人间的社会政治体制改革结合起来，《圣经》毕竟是纸上的东西，再通过宗教改革使教会变为具有可操作性的权威机构，就必须建立世俗权力和法治管理的教会、人间的教会，人性色彩的教会，而不是那种神圣不可侵犯的神学思想教会。

（二）宗教改革运动与人权

在文艺复兴思想影响下，以马丁·路德、加尔文为代表的一批先进的神职人员发起的宗教改革运动、提出的宗教改革理论，不但充实了近代人权运动的理论，也对近代人权运动起着极大的推动作用。

1. 马丁·路德的人权思想理论

马丁·路德的"因信得救，不靠德行"的宗教改革理论，从宗教神学的角度诠释了人的价值，文艺复兴从世俗角度及后来的启蒙运动从理性角度看待人的价值，这样从天上、人间和科学理论三个方面立体地全面诠释人的价值、人的信仰和思想自由，彻底地使西欧人民从教权、王权和愚昧无知的神学思想的思想状态下解救出来，迈向新的社会发展的道路。

2. 加尔文的人权思想理论

加尔文的宗教改革思想理论是建立在马丁·路德"因信得救，不靠德行"

的基础上，提出的"预定论"，重点强调上帝主宰人间一切，看似宿命论，实际是指出人间一切活动要顺其自然，尊重自然规律。这体现了加尔文的自然法的人权观，他认为上帝对人的拯救也是事先安排好的，所谓上帝事先安排好的也就是"成事在天，谋事在人"。"天"指"上帝"，"人"指世俗人间的人的主观能动性，人的权益。体现了加尔文的自然宇宙观的自由人权思想。他的激进思想和推崇世俗的思想，把宗教改革与社会政治体制改革结合起来，用法制来保护人权，保护宗教改革成果，体现了加尔文的民主共和的人权思想理论体系，比路德的人权思想先进。

(三) 西欧宗教改革运动的历史意义

（1）欧洲宗教改革运动是一次伟大的思想解放运动。西欧宗教改革运动，运用神学观念诠释了文艺复兴的指导思想"人文主义"，提倡人的解放，提倡人的价值，提倡尊重人，把西欧广大教徒从教权束缚中解放了出来，恢复了基督教的正常宗教活动，使充满人性色彩的教会活动在西欧充满生气，这也体现了宗教改革运动给西欧教徒和广大人民带来了人权的曙光，这是继欧洲文艺复兴之后，又一次伟大的思想解放运动。

（2）新教的产生。宗教改革开始就孕育着新教，在宗教改革中出现的各种教派，主要是16世纪中形成的教派较多，如：路德教派、加尔文教派、安立甘教派、闵采尔教派、公理会、浸理会、循礼教等，以后统称新教。新教理论肯定《圣经》权威，否定教皇权威；各国的宗教改革实践具体过程与结果各异，但断绝和罗马教廷的关系是共同的。使教皇、教会世俗化，恢复基督教正常活动形式和教义走向人性化的道路。天主教在西欧一统天下的格局被打破。

（3）推动社会进步。16世纪后半期，尼德兰发生了反封建和反对西班牙统治的抗争取得胜利后建立了荷兰共和国；英国从亨利八世建立国教（安立甘教）到伊丽莎白一世时代，都铎王朝已空前强大；从法国1453年后经过宗教改革，路易十四登上欧洲的霸权地位；捷克13世纪开始的宗教改革促进了捷克民族的发展，也推动了欧洲的宗教改革运动；瑞典经过宗教改革，分散的各州组成了统一的联邦，摆脱了罗马帝国的统治，走上了独立发展的道路，成为北欧强国；葡萄牙经过宗教改革脱离西班牙而独立；欧洲经过宗教改革风暴洗礼，除德国和意大利仍处于支离破碎状态之外，西欧一批统一的民族国家走上了发展壮大的道路，推动着欧洲社会进步。

七、西欧启蒙运动与人权思想理论

（一）启蒙运动的兴起

18世纪，一些启蒙运动的先驱者提倡科学和文化，推崇理性原则，提出"自由、平等、博爱"的口号，启迪人们于蒙昧之中，故有启蒙之称。启蒙运动于17至18世纪诞生于英国，很快传到法国，后法国成为启蒙运动的中心，史称"法国启蒙运动"。后来逐渐扩大到意大利、普鲁士、奥地利，越过大西洋到达北美，对欧美也产生了巨大影响。扫除了中世纪宗教的教权长期以来对人们思想的禁锢，用理性观念取代了对上帝的迷信，用人权否定了王权和教权，对科学的观念和共和民主思想的传播有巨大作用。

（二）西欧启蒙运动的主要思想内容

（1）理性原则。启蒙主义思想家认为宇宙中存在自然法则，万物、万事、人类社会都受其支配，自然法则反映在人的头脑中便是理性，理性是衡量一切的标准。按理性标准指导人们行为和实践称理性原则。

（2）批判精神和维护人的尊严，就是批判教权、王权和神学思想；维护人的尊严就是充分肯定文艺复兴所提出的核心思想"人文主义"，弘扬人的价值、充分肯定人权、提倡人道主义，推动人权运动发展。

（三）西欧启蒙运动先驱思想家的代表

17和18世纪，资本主义经济的日益发展，激励着中产阶层为夺取政权跃跃欲试。一批先进的思想家们敏锐地触摸到了时代前进的脉搏，呼唤鼓舞新兴中产阶层和人民群众同封建政治集团斗争，并作思想舆论准备。这场强大思想革命启蒙运动的代表人物有德尼·狄德罗、伏尔泰、孟德斯鸠、让·雅克·卢梭及美国独立战争涌现的一批有世界影响的思想家，如乔治·华盛顿、托马斯·杰弗逊、本杰明·富兰克林、托马斯·潘恩。

（1）德尼·狄德罗。批判精神的代表人物。1749年发表《明眼人参考的盲人信》以唯物主义和无神论的观点对宗教神学展开批判，因此被捕入狱。出狱后主持编纂《百科全书》，共35卷，这是一部卷帙浩瀚、气势磅礴的巨著，反映了18世纪中叶以前世界科学、哲学的最高水平。狄德罗团结了一大批进步学者包括霍尔巴赫、爱尔维修等160余人参与编纂工作，形成了一支反封建、反宗教神学的队伍，后称为"百科全书"派。狄德罗本人既是《百科全书》的主要编纂者，又是"百科全书"派的旗手和领袖，他通过《百科全书》总结人类文化、科学知识，不但促进了理性原则的形成，而且用尖锐的科学知识的武器，猛烈抨击了宗教神学、唯心主义封建专制制度，宣传理性原则、人道主义和唯物主义，具有强烈斗争性，是启蒙运动的一支强大力量。

（2）伏尔泰。巴黎人。他大胆揭露了法国旧制度的一切弊端，并向愚昧和无知宣战，猛烈抨击了天主教会教阶制、封建等级制和封建专制，主张信仰、言论和出版自由。他是启蒙运动的倡导者，其活动涉及哲学、历史、文学、政治、自然科学，作品影响很大。他的史学研究有特殊成就，第一次提出了"历史哲学"的概念，用理性审视历史现象，评价前人功过是非，写出了具有哲学意味的历史，扩大了历史学的含量，把科学、艺术、风俗、饮居等划进了历史研究范围，首创了文化史。他首次把东方国家的历史当作世界整体不可分割的部分加以研究。《哲学通信》、《论信仰自由》、《哲学通信辞典》介绍了唯物主义经验论创始人约翰·洛克论证知识起源于感觉和他的哲学思想；介绍了牛顿力学理论体系和牛顿力学引发的一场哲学争论和探讨为理性主义创立奠定基础，伏尔泰为科学的普及理性主义推广传播做了大量工作。

（3）孟德斯鸠。出身法国贵族，世袭男爵。受过法律教育，曾任法院院长，1728年入法兰西科学院，游历欧洲诸国。返法后潜心著作，主要对社会制度、政治观念、法律进行潜心研究。为了缓和矛盾、不使矛盾激化，就需要社会立法，在立法中政治制度是重要因素，它决定法的精神和法的内容；他认为只有实行民主政治体制才能保障广大人民的人权、自由和民主，保证法治手段治国就要实行"三权分立"，即立法权、行政权和司法权应属三个不同的国家机关，三者相互制约，保持权力平衡。孟德斯鸠"三权分立"学说对18世纪美国、法国宪法的制定工作产生了明显影响。《论法的精神》是资产阶级法学经典著作之一。

（4）让·雅克·卢梭。资产阶级民主主义者。他的主要政治主张概括为"社会契约论"和"人民主权论"。"社会契约论"认为合理的社会应当是与人民订立协议即"社会契约"，这样国家才具有合理政治结构，才能保证人权和合理治国方略，如违反，人民可以辞退政府；"人民主权论"认为一切权力属于人民，人民有权选举自己的代表参与立法活动，监督国家甚至推翻国家的专制政体，认为理想政治形式是民主共和国，卢梭的民主政治思想对后来法国大革命有很大影响。

（5）华盛顿。他是一位对美国和世界都较有影响的杰出政治家、军事家、思想家，他领导北美西海岸13个殖民地的人民经过8年艰苦卓绝的战争，于1783年使英国承认了美国独立。独立后他断然拒绝了一些人要他当国王的请求，1787年他主持制定了美国第一部联邦宪法，确立了国会、总统和最高法院"三权分立"的政治体制。美国第一部宪法，把启蒙主义思想家、倡导者、理论家伏尔泰、孟德斯鸠、狄德罗、卢梭提倡的"自由、民主、博爱"、"三权分立"、"批判精神"、"维护人的尊严"、"社会契约论"、"人民主权论"和"民主共和国的政治形式"等基本精神都融汇到所制定的宪法中，坚持以法治国。华盛顿主持制定的美国第一部宪法集启蒙主义思想家、理论家思想理论之大全，并在美国付诸实施以法治国，成效卓著。这成为了世界民主制度的典型之一，但不是尽善尽美，还有待以后的不断完善，这是人类第一次通过立法形式保证人权制度落实和执行的民主制度国家之一。

（6）托马斯·杰弗逊。天赋人权的支持者和拥护者，美国独立战争时期领导集团的重要成员之一，参与起草《独立宣言》的重要组成人员之一，它在人类历史上第一次以国家的名义宣布了人民权利神圣不可侵犯，被称为"第一个国家的人权宣言"。杰弗逊的思想理论体系体现在《独立宣言》中，对当时和以后世界民主政体的建设产生了极大的影响。他战后担任了美国的第一任国务卿、第三任总统。

（7）本杰明·富兰克林。美国人，工人家庭出身。他在独立战争中代表美国出使法国缔结法美联盟，为美国争取了外援，功不可没。他与托马斯·杰弗逊是美国《独立宣言》的主要起草者之一。他在美国立宪、民主政体建设、人权思想理论方面对美国和以后国际上都有很大影响。他既是政治活动家、思想家、科学家，又是美国民主政体和世界人权思想理论运动的推动者，也是有多方面成就的自然科学家，是电学原理创始人之一。

（8）托马斯·潘恩。英国人，工人家庭出身。1775年4月19日美国列克顿星打响了独立战争第一枪，他充满激情地用三个月时间写下了《常识》这本小册子。他是启蒙主义思想家，用理性主义原则维护了人的尊严和批判精神，深刻地揭露了英国君主政体和殖民统治的本质。他号召北美人民"英王已选择付诸武力，北美大陆已接受这一挑战"。"现在是应该采取独立运动的时候！热爱人类的人们，敢于反对暴政和暴君的人们，请站到前面来！"最后提出铿锵有力的号召："我们的目标是维护人类权利，建立一个自由和独立的美国。"《常识》早于《独立宣言》半年发表，据统计，每个识字的美国人都读过这本小册子，影响力可想而知。当时美国独立战争的领导人乔治·华盛顿、约翰·亚当斯（第二任美国总统）、本杰明·富兰克林和托马斯·杰弗逊都对《常识》作了高度评价。它对美国独立战争起着直接影响，在《常识》精神鼓舞下，北美人民拿起武器，下定决心，义无反顾，为民族权利和国家独立而斗争。在《常识》的巨大影响下，在它发表6个月之后，第二次大陆会议于1776年7月4日通过了由杰弗逊和富兰克林等起草的《独立宣言》，美利坚合众国正式诞生。其代表作还有《人权论》、《理性时代》。

（四）西欧启蒙运动的历史意义

（1）启蒙主义运动创立的理性原则的伟大意义。理性原则的创立是建立在实验科学基础上的。是正确的认识论和方法论。为19、20世纪世界科学技术发展奠定了基础。例如19世纪，细胞的发现和细胞学的建立，达尔文创立的科学进化论和海尔曼·赫尔姆霍茨发现能量守恒和转变定律这三大科学发现，不仅推动了本学科发展，而且超出了自然科学范围，为辩证唯物主义哲学提供了科学实验依据，即物质世界的统一性。启迪人们于蒙昧之中，使人们信仰科学，这成为了当时的一种思潮，一直延续到现在，推动社会进步和发展。

（2）启蒙主义运动的批判精神和维护人的尊严的历史意义。彻底批判了束缚生产力发展和禁锢人们思想的王权、教权和神学思想，用理性主义原则和自然科学成果作为有力证据，使科学的认识论和方法论深入人心。使人们充分认识到只有维护人的尊严，调动人的积极因素，才能使人的巨大潜在能力充分释放出来，使人有限生命的奉献精神能喷发出来，为推动资本主义生产方式的发展和资本主义生产力的提高作出巨大的贡献。

（3）启蒙运动推动欧洲、北美革命的爆发。西欧经过文艺复兴和宗教改革，使资本主义在从萌芽到发展的过程中，有些地区和国家已经完成了原始资本积累，从作坊式小规模商品生产，到出现大规模工厂化的大生产。由于航海事业的发展，各西欧国家对外贸易吞吐量大大提高，更进一步推动了工厂化大生产。但社会制度、社会管理仍然是封建专制和教会、教皇的教权相结合，束缚了经济发展和生产力提高。广大中产阶层迫切要求社会制度彻底变革，适应从陆地文明到海洋文明，适应社会产业化大生产的需要，于是1640年英国爆发了资产阶级革命，宣告君权神授理论和君主专制统治在英国彻底灭亡。1689年议会《权利法案》通过，限制了国王的财政、立法、军事权，国王变成了"统而不治"的"废君"。1701年议会又通过了《王位继承法》，确立了议会为最高立法机构，拥有确定国家预算，决定王位继承的权力，英国建立了世界上第一个资产阶级君主立宪政体，为其他国家的政治变革提供了一个光辉楷模。1788年，英国承认美国独立，在保证人权、民主、法制的体制下，美国发展了起来。

（4）启蒙运动提出的国家政治体制理论的深远影响。自然科学家创立了理性主义，启蒙主义思想家应用理性主义精神，并根据广大人民群众的愿望和中产阶层的要求，提出了社会政治体制改革的思想理论。如伏尔泰的信仰、言论和出版的自由；孟德斯鸠的"三权分立"的国家政治体制理论；卢梭的"社会契约论"、"人民主权论"；以狄德罗为代表的百科全书派的彻底批判精神，宣传了理性、人道主义和唯物主义，具有强烈的战斗性。这些先进思想启迪了人们的认识，也是欧美资产阶级革命的前奏和准备。

（五）西欧启蒙运动对世界人权运动的重大贡献

（1）第一代人权思想理论体系的完成。在启蒙运动以前，各个阶段人权运动思想理论的基础上，在理性原则指导下，在批判精神和维护人的尊严为核心内容的具体辩论中，在文艺创作的实践中，在实验科学的创立中，借鉴英国资产阶级革命后1688年建立的资产阶级君主立宪的民主政体的经验，最终完成了以"自由和民主政体"为主体的第一代人权思想理论体系，使世界人权运动目标明确、主题鲜明。这是对世界人权运动的重大贡献，对以后世界各国民主制度的建设有深远的影响和指导意义。

（2）促进美国《独立宣言》和美国第一部联邦宪法的诞生。在西欧启蒙运动的影响和推动下，1776年7月4日，美国《独立宣言》诞生，它是人类历史上第一次以国家名义宣布人民权利神圣不可侵犯，被称为"第一个国家人权宣言"，是实际意义上推动国家人权运动的开始。此后，实行民主共和制的国家和政府开始关注人权，不断扩大人权范围，充实人权新内容，使维护人权成为了一些国家的主要国策之一。1787年华盛顿主持制定了美国联邦第一部宪法，把启蒙主义思想家、倡导者、理论家所完成的以"自由和民主政体"为主体的第一代人权思想理论体系的基本精神都融汇其中。华盛顿在两届八年的任期内，坚持以法治国，这部宪法也是人类第一部以立法形式固定下来保证人权的落实和执行。

（3）法国《人权宣言》的诞生。1789年7月14日早晨，法国起义群众占领巴士底狱，成了法国全国革命的信号，8月国民议会经过激烈辩论，决定宪法前面加一个《人权和公民权利宣言》（即《人权宣言》）。9月14日，以《人权和公民权利宣言》为序言的宪法实行。《人权宣言》把人类从封建制度的束缚下，通过"争人权"的斗争引向资本主义"自由"发展阶段，具有巨大的革命意义和现实意义，向世界庄严宣布了"人身自由，权利平等"的原则，是继美国第一部联邦宪法之后，又一次把人权写入宪法。

第二节 人权对人类健康的影响

人权直接影响躯体健康,甚至危及生命,也影响人的心理、道德和社会健康。一个国家的人权得不到保障,这个国家的老人、儿童、残疾人和社会弱势群体必然会在贫困和饥饿线上挣扎;政治权得不到保障,必然是有苦无处诉,有冤无处伸,人们心灵受压抑,社会充斥矛盾,道德沦丧,生活在这样社会的人们的健康必会受到影响和侵害。

一、健康是基本人权

没有人权,就没有人类真正意义上的健康,甚至生命都不能得到保证,所以说健康是基本人权。

(一)维护人的健康、保护人的生命是最高的法律

德国著名的儿科医生古特刚去美国时,尚未取得执业医生资格,为别人看病不合法。古特医生为抢救濒临死亡的小孩吉米,他选择了抛弃个人的一面,全力挽救小吉米,经过七天七夜的抢救使小吉米转危为安。但古特医生却被警方逮捕了,后开庭审判,法官宣判古特无罪,因为维护人的健康、保护人的生命是最高法律。维护人类健康也是基本人权,是受法律保护的。

(二)西欧中世纪没有人权,人民生命没有保障

公元3—16世纪是封建社会制度在世界范围内居主导地位的时期,史称中世纪。在西欧这既是封建制度居主导地位的时期,又是教会势力占统治地位的时期,以教权为主,教权、王权相结合统治西欧,所以又有史书称之为"黑暗中世纪"。

(1)基督教残酷迫害"异端分子"。宗教垄断一切文化领域,迫害"异端分子"司空见惯。漫长的西欧中世纪毫无人权可言。15世纪后约150年,仅罗马一地就烧死"异端分子"3万多人。西班牙塞尔维特因反对"三位一体"(教皇、国王、教会)的正统教义,被基督教统治当局用火刑处死。哲学家、天文学家布鲁诺提出与《圣经》相悖的宇宙观,认为太阳不是宇宙的中心,只是太阳系的中心,太阳和行星均在自转,在太阳系中有着尚未发现的行星,由于坚持自己正确的宇宙观,也被处以火刑。

(2)强迫信教,不信教则被处死。查理大帝在位46年,征战55次,强迫欧洲被征战地区人民信仰基督教,若拒绝洗礼则会被处死。西欧中世纪在

教权、王权统治下没有人权，人们的生命都不得到保障，哪还有健康可言？

（三）西欧人权运动发展对人类健康的影响

14—18世纪，西欧经济因文艺复兴、宗教改革、启蒙运动使资本主义从作坊式的商品生产发展为工厂化商品大生产，并使西欧很快从中世纪黑暗迈向近代文明，其主要原因就是人被从各种束缚中解放了出来。那个时期的人们创立新思想、新理论，反对蒙昧、愚昧，信仰科学，发现了大自然的很多奥秘，打开了认识自然的窗户，医疗技术有了很多新突破。

1. 细胞和微生物的发现

1665年，英国人罗伯特·胡克发明显微镜后，细胞和微生物相继被发现，为创立细胞学和微生物学奠定了基础，是生物学的一场革命，把生物研究带入了微观世界。荷兰人安东尼·吕文·胡克在自制的放大270倍的显微镜下从污水、牙垢和粪便等标本中发现了球形、杆状和螺旋样的微生物。生物界称他们为"两个胡克"，其研究为微生物的存在提供了形态学依据。

2. 免疫学的逐步建立开辟了免疫防治疾病新途径

（1）研究成功牛痘疫苗。英国医生琴纳研究成功牛痘疫苗预防天花，收到了巨大的成效，为今天在世界上消灭天花立下了不朽功绩，并为预防疾病开辟了新的途径。

（2）免疫治疗的创立。法国学者巴斯德于19世纪80年代成功研制出了预防炭疽、鸡霍乱和狂犬病的疫苗，给抗传染病免疫治疗开创了新途径，继而又发现了白喉抗毒素，创立了用免疫血清治疗传染病的方法，他可认为是医学免疫学和免疫治疗学的先驱者。

（3）免疫理论的提出。俄国学者梅契尼可夫提出了细胞免疫学说。德国学者欧立希提出了体液免疫学说。后来的学者们发现上述两种免疫学说是相辅相成的，使人们对免疫机理有了较全面的认识。明确了抗原、抗体的免疫反应特异性的化学基础，并证明了抗体活性存在于血清两种球蛋白中。

3. 各种病原菌的发现控制了微生物传染性疾病

（1）奥地利医生普伦齐茨认为每种传染病都是由独特的活的物体引起的，他这种思想为发现多种病原菌提供了思想理论基础。

（2）德国学者郭霍确立了细菌是引起传染性疾病的生物病因和建立了各种细菌检查技术，这些技术对发现各种病原菌具有划时代意义。他运用自己创立的技术先后发现了炭疽杆菌、结核杆菌、霍乱弧菌，继他之后许多病原菌也在较短时间内被陆续发现，如白喉杆菌、肺炎球菌、破伤风杆菌等，使医学微生物学出现了飞跃发展，为传染病学的创立打下了基础。

4. 创立消毒技术推动了外科手术发展和提高

英国医生李斯德创立了石碳酸喷洒手术室和煮沸手术用具，防止了外科手术的继发感染，为现代消毒和无菌操作打下了基础。

5. 青霉素的发现和应用控制了细菌感染性疾病

1929年福莱明发现青霉菌产生的青霉素能抑制葡萄球菌的生长，后研制成结晶纯品，用于临床治疗细菌感染性疾病，特别是对革兰氏阳性菌有特效。其后多种抗菌素不断被发现，使细菌感染性疾病基本上能被控制，也使临床治疗学发生了一次重大革命。

6. 科学技术综合全面发展是人类健康的保证

文艺复兴、宗教改革和启蒙运动促进了社会变革，加速欧洲从封建社会向资本主义社会推进，摧毁了黑暗中世纪的封建宗教统治，建立了适合资本主义的生产力发展的民主政治制度的国家。欧洲走上了民主化、法制化的政治制度，使欧洲呈现了精神、物质和政治文明的新时代，随着生产力的发展，科学技术的兴起和发展，与人民健康息息相关的领域也突飞猛进地发展。微生物的发现，微生物学的兴起和发展，免疫技术的应用，免疫学的兴起，以及抗菌素发现和应用，使危害人类健康的细菌性感染的疾病能得到及时发现和治疗，挽救了很多人的生命，也使人类身体的健康水平有了很大提高。自然科学的快速发展带动了实验医学及医学相关领域飞快发展，使细菌性的传染病逐步消灭，病毒性传染的传染病通过免疫预防接种能够预防，如天花、鼠疫在全世界已经消灭。可见社会制度的进步、人权得到逐步的保障、科技的发展是人类健康的保证。

二、没有人权是战争的根源

（一）第一次世界大战对人类健康的影响

第一次世界大战规模是空前的，先后有30多个国家参加战争，范围从欧洲扩大到非洲、美洲和亚洲。在战争中被饥饿、疾病和战争夺走生命的人超过1 000万，受伤者2 000多万人，经济损失约2 700亿美元，可见战争给世界人民带来了深重的灾难。在城市炸弹、防空炮火的各种爆炸声与救护车的鸣叫声相互交织中，人们度过了一个又一个不眠之夜；战争的阴影对老人、儿童和妇女的身心摧残尤为严重。

"一战"给世人的警示：

（1）人权在各国要得到贯彻执行还有漫长的路要走。"一战"发生于1914—1918年，距英国成立民主政体国家已274年，欧洲已经历三大思想解放运动，人权运动已经不断深入发展，并写入美国宪法和法兰西共和国宪法中。人权保障形成了文字和法律，只是初步成果，能得到认真贯彻执行还有漫长的路要走，"一战"的爆发就说明了这个问题。

（2）战争给人类带来的灾难不是单方面的。"一战"的残酷现实告诉世人，战争给人类带来了巨大灾难，使交战双方的广大人民都饱受战祸和痛苦，战后的惩罚只能是对战争的策划者和发动者，然而，战败国人民也是战争的受害者，他们承受的打击和痛苦甚至比战胜国更严重，因此对他们更要充分宽容和理解。

（3）"一战"前欧洲国家虽然逐步进入了民主政治体制，但进程不平衡，没有形成对世界性战争爆发的制约体制。"一战"后虽然成立了"国际联盟"，但实际上没有起到应有的作用。

（二）第二次世界大战对人类健康的影响

第二次世界大战给世界人民带来的灾难是更加巨大的，共60多个国家，约五分之四的人口被卷入了战争的漩涡。因战争死亡的人数为5 000万人以上，其中苏联、中国都超过2 000万，德国800多万，波兰600多万，日本300多万，直接物质损失价值4万亿美元以上。根据苏联的有关资料统计报告，几乎每个家庭都有人员伤亡，"二战"后90%以上已婚妇女都患有不同程度的高血压病、神经衰弱症、抑郁症等。可见，战争对人民健康的无形损害是巨大的，对人类健康的影响更是不言而喻的。

（三）世界向何处去

"一战"结束20年，又发生了第二次世界大战，"二战"给人类带来的灾难和对人类健康的损害是无法用语言文字充分表达的，"二战"结束后世界向何处去？是摆在世人面前不能不正视的现实问题。如何防止新的世界战争的发生，防止出现新的世界战争策源地？根据"一战"给世人的警示，参加同盟国的主要国家做了很多努力。

1. 合理处理战后问题

（1）甲级战犯都判以绞刑。对发动战争的主要战犯，同盟国组成国际法庭分别在德国纽伦堡和日本东京进行审判，对甲级战犯都判以绞刑。

（2）对战败国的处理实行人道主义和人性化原则，不像"一战"后那样对战败国苛刻惩罚与报复，"二战"后，战败国受国际监督走和平发展道路。"二战"发动国德国、日本经过战后重建和和平发展，现已成为世界强国，它们的经济发展对推动世界社会进步起着越来越重要的作用。

2. 建立国际维护和平机构

1945年4月26日联合国大会筹备会通过《联合国宪章》；1945年10月24日联合国在美国纽约宣告成立。

3. "二战"给世人的警示

（1）战争与和平和人权运动是当前世界两大主题。战后60多年没有发生世界性战争，爆发世界性战争的可能性越来越小，所以说世界性大战通过努力协商是可以避免的；虽然世界局部战争时有发生，但通过联合国不同机构和国际间的不同协调方式，能够缓和、避免以至言和。人权问题世界各国从不同角度理解，虽有所不同，但当今世界公开反对人权的国家是没有的，这是人类一大进步。

（2）1948年12月10日联合国大会通过了《世界人权宣言》，这对当时和今后世界人权运动都是纲领性文件，起着指导作用。此届联合国大会决定由联合国每年主持召开一次世界人权会议，指导世界人权运动，并成立了世界人权委员会。

（3）联合国为推进人类健康起着很大作用。WHO根据社会发展、人类进步、医疗技术提高和医疗领域的扩大而提出，心理健康、道德健康、社会健康，健康是基本人权的健康新概念、新观点、新理念逐步被世人所关注，也逐步被各国政府重视，被列为各国政府卫生部门的工作重点。

三、中国残酷专制的封建社会对中国人民健康的影响

（一）周期性战乱对广大中国人民健康的影响

从秦末陈胜、吴广农民起义（公元前209年）到太平天国运动（1851年）的两千多年的中国封建社会里，中国农民战争不断，起义无数，平均每年都有战乱，其中，大型的农民起义有11次，共301年。

长期战乱对中国人民的健康造成了重大伤害。没有人权，没有民主，人民生命都没有保障，哪来健康可言？

（二）中国古代社会没有人权，中国妇女是最大受害者

中国历代帝王都是"三宫、六院、七十二妃"。中国古代纳妾现象和纳妾制度是对妇女人权的侵害，也是对妇女心身健康最大的损害。古代纳妾制度是典型的一夫多妻制，夫妻之间不平等，妻妾之间不平等，他们的子女亦不平等。

(三) 中国历代王朝的政治腐败对中国人民健康的影响

在中国两千多年封建社会里的宫廷残杀，滥杀无辜，大兴文字狱，外戚揽权，宦官乱政，藩镇割据，起义军内讧、互杀，都给人民的生命安全及身心健康带来了极大的危害。

四、帝国主义侵略对中国人民健康的影响

西欧经过三次思想解放运动，从封建社会飞快地跨入了近代文明，产业革命以迅猛的速度发展，资本主义生产方式从作坊式生产方式发展成了现代化大生产方式，产品质量和数量不断提高，急需向外寻找市场。地域辽阔、人口众多，物产丰富但落后的中国，就成为了资本主义国家向东方扩张的主要目标。

(一) 鸦片严重损害了中国人民的健康

1757年，英国占领印度鸦片产地孟加拉以后，设立东印度公司，英属东印度公司开始大量非法向中国输入鸦片。鸦片战争前40年间，鸦片销售遍于国内十余省，吸食成瘾而受其害者约200万人之众，鸦片泛滥给中国社会带来了巨大灾难。许多贵族官僚吸食鸦片使政治更加腐败，一些士兵吸食鸦片，削弱了军队的战斗力，广大人民吸食鸦片犹如病夫，"东亚病夫"的称号便由此而来。

鸦片大量非法输入给中国带来了灾难性的打击，引起了中国人民和朝廷有识之士的强烈不满。道光皇帝不得不考虑烟毒泛滥的严重后果，接受了朝野强烈的禁烟请求。

(二) 鸦片战争后割地赔款对中国人民健康的影响

1840年，第一次鸦片战争爆发。1842年8月29日，中英《南京条约》签订，这是中国近代史上第一个不平等条约。1842年8月29日《南京条约》赔款2 100万两；1858年6月《天津条约》赔款600万两；1858年5月底，中俄《瑷珲条约》让俄国割占了黑龙江以北60多万平方公里的中国领土；1860年11月中俄《北京条约》把乌苏里江以北40万平方公里的中国领土割占去了；1860年10月和英法签订《北京条约》，追加赔款600万两；1864年10月中俄的《勘分西北界约记》割占了巴尔喀什湖以东以南44万平方公里的中国领土，1895年3月中日《马关条约》赔款二亿银元，割辽东半岛、台湾、澎湖列岛；1901年9月中国和八国联军签订《辛丑条约》，赔款4.5亿两，39年偿付，本息合计12.12亿银元。

上述共赔款14.75亿两，俄国3次共割占中国领土144万平方公里，相当

于十四个半浙江省面积,相当于英、法、德、意四个欧洲大国面积总和。领土割让及巨额赔款成为了中国人民沉重的心灵和经济双重负担,也给中国人民身心健康带来了极大的伤害。

[附] 世界人权宣言

（一九四八年十二月十日联合国大会通过）

序　言

兹鉴于人类一家，对于人人固有尊严及其平等不移权利之承认确系世界自由、正义与和平之基础；

复鉴于人权之忽视及侮蔑恒酿成野蛮暴行，致使人心震愤。而自由言论、自由信仰、得免忧惧、得免贫困之世界业经宣示为一般人民之最高企望；

复鉴于为使人类不致迫不得已铤而走险以抗专横与压迫、人权须受法律规定之保障；

复鉴于国际友好关系之促进，实属切要；

复鉴于联合国人民在宪章中重申对于基本人权、人格尊严与价值，以及男女平等权利之信念，并决心促成大自由中之社会进步及较善之民生；

复鉴于各会员国业经誓愿与联合国同心协力促进人权及基本自由之普遍尊重与遵行；

复鉴于此种权利自由之共同认识对于是项誓愿之彻底实现至关重大；

大会爰于此颁布世界人权宣言，作为所有人民所有国家共同努力之标的，务望个人及社会团体永以本宣言铭诸座右，力求借训导与教育激励人权与自由之尊重，并借国家与国际之渐进措施获得其普遍有效之承认与遵行；会员国本身人民及所辖领土人民均各永享咸遵。

第一条

人皆生而自由；在尊严及权利上均各平等。人各赋有理性良知，诚应和睦相处，情同手足。

第二条

人人皆得享受本宣言所载之一切权利与自由，不分种族、肤色、性别、语言、宗教、政见或他种主张、国籍或门第、财产、出生或他种身份。

且不得因一人所隶国家或地区之政治、行政或国际地位之不同而有所区别，无论该地区系独立、托管、非自治或受有其他主权上之限制。

第三条

人人有权享有生命、自由与人身安全。

第四条

任何人不容使为奴役；奴隶制度及奴隶贩卖，不论出于何种方式，悉应予禁止。

第五条

任何人不容加以酷刑，或施以残忍不人道或侮慢之待遇或处罚。

第六条

人人于任何所在有被承认为法律上主体之权利。

第七条

人人在法律面上悉属平等，且应一体享受法律之平等保护。人人有权享受平等保护，以防止违反本宣言之任何歧视及煽动之任何行为。

第八条

人人于其宪法或法律所赋予之基本权利被侵害时，有权享受国家管辖法庭之有效救济。

第九条

任何人不容加以无理逮捕、拘禁或放逐。

第十条

人人于其权利与义务受判定时及被刑事控告时，有权享受独立无私法庭之绝对平等不偏且公开之听审。

第十一条

一、凡受刑事控告者，在未经依法公开审判证实有罪前，应视为无罪，审判时并须予以答辩上所需之一切保障。

二、任何人在刑事人之行为或不行为，于其发生时依国家或国际法律均不构成罪行者，应不为罪。行罪不得重于犯罪时法律之规定。

第十二条

任何人之私生活、家庭、住所或通讯不容无理侵犯，其荣誉与信用亦不容侵害。人人为防止此种侵犯或侵害有权受法律保护。

第十三条

一、人人在一国境内有自由迁徙及择居之权。

二、人人有权离去任何国家，连其本国在内，并有权归返其本国。

第十四条

一、人人为避迫害有权在他国寻求并享受庇身之所。

二、控诉之确源于非政治性犯罪或源于违反联合国宗旨与原则之行为者，不得享受此种权利。

第十五条

一、人人有权享受国籍。

二、任何人之国籍不容无理剥夺，其更改国籍之权利，不容否认。

第十六条

一、成年男女，不受种族、国籍或宗教之任何限制，有权婚嫁及成立家庭。男女在婚姻方面，在结合期间及解除婚约时具有平等权利。

二、婚约之缔订仅能以男女双方之自由完全承诺为之。

三、家庭为社会之当然基本团体单位，并应受社会及国家之保护。

第十七条

一、人人有权单独占有或与他人合有财产。

二、任何人之财产不容无理剥夺。

第十八条

人人有思想、良心与宗教自由之权；此项权利包括其改变宗教或信仰之自由，及其单独或集体、公开或私自以教义、躬行、礼拜及戒律表示其宗教或信仰之自由。

第十九条

人人有主张及发表自由之权；此项权利包括保持主张而不受干涉之自由，及经由任何方法不分国界寻求、接受并传播消息意见之自由。

第二十条

一、人人有和平集会结社自由。

二、任何人不容强使隶属于某一团体。

第二十一条

一、人人有权直接或以自由选举之代表参加其本国政府。

二、人人有以平等机会参加其本国公务之权。

三、人民意志应为政府权力之基础；人民意志应以定期且有真实之选举表现之。其选举权必须普及而平等，并当以不记名投票或相等之自由投票程序为之。

第二十二条

人既为社会之一员，自有权享受社会保障，并有权享受个人尊严及人格自由发展所必须之经济、社会及文化各种权利之实现；此种实现之促成端赖国家措施与国际合作并当依各国之机构与资源量力为之。

第二十三条

一、人人有权工作，自由选择职业，享受公平优裕之工作条件及失业之保障。

二、人人不容任何区别，有同工同酬之权利。

三、人人工作时，有权享受公平优裕之报酬，务使其本人及其家属之生活足以维持人类尊严，必要时且应有他种社会保护办法，以资补益。

四、人人为维护其权益，有组织及参加工会之权。

第二十四条

人人有休息及闲暇之权，包括工作时间受合理限制及定期有给休假之权。

第二十五条

一、人人有权享受其本人及其家属康乐所需之生活程度，举凡衣、食、住、医药及必要之社会服务均包括在内；且于失业、患病、残废、寡居、衰老或因不可抗力之事故致有他种丧失生活力之情形时，有权享受保障。

二、母亲及儿童应受特别照顾及协助。所有儿童，无论婚生与非婚生，均应享受同等社会保护。

第二十六条

一、人人皆有受教育之权。教育应属免费，至少初级及基本教育应然。初级教育应属强迫性质。技术与职业教育应广为设立。高等教育应予人人平等机会，以成绩为准。

二、教育之目标在于充分发展人格，加强对人权及基本自由之尊重。教育应谋促进各国、各种族或各宗教团体间之谅解、宽恕及友好关系，并应促进联合维系和平之各种工作。

三、父母对其子女应受之教育，有优先抉择之权。

第二十七条

一、人人有权自由参加社会之文化生活，欣赏艺术，并共同襄享科学进步及其利益。

二、人人对其本人之任何科学、文学或美术作品所获得之精神与物质利益，有享受保护之权。

第二十八条

人人有权享受本宣言所载权利与自由可得全部实现之社会及国际秩序。

第二十九条

一、人人对于社会负有义务、个人人格之自由充分发展厥为社会是赖。

二、人人于行使其权利及自由时仅应受法律所定之限制,且此种限制之惟一目的应在确认及尊重他人之权利与自由并谋符合民主社会中道德、公共秩序及一般福利所需之公允条件。

三、此种权利与自由之行使,无论在任何情形下,均不得违反联合国之宗旨及原则。

第三十条

本宣言所载,不得解释为任何国家、团体或个人有权以任何活动或任何行为破坏本宣言内之任何权利与自由。

参 考 文 献

[1] 北京大学社会学系《社会学教程》编写组. 社会学教程 [M]. 北京：北京大学出版社，1987.

[2] 何海波. 人权二十讲 [M]. 天津：天津人民出版社，2008.

[3] 董品泸. 物理学 [M]. 成都：四川科学技术出版社，1985.

[4] 刘孝良. 中国革命史 [M]. 合肥：安徽人民出版社，1986.

[5] 李义彬，李新. 中国革命史纲 [M]. 北京：中央广播电视大学出版社，1988.

[6] 白寿彝. 中国通史纲要 [M]. 上海：上海人民出版社，1980.

[7] 李锦飞. 世界通史 [M]. 北京：人民文学出版社，2005.

[8] （英）韦斯. 世界史纲 [M]. 张春光，译. 南昌：江西人民出版社，2006.

[9] 解光云. 世界文化史 [M]. 合肥：安徽大学出版社，1999.

[10] 裘士京. 中国文化史 [M]. 合肥：安徽大学出版社，1998.

[11] 张岱年，方克立. 中国文化概论 [M]. 北京：北京师范大学出版社，1994.

[12] 徐立亭. 中华五千年 [M]. 长春：吉林人民出版社，1981.

[13] 万晓咏. 探索中国文化玄机 [M]. 北京：中国戏剧出版社，2005.

[14] 甄志亚. 中国医学史 [M]. 上海：上海科学技术出版社，1984.

[15] 汪子嵩. 欧洲哲学史简编 [M]. 北京：人民出版社，1972.

[16] 游国恩. 中国文学史 [M]. 北京：人民文学出版社，1964.

[17] 汪松. 政治学 [M]. 北京：高等教育出版社，1991.

[18] （意）马基雅维里. 君主论 [M]. 惠泉，译. 长沙：湖南人民出版社，1982.

[19] 刘健清，李振亚. 中国近现代政治思想史 [M]. 天津：南开大学出版社，1993.

[20] 高瑞泉. 打开自然之书卢梭如是说 [M]. 上海：上海文艺出版社，1994.

[21] 王新民. 西方音乐史话 [M]. 上海：上海文艺出版社, 1996.

[22] （法）罗曼·罗兰. 贝多芬传 [M]. 北京：人民音乐出版社, 1978.

[23] 曹余章. 上下五千年 [M]. 北京：少年儿童出版社, 1982.

[24] 邵力牧. 医学微生物学与人体寄生虫学 [M]. 北京：人民卫生出版社, 1985.

[25] 徐显明. 人权研究（六卷）[M]. 济南：山东人民出版社, 2007.

[26] （美）罗伯特·唐斯. 影响世界历史的16本书 [M]. 缨军, 编译. 上海：上海文化出版社, 1986.

[27] 彭聃龄. 普通心理学 [M]. 北京：北京师范大学出版社, 1988.

[28] 曹日昌. 普通心理学 [M]. 北京：人民教育出版社, 1987.

[29] 李铮等. 普通心理学 [M]. 北京：中国科技大学出版社, 1995.

[30] 卢家楣. 心理学 [M]. 上海：上海人民出版社, 2004.

[31] 杜崇德. 中国少年儿童百科全书（人类社会）[M]. 杭州：浙江教育出版社, 1998.

[32] 陈静波. 妇女心理学 [M]. 广州：暨南大学出版社, 1995.

[33] 张振学. 低调做人 [M]. 北京：中国纺织出版社, 2007.

[34] 李耀宗. 伦理学知识手册 [M]. 哈尔滨：黑龙江人民出版社, 1984.

[35] 孙显元. 马克思主义哲学 [M]. 合肥：安徽人民出版社, 1992.

[36] 江苏省陶行知教育思想研究会, 南京晓庄师范陶行知研究室. 陶行知文集 [M]. 南京：江苏人民出版社, 1981.

[37] 吴然. 优良道德论 [M]. 北京：人民出版社, 2007.

[38] 王海明. 新伦理学 [M]. 北京：商务印书馆, 2001.

[39] 李鹏, 张嘉. 安徽历代名人 [M]. 合肥：黄山书社, 1986.

[40] 于丹. 《论语》心得 [M]. 北京：中华书局, 2006.

[41] 于丹. 《论语》感悟 [M]. 北京：中华书局, 2008.

[42] 姚淦铭. 老子与百姓生活 [M]. 北京：中华书局, 2006.

[43] 宿春礼. 性格决定命运全集 [M]. 哈尔滨：黑龙江科学技术出版社, 2007.

[44] 刘锦震. 境界 [M]. 北京：中国国际广播出版社, 2005.

[45] 王德. 老庄意境与现代人生 [M]. 北京：中国广播电视出版社, 1998.

［46］柏桦. EQ 情商［M］. 北京：中国文史出版社，1997.

［47］王晓萍，等. 心理智商［M］. 成都：四川大学出版社，1997.

［48］（奥）弗洛伊德. 论创造与无意识［M］. 孙恺祥，译. 北京：中国展望出版社，1986.

［49］张继志. 精神医学与心理卫生研究［M］. 北京：北京出版社，1994.

［50］于光远，苏星. 政治经济学［M］. 北京：人民出版社，1978.

［51］左月燃，邵昌美. 预防医学［M］. 北京：人民卫生出版社，2000.

［52］（美）Gcorgo E. Vaillant. 怎样适应生活——保持心理健康［M］. 程文红，崔新佳，译. 上海：华东师范大出版社，1996.